全国高等医学院校成人学历教育规划教材

供护理学专业专升本用

护理管理学

主　编　谢　红　刘彦慧

副主编　李亚玲　杨秀木　朱军华

编　委（按姓名汉语拼音排序）

黄　新（青海大学医学院）	王　瑛（潍坊医学院）
李亚玲（湖北医药学院）	王晓慧（哈尔滨医科大学）
刘继终（重庆医科大学）	谢　红（北京大学护理学院）
刘晓慧（宁夏医科大学）	许丽娟（延边大学）
刘彦慧（天津中医药大学）	杨秀木（蚌埠医学院）
孙　铮（泰山医学院）	朱军华（南京医科大学）

北京大学医学出版社

HULI GUANLIXUE

图书在版编目（CIP）数据

护理管理学 / 谢红，刘彦慧主编. —北京：北京大学医学出版社，2016.1

全国高等医学院校成人学历教育规划教材

ISBN 978-7-5659-1221-4

Ⅰ．①护… Ⅱ．①谢… ②刘… Ⅲ．①护理学 - 管理学 - 成人高等教育 - 升学参考资料 Ⅳ．① R47

中国版本图书馆 CIP 数据核字（2015）第 214115 号

护理管理学

主　　编：谢　红　刘彦慧

出版发行：北京大学医学出版社

地　　址：（100191）北京市海淀区学院路 38 号　北京大学医学部院内

电　　话：发行部 010-82802230；图书邮购 010-82802495

网　　址：http：//www.pumpress.com.cn

E - m a i l：booksale@bjmu.edu.cn

印　　刷：莱芜市圣龙印务有限责任公司

经　　销：新华书店

责任编辑：畅晓燕　　责任校对：焦　娴　　责任印制：李　啸

开　　本：850mm×1168mm　1/16　印张：16.75　字数：470 千字

版　　次：2016 年 1 月第 1 版　2016 年 1 月第 1 次印刷

书　　号：ISBN 978-7-5659-1221-4

定　　价：36.00 元

出 版 说 明

　　随着我国逐步完善终身教育体系、建立全民学习型社会，高等医学院校成人学历教育已成为我国教育体系中的重要板块，并具有办学多层次、多渠道、多形式等特点。接受成人学历教育的学生有临床实践经验，对补充知识和提升岗位胜任力需求强烈，对知识的认识和选择的目的性更强。这就对成人学历教育教材的内容适用性提出了更高要求。教材编写在满足人才培养目标补差教育的基础上，应提升职业技能和岗位胜任力，并适合自学；使学生对知识、技能不仅知其然还知其所以然，温故而知新，成为理论、实践均过硬的高素质人才。

　　北京大学医学出版社为更好地配合教育部新时期继续医学教育改革、服务于成人学历教育、探索教材建设新模式，在对高校继续医学教育广泛、系统的教学和课程调研后，启动了"全国高等医学院校成人学历教育（专升本、专科层次）规划教材"的组织编写工作，并得到了全国众多院校的积极响应，一大批多年从事医学成人学历教育的优秀作者参与了本套教材的编写工作，其中很多作者具有临床工作经验。首批规划了36种教材，其中医学基础课教材9种（供临床、护理、药学、检验、影像等专业用），护理学专业教材27种（专升本17种，专科10种）。经教材编审委员会研讨、主编人会议集体讨论确定了整套教材的指导思想和编写特色，为保证教材质量、服务教学打下了坚实的基础。

　　本套教材主要具有以下特点：

　　1. 找准教材定位　以"三基、五性、三特定"为基础，减少学科间的内容重复，优化编排体例。精选适合成人学历教育的内容，夯实基础知识，与临床接轨，基础密切联系临床，兼顾创新性培养和学科进展。

　　2. 适应自主学习　结合临床岗位胜任力需求，护理学专业课教材"学习目标"多数采用"布卢姆"教育目标分类模式，按"识记、理解、应用"等不同层次列出。章后"小结"简明、清晰，便于学生归纳总结。"自测题"可供学科考试、执业资格考试及卫生专业技术资格考试的应试参考。教材配套有网络学习资源，利于学生立体化学习。

　　3. 渗透情境案例　护理学专业课教材酌情压缩了医疗部分内容，突出护理。以引导式、递进式案例模拟临床护理情境，与教材内容、临床实践深度整合，提升学生系统性的临床思维。

　　4. 扩展知识阅读　恰当处理新知识新进展，加入"知识链接"，展现新理论、新技术，以及与其他相关学科的联系，有效达到知识更新与交融、激发进一步学习兴趣的目的。

　　本套教材得到了全国40余所高校的高度重视和大力支持，凝聚了众多作者多年教学的精华和心血，于2015年陆续出版。在此对各有关高校和全体作者一并表示衷心的感谢！

　　希望广大师生多提宝贵意见、反馈使用信息。您对本套教材有任何建议或意见，请发送email至：textbook@163.com，以期在教材修订时进一步改进、完善。

全国高等医学院校成人学历教育规划教材目录

序号	教材名称	版次	主编			适用层次	适用专业
1	人体解剖学	1	金昌洙	章惠英		专升本	临床、护理、药学、检验、影像等
2	组织学与胚胎学	1	唐军民	苏衍萍		专升本	临床、护理、药学、检验、影像等
3	生理学	1	薛明明	张延玲		专升本	临床、护理、药学、检验、影像等
4	生物化学与分子生物学	1	德伟	王杰	李存保	专升本	临床、护理、药学、检验、影像等
5	病理学	1	陶仪声	张忠		专升本	临床、护理、药学、检验、影像等
6	病理生理学	1	商战平			专升本	临床、护理、药学、检验、影像等
7	病原生物学	1	于爱莲	强华		专升本	临床、护理、药学、检验、影像等
8	医学免疫学	1	王月丹			专升本	临床、护理、药学、检验、影像等
9	病原生物与免疫学	1	于爱莲	王月丹		专科	临床、护理、药学、检验、影像等
10	护理学基础	1	尚少梅	邢凤梅		专升本	护理学
11	健康评估	1	孙玉梅	吕伟波		专升本	护理学
12	临床护理药理学	1	肖顺贞	杨俭	李湘萍	专升本	护理学
13	内科护理学	1	李明子	罗玲		专升本	护理学
14	外科护理学	1	路潜			专升本	护理学
15	妇产科护理学	1	陆虹	何荣华		专升本	护理学
16	儿科护理学	1	梁爽	林素兰		专升本	护理学
17	急危重症护理学	1	张海燕	甘秀妮		专升本	护理学
18	社区护理学	1	李春玉	薛雅卓		专升本	护理学
19	护理伦理与法规	1	唐启群	张武丽	崔香淑	专升本	护理学
20	护理心理学	1	徐云	田喜凤		专升本	护理学
21	护理管理学	1	谢红	刘彦慧		专升本	护理学

序号	教材名称	版次	主编		适用层次	适用专业
22	康复护理学	1	马素慧	林 萍	专升本	护理学
23	老年护理学	1	刘 宇	陈长香	专升本	护理学
24	精神科护理学	1	许冬梅		专升本	护理学
25	护理教育学	1	孙宏玉	孟庆慧	专升本	护理学
26	护理研究	1	章雅青	马小琴	专升本	护理学
27	护理学基础	1	景钦华	邢凤梅	专科	护理学
28	健康评估	1	李晓慧	李亚玲	专科	护理学
29	内科护理学	1	张建欣		专科	护理学
30	外科护理学	1	庞 冬	朱宁宁	专科	护理学
31	妇产科护理学	1	柳韦华	金子环	专科	护理学
32	儿科护理学	1	林晓云		专科	护理学
33	急危重症护理学	1	吴晓英		专科	护理学
34	社区护理学	1	张先庚		专科	护理学
35	护理管理学	1	黄 新	杨秀木	专科	护理学
36	康复护理学	1	林 萍	马素慧	专科	护理学

注：教材1～8也可根据教学需要供专科层次参考

前　言

随着社会的发展，成人教育和终身教育越来越受到人们的重视，为了更好地服务于成人学历教育，积极探索成人学历教育教材建设的新模式，北京大学医学出版社启动了"全国高等医学院校成人学历教育规划教材"的建设工作，《护理管理学》（专升本）教材作为规划教材之一，由北京大学护理学院、天津中医药大学护理学院、湖北医药学院护理学院、蚌埠医学院护理系、南京医科大学护理学院、潍坊医学院护理学院、哈尔滨医科大学护理系、延边大学护理学院、重庆医科大学护理学院、青海大学医学院、宁夏医科大学护理学院、泰山医学院护理学院等单位有关专家和学者共同编写完成。本教材可供高等医学院校护理学院开设成人教育课程使用，特别适合于专升本的学生使用；同时由于本教材立足于通俗易懂，并尽可能深入浅出地对当今护理管理学相关理论和知识进行全面和系统的介绍，突出实用性、及时性，该教材也同样适用于在职的护理管理者和从事各层次护理专业教学的人员使用。

本教材在编写中本着突出成人教育教材的特点，根据教学对象均是有护理工作经验的护理人员这一基本特征，立足于在教材编写中突出以下特色：第一，贴近临床实际，理论联系实际，注重将当前的卫生事业管理政策与环境有机结合，突出目前护理管理中的热点和难点问题，从管理学理论上加以指导和说明，使教材更贴近于教学对象的工作环境，突出其实用性特点；第二，尽量保持护理管理学知识和理论的系统性和连贯性，理论介绍言简意赅，强调理论在实际中的应用，增强对临床护理管理的指导性；第三，伴随护理学科的发展，护理服务不仅仅停留在医疗机构的临床服务，还应体现护理在整个健康服务业中的重要作用和地位，因此护理管理学教材不仅仅针对临床护理管理，也应能满足成人教育中各个健康服务领域护理管理人员的需要，在本教材中增加长期护理服务中的护理管理和护理经济管理两个特色章节，使教材更具有前瞻性和指导性。

本教材以深入浅出、理论与实际并重的方式编写，不但有利于成人教育学生的学习，其精彩内容也值得广大护理管理者一读。期望本书的出版不仅能帮助成人教育中护理管理学教学的开展，同时对于临床护理管理者管理能力的提升也起到积极的促进作用，提高护理同仁对管理的兴趣，共同将护理管理做好。

谢　红

目　　录

第一章　绪论 …………………… 1

 第一节　概述 ………………… 1

  一、管理的基本概述 ………… 1

  二、护理管理的概述 ………… 3

 第二节　护理管理的发展趋势 ……… 4

  一、护理管理发展的影响因素 … 5

  二、环境改变引发的护理管理
   问题 …………………… 6

  三、护理管理发展趋势和对策 …… 7

 第三节　护理管理者的角色及核心
   能力 ……………………… 8

  一、护理管理者的素质 ………… 8

  二、护理管理者的角色 ………… 9

  三、21 世纪护理管理者应具备的
   核心能力 ………………… 11

第二章　管理理论和基本原则 … 14

 第一节　管理思想与传统管理理论 … 14

  一、古代主要的管理思想 …… 14

  二、古典管理理论 …………… 17

  三、行为科学理论 …………… 20

 第二节　现代管理理论 …………… 23

  一、代表性的管理学派 ……… 23

  二、主要管理理论 …………… 25

  三、管理理论新进展 ………… 26

 第三节　管理的基本原理与原则 …… 29

  一、管理的基本原理 ………… 29

  二、管理的基本原则 ………… 31

第三章　计划与决策 ………… 35

 第一节　计划的概述 …………… 35

  一、概念 …………………… 35

  二、护理计划的目的与意义 …… 37

  三、护理计划的步骤 ………… 38

  四、护理计划的执行和调整 …… 40

 第二节　目标管理 ……………… 40

  一、目标管理的概念和意义 …… 40

  二、目标管理的特点和过程 …… 41

  三、目标管理在护理管理中的
   应用 …………………… 42

 第三节　项目管理 ……………… 43

  一、项目管理的概念和意义 …… 43

  二、项目管理的方法和过程 …… 43

  三、项目管理在护理管理中的
   应用 …………………… 44

 第四节　时间管理 ……………… 45

  一、时间管理的概念及意义 …… 45

  二、时间管理的基本程序 …… 46

  三、时间管理的方法 ………… 46

  四、时间管理在护理管理中的
   应用 …………………… 47

 第五节　管理决策 ……………… 48

  一、管理决策的概念 ………… 48

  二、管理决策的原则及影响因素 … 49

  三、管理决策的分类和过程 …… 49

  四、常用的决策工具 ………… 50

  五、群体决策 ………………… 51

  六、决策在护理管理中的应用 …… 51

第四章　组织 …………………… 54
　第一节　组织的概述 …………… 54
　　一、组织的概念 ……………… 54
　　二、组织设计 ………………… 55
　　三、组织结构 ………………… 56
　第二节　医疗卫生组织 ………… 59
　　一、我国的卫生行政组织与结构 … 59
　　二、医院组织与结构 ………… 60
　　三、我国护理管理体制 ……… 63
　第三节　工作团队 ……………… 64
　　一、工作团队的概念 ………… 64
　　二、工作团队的类型 ………… 66
　　三、高绩效团队的特征 ……… 67
　　四、有效工作团队的建设与发展 … 68
　第四节　组织文化 ……………… 69
　　一、组织文化的概念 ………… 70
　　二、护理组织文化的概念和特点 … 70
　　三、护理组织文化的建设 …… 71
　第五节　组织变革与流程再造 … 72
　　一、组织变革的概念 ………… 72
　　二、组织变革的影响因素 …… 73
　　三、护理组织变革和流程再造 … 74

第五章　人力资源管理 ………… 78
　第一节　人力资源管理概述 …… 78
　　一、人力资源管理的概念 …… 78
　　二、人力资源管理意义 ……… 79
　　三、人力资源管理的策略 …… 80
　　四、护理管理者在人力资源管理
　　　　中的角色 ………………… 80
　第二节　护士岗位管理与评价 … 81
　　一、医院护理岗位的设置和分类 … 81
　　二、护理人员的岗位分析与岗位

　　　　描述 ……………………… 85
　　三、医院护理人员的配置 …… 87
　　四、护理岗位评价与管理 …… 88
　第三节　招聘与甄选 …………… 90
　　一、护理人力招募 …………… 91
　　二、护理人力甄选 …………… 92
　第四节　护理人员的使用与调配 … 93
　　一、影响排班的因素 ………… 93
　　二、排班原则 ………………… 94
　　三、排班种类与方式 ………… 94
　　四、护理人力的临时调配 …… 96
　第五节　护理人员绩效管理 …… 97
　　一、绩效管理的概念及目的 … 97
　　二、绩效管理原则 …………… 98
　　三、绩效管理的基本方法与绩效
　　　　改善 ……………………… 98

第六章　护理职业生涯培育与
　　　　发展 ………………… 102
　第一节　护理人员职业规划与发展 … 102
　　一、护士职业生涯规划 ……… 102
　　二、护士职业生涯发展与管理 … 109
　第二节　护理人员专业培训与晋升
　　　　 ……………………… 113
　　一、护理专业教育培训 ……… 113
　　二、护理人员专业晋升 ……… 114
　　三、专科护士的管理与使用 … 115
　第三节　护理人员离职管理 …… 115
　　一、护士离职的概念 ………… 115
　　二、护士离职的影响因素 …… 116
　　三、护士离职的危害 ………… 117
　　四、护理人员的压力与职业倦怠 … 117
　　五、护士离职的防范策略 …… 119

第七章 领导 …………………… 122

第一节 领导概述与领导理论 …… 122

一、领导和领导者的概述 ……… 122

二、领导的作用及效能 ………… 124

三、领导基本理论及其发展 …… 125

第二节 权力与影响力 ………… 132

一、权力与影响力的概念与类型 … 132

二、权力与影响力的意义 ……… 133

三、权力与影响力在护理管理中的

应用 …………………………… 134

第三节 授权与分权 …………… 135

一、授权与分权的概念与意义 … 135

二、授权、分权与集权在护理管理

中的应用 …………………… 136

第四节 激励 …………………… 137

一、激励的概念与意义 ………… 137

二、激励理论 ………………… 138

三、激励的策略与艺术 ………… 142

第八章 医院安全管理 ………… 145

第一节 医院环境与安全管理 … 145

一、医院环境安全管理 ………… 145

二、医院患者安全管理 ………… 147

三、医疗与患者安全信息系统 … 152

第二节 职业安全 ……………… 154

一、护理人员常见的职业损伤 … 154

二、护理人员常见职业损伤的

预防 ………………………… 156

第三节 医院感染管理 ………… 158

一、医院感染概述与分类 ……… 159

二、医院感染管理的重要性 …… 159

三、医院感染管理的影响因素 … 160

四、医院感染的预防和控制 …… 160

第九章 危机管理 ……………… 163

第一节 管理沟通与问题解决 …… 163

一、管理沟通 ………………… 163

二、问题解决方法 …………… 166

第二节 冲突 …………………… 168

一、冲突的概念与类型 ………… 168

二、冲突的来源与阶段 ………… 170

三、冲突预防与管理的方法 …… 170

第三节 危机管理 ……………… 172

一、危机的概念 ……………… 172

二、危机管理 ………………… 172

第四节 护理纠纷的预防与管理 … 173

一、医疗和护理纠纷的概念 …… 173

二、护理纠纷的原因 …………… 173

三、护理纠纷的预防 …………… 174

四、护理纠纷处理原则与方法 … 175

第十章 护理质量管理 ………… 179

第一节 质量管理的概述 ……… 179

一、质量管理的相关概念 ……… 179

二、质量管理的发展阶段 ……… 181

三、质量管理的思想和基本

方法 ………………………… 182

第二节 护理质量管理的概述 …… 187

一、护理质量管理的概述 ……… 188

二、护理质量管理的意义 ……… 191

三、护理质量管理的基本标准 … 191

四、护理质量管理方法 ………… 192

第三节 护理质量评价与持续质量

改进 ………………………… 193

一、护理质量评价方法 ………… 194

二、护理质量评价结果分析 …… 195

三、护理质量持续改进 ………… 201

第四节　不良事件的管理 ………… 202
　一、不良事件的概念 ………… 202
　二、不良事件的分类 ………… 202
　三、护理不良事件的管理 ……… 202

第十一章　长期护理服务管理 … 207
第一节　延续护理管理 …………… 207
　一、延续护理的概念和意义 …… 207
　二、延续护理中的问题与对策 … 208
　三、延续护理模式 …………… 210
第二节　养老服务中护理管理 …… 211
　一、养老服务体系中的护理管理 211
　二、医养结合中的护理管理 …… 213

第十二章　护理经济管理 ……… 217
第一节　护理管理领域中面临的
　　　　经济问题 ………… 217
　一、护理人力成本管理 ……… 217

　二、医疗护理设备管理 ………… 218
　三、医用护理耗材管理 ………… 219
第二节　预算管理 ……………… 219
　一、基本概念 ………… 220
　二、预算管理的任务与目的 …… 220
　三、预算管理的基本方法 …… 220
第三节　护理成本概念及管理 …… 222
　一、护理成本的概念 ………… 222
　二、护理成本的分类 ………… 223
　三、护理成本的核算 ………… 223
　四、护理成本控制 ………… 223
　五、护理成本管理的策略 …… 224

自测题参考答案 ………………… 228

中英文专业词汇索引 ………… 250

主要参考文献 ………………… 252

第一章 绪 论

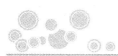

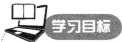

通过本章内容的学习，学生应能：

◆ **识记**

管理、护理管理的相关概念。

◆ **理解**

1. 理解影响护理管理发展的因素。

2. 陈述护理管理者的素质。

3. 理解环境改变引发的护理管理问题。

4. 陈述护理管理者的角色。

◆ **运用**

能结合经济、人口、体制等多方面要素，阐述目前我国护理管理面临的挑战。

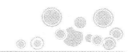

第一节 概 述

护理学作为研究维护、促进及恢复人类健康的综合性学科，是医疗卫生事业的重要组成部分，与人民群众的健康利益和生命安全密切相关。随着护理学一级学科的确立，护理工作与医疗的关系已从原来的从属关系，逐渐转变为交流 - 协作 - 互补型关系；护理工作范围已由医院扩展到社会，护理在实际工作中越来越多地涉及大量的管理问题。良好的护理管理可以使护理系统得到最有效的运转，并提高护理质量。护理管理学既属于护理学，又属于管理学的分支学科范围，是将管理学的基本理论、技术、方法应用于护理实践，结合护理管理的特点加以研究和探索，使护理管理更趋专业化、科学化和效益化的一门科学。

一、管理的基本概述

（一）管理与管理学的概念

1. 管理的概念 管理（management）是人类追求生存、发展和进步的一种途径和手段。没有管理，人们的共同活动将陷入无序中，无法达到目标。

古往今来，不同的管理学派从不同的角度对管理的概念进行了定义。科学管理之父泰勒（Frederick Winslow Taylor）对管理的解释是"管理是确切知道要干什么，并使人们用最好、最经济的方法去干"。美国管理学家彼得·德鲁克（Peter F. Drucker）认为，"管理不只是一门学问，还应是一种'文化'，它有自己的价值观、信仰和语言"。美国管理学家哈罗德·孔茨（Harold Koontz）认为："管理就是设计和维持一种环境，使集体工作的人们能够有效地完成既定目标的过程"。

综合既往研究，我们认为，管理是管理者为实现组织目标，对组织内部资源进行计划、组织、人力资源管理、领导、控制，促进其协调配合，发挥人的积极性，以取得最大组织效益的动态过程。

2. 管理学的概念　管理学（science of management）是自然科学和社会科学相互交叉产生的一门边缘学科，管理学来源于人类社会的管理实践活动，但作为一门学科进行系统的研究始于19世纪末、20世纪初。管理学是一门系统研究管理过程的普遍规律、基本原理、理论、技术和方法的科学，具有实践性、综合性、社会性、广泛性的特点，适用于各个行业。

尽管管理与管理学联系十分密切，但却是两个不同的概念。管理学是研究管理活动共性问题的一门独立学科，其主要使命是建立一个完整的基础性管理知识体系。管理作为客观存在的社会实践活动或过程，是管理学研究的对象，也是管理学这门学科知识的具体运用。离开了管理活动，管理学的理论体系则不能成立，也就没有管理学可言。

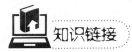知识链接

名家名言

管理是一种实践，其本质不在于"知"而在于"行"；其验证不在于逻辑，而在于成果；其唯一权威就是成就。

——彼得·德鲁克

管理是一种为有效达到组织目标，对组织资源和组织活动不断进行有意识、有组织的协调活动。管理的核心是处理各种人际关系。管理的本质（实质）是一种手段、工具，不是目的。

——周三多

（二）管理的职能与对象

1. 管理的职能　管理职能（management functions），是管理的职责和功能，是管理或管理者在管理活动中应当承担的职责和任务，是管理活动内容的理论概括。

不同的管理学派对管理职能的表述不尽相同，法国的亨利·法约尔（Henri Fayol）在1916年最早提出了"五职能说"，即计划、组织、指挥、协调和控制五个管理职能；美国的管理学者戴维斯等在1934年提出管理"三职能说"，即计划、组织、控制三项职能；美国的管理学家卢瑟·古利克在1937年提出管理的"七职能说"，即计划、组织、指挥、控制、协调、人事、沟通。虽然各家说法不同，但都是对管理内容的基本概括，只是繁简和侧重点有所不同。目前，国内外比较普遍的看法是将管理职能划分为计划、组织、人员管理、领导、控制五项职能，基本反映了管理工作的主要内容。

2. 管理的对象　管理的对象或称为"管理要素"是指管理过程中管理者实施管理活动的对象，是管理的客体。

管理要素的界定也随着人们对管理认识的变化不断拓宽。最初由美国著名的管理学家泰勒提出了管理对象"三要素"观点，包括人、财、物三个基本要素。随着管理实践和理论的发展，管理学家提出了管理对象"五要素"观点，包括人、财、物、时间、信息的"五要素"观点。目前，管理者又在"五要素"观点增加了技术和空间两个要素。

（三）管理的性质

马克思首先提出管理具有二重性，即自然属性和社会属性，这是马克思主义关于管理问题的基本观点。

管理的自然属性是对人、财、物、时间、信息等资源进行组合、协调和利用以取得最佳效益的管理过程。它反映了社会化大生产中协作劳动本身的要求，不因社会制度和社会文化的不同而变化的规律和特征，具有普遍性和共性，如护理管理中总结出的各项技术操作程序，护

理程序，反映了护理服务中有效、准确、安全生产的基本规律，具有共性，因而，我们可以学习、借鉴发达国家管理经验，科学地分析、鉴别、选择出适合我国国情的管理思想、理论和方法，提高我国的管理水平。

管理的社会属性是把管理作为人类的一种社会活动，是为一定的经济基础服务的，受生产关系和经济基础的影响和制约。它要求管理活动中要按统治阶级意志调整人们之间的相互关系。管理的社会属性告诉我们，学习其他国家管理经验，不能全盘照搬国外的做法，必须结合我国实际，"取其精华，去其糟粕"，单纯的"拿来主义"不适应我国国情。

此外，管理是科学性和艺术性的辩证统一。管理的理论是由一系列概念、原理、原则和方法构成的知识体系，管理活动是一项专门的业务活动，必须建立在科学基础之上才能有效地进行管理。管理者在管理活动中要遵循管理的原理及原则，按照管理的客观规律解决管理中的实际问题。同时，管理实践活动是一门艺术，管理者个人在解决管理问题时采用方法的创新性和多样性以及个人魅力的充分发挥，都使指导这种实践活动的管理知识体系成为一门艺术。

二、护理管理的概述

（一）护理管理的相关概念和任务

1. 护理管理的概念　护理管理（nursing management）是为了提高人们的健康水平，系统利用护士的潜在能力和有关其他人员或设备、环境和社会活动的过程（世界卫生组织，WHO）。

2. 护理管理学的概念　护理管理学是研究护理管理活动的基本规律、基本原理、方法和技术的一门科学。它根据护理学的特点和规律，运用管理学的原理和方法，对护理工作实施科学管理，以控制护理系统，优化护理效果，激励护理人员最大限度地发挥潜能，不断提高护理人员的素质及能力，并协调好与其他部门的关系，达到保证及提高护理质量，提供高水平护理服务的过程。

3. 护理管理的任务　护理管理是卫生事业管理的重要组成部分，是保证、协调、提高护理工作的关键。护理工作的服务对象和任务决定了护理管理应以提高护理质量为主要目的，也就是要运用最有效的管理过程，提供最良好的护理服务。

目前我国护理管理面临的任务是：①总结护理管理的经验，上升为理论，并理论联系实际；②研究各国护理管理的经验和技能，引进、消化和提高；③建立有中国特色的护理管理学科。

（二）护理管理的特点

1. 综合性与专业性　随着医学模式向生物 - 心理 - 社会医学模式转变，护士的角色由过去单纯地执行医嘱协助诊断和治疗，发展成为独立地进行护理诊断和处理人们现存的和潜在的健康问题，要求从事护理管理的工作人员必须熟练掌握包括管理学、医院管理学、护理学基础、临床医学、预防医学及相关人文科学等多学科的理论、方法和技术，并综合运用到护理管理中去。同时，护理作为独立的学科有其自身的规律性，有较强的专业科学性、专业服务性、专业技术性，尤其是以人为中心，要求护理管理者在管理工作中加以适应，如在医院护理工作中如何协调完成好护理患者和辅助医生诊治的双重任务；护理工作的分工和人员训练如何适应实施整体护理的需要；如何培养和保持护士的良好素质以适应护理工作的特殊要求；管理工作如何加强职能以保证护理工作科学性、连续性和服务性的统一，以及充分考虑护理人员的性别特点等。

2. 技术性与管理性　护理管理既是一项技术性很强的工作，又是一项管理性工作，因而既具有技术性，又具有管理属性。护理管理活动属于管理学范畴，其管理工作中的计划、组织、人员管理、领导和控制等活动，是护理管理的主要职能。因此，护理管理工作不但要熟悉护理诊断、治疗等技术，又要掌握和运用科学的管理理论、技术和方法。

3. 广泛性与实践性　护理管理的广泛性主要包括两方面的内容。一方面，护理管理对护理工作所涉及的范围及所需要的资源都要进行管理，如组织、人员、技术、质量、科研、教学、经济等方面的管理；另一方面，在护理工作中，进行管理活动的人员也更加广泛，如在一个医院内，护理管理人员大体可分为三个层次：上层主管人员包括护理部正、副主任，负责组织、指导全院性护理工作，制订标准、控制质量等；中层主管人员包括各科护士长，负责组织、贯彻、执行上级制订的政策，指导下层护理管理人员的工作；下层管理人员包括病房护士长或护士组长，负责管理、指导护理患者的护理人员的工作。

在护理工作中，实际上每一位护理人员都参与了病房管理、病员管理、物品管理等，都要将管理的思想和科学方法运用到护理实践中，解决和处理实际问题，并不仅仅是"纸上谈兵"。要用科学的方法预测未来，并对突发事件进行前瞻性控制，创造性地开展工作，重视个人及团体的作用，注重与人的沟通和交流，并在实践中广泛、及时、准确地收集、传递、储存、反馈、分析和总结护理管理信息，实施前瞻性、科学性的护理管理。同时，护理管理者还应结合我国护理临床实际情况，创造性地灵活应用，创建与实际相适应的管理方法。

（三）学习护理管理的意义

斯旺伯奇（Swansburg，1993）认为护理管理是有效地使用人和物的资源，促使护理工作人员提供给患者良好服务品质的工作过程。护理管理的目的在于结合个人的力量，使人人都能乐于为组织贡献力量。因为护理管理是一种有组织、有效率的群体活动，为完成某些特定的目标，必须通过他人来完成。如何将组织内容的护理人员有系统地组织起来，让他们遵守组织规则、分工合作、群策群力，完成组织的目标，是护理管理者最重要的课题。

在系统学习管理学的基本理论、方法和技术的前提下，结合护理管理的特点加以研究和学习，目的是使护理管理更趋于专业化、效益化，使"保持生命、减轻痛苦、促进健康"的护理工作达到最佳程度。学习护理管理学，目的是将管理理论应用于护理实践中。

第二节　护理管理的发展趋势

护理管理的发展与护理事业的发展是同步的。早期的护理不规范、不系统，更谈不上科学管理。真正的科学护理管理从近代护理学创始人弗洛伦斯·南丁格尔（Florence Nightingale）时期开始。她首先提出医院管理要采用系统化方式、创立护理行政制度、注重护士技术操作的训练等。1945 年后，世界各国护理管理者相继学习南丁格尔的护理管理模式，使护理管理学有了较快发展。随着先进的管理思想和管理方法的渗透和引入，护理管理逐渐由经验管理走上科学管理的轨道。

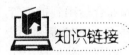

知识链接

护理事业的创始人和现代护理教育的奠基人

——弗洛伦斯·南丁格尔

弗洛伦斯·南丁格尔（Florence Nightingale，1820 年 5 月 12 日—1910 年 8 月 13 日），英国护士和统计学家。被称为"克里米亚的天使"又称"提灯天使"。由于南丁格尔的努力，让昔日地位低微的护士的社会地位与形象都大为提高，成为崇高的象征。1908 年 3 月 16 日，南丁格尔被授予伦敦城自由奖。

为了纪念她的成就，1912 年，国际护士会（International Council of Nurses，ICN）倡议各国医院和护士学校在每年 5 月 12 日南丁格尔诞辰日举行纪念活动，并将 5 月 12 日定为国际护士节，以缅怀和纪念这位伟大的女性。

一、护理管理发展的影响因素

护理管理学的发展离不开现代社会和现代社会科学的发展，离不开现代科技进步和现代科技的发展，离不开现代管理和现代管理科学的发展。护理管理要提高管理效率，必须重视影响护理管理的各种因素。护理管理作为一个过程，受到医院内外政策、服务对象、护理人员和技术等多因素影响，同时还受到管理者本身条件的影响。

（一）疾病谱和人口结构变化的影响

随着经济和医疗技术的发展，疾病谱的变化，与生活方式、社会因素、心理密切相关的慢性非传染性疾病的发病率逐年增高，并成为影响人群健康和生活质量的重要因素。人口老龄化、人口流动化和家庭规模小型化等趋势越来越明显，以个人和疾病为中心的医疗保健服务模式转变为以个人、家庭和社区为基础的保健服务模式，新的服务需求必然影响护理管理的发展走势。目前，我国的护理服务供给主要还停留在医院内，过于重视疾病护理，而疾病前、后护理服务还属于薄弱环节。许多患者由于不能得到及时有效的院前急救和院后延续康复护理，导致再入院率和死亡率增加，住院时间延长。因此管理机构必须建立起真正以健康护理需求为导向，以维护人类健康为目的，以社区、家庭为对象，以老年、妇女、儿童、残疾人为重点，以健康教育为先导，为人群提供集康复、保健、健康护理为一体的方便、快捷、经济、有效的护理服务，从而形成医院护理和社区护理并举的护理服务体系。

（二）医疗卫生体制改革造成的影响

随着我国人事和分配制度改革力度加大，各地纷纷出台吸引优秀人才的政策和措施，使护理骨干人才流失率呈上升趋势，对本身就缺乏高学历、高层次的护理队伍来说，问题日益突出。新形势下人才竞争已成为护理管理的突出问题。我国临床护理人员紧缺与浪费并存，因而影响了临床护理人员工作的积极性，也影响了护理队伍的稳定性。因此，合理地配置护理人力资源，使护理人力能够满足临床、社区、家庭护理的需求，并得到最大限度的利用，是护理管理者迫切需要解决的问题。

（三）护理质量管理运作模式滞后造成的影响

医疗市场的竞争和卫生体制的改革，使护理管理人员面临着提高护理质量和降低护理成本的挑战，即实现"高质、低费"的质量目标，然而目前国内多数医院实行的是不全成本核算，护理作为不可替代的医疗服务项目，其工作价值带来的经济效益却一直未得到应有的体现，等级护理的投入得不到回报，影响了等级护理的质量。此外，我国医院目前的质量评价指标也仍以终末质量指标为主，如急救物品完好率、护理文书的合格率等，缺乏对环节质量的控制，不能主动控制护理质量的结果，缺少反映专科护理效果和护理结局的指标。因此，对于国内的护理管理人员来说，在基础护理质量指标已比较成熟的基础上，如何建立适合新的护理模式和专科护理特点的指标体系，充分发挥其在质量管理中的监督和指导作用，实现全面质量改进，是值得探讨的问题。

（四）计算机技术在护理管理中的运用

现代护理管理已经进入计算机技术管理时代。所谓充分发挥人脑与电脑的二脑管理，就是彻底改变传统的手工操作。计算机迅速准确处理和储存各种护理信息的功能是医院和社区护理现代化的重要标志。护理管理计算机化是医院信息系统实现计算机网络化的一部分。计算机的运用可使护理管理系统既可以随时掌握工作动态变化，又使计划目标、质量、效率和效益得到监控；既可以有利于及时掌握各种护理发展与进步的信息，又可及时灵活地调度护理人员，使人、物、财、信息、时间得以最佳配置。所以，研究计算机护理管理软件，规范护理管理程序，将使护理管理工作的水平进一步提高。

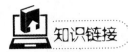知识链接

优质护理示范工程

2010年1月卫生部（现为卫计委）召开会议，启动了旨在使护理工作"贴近患者、贴近临床、贴近社会"和以"夯实基础护理、提供满意服务"为主体的"优质护理服务示范工程"。

优质护理服务要求实施责任制整体护理，责任护士分管一定数量的患者，对所管患者的基础护理、病情观察、治疗、康复、出院指导等工作实行全面、全程负责。接管陪侍患者工作，减轻了患者家属的负担，提高了患者满意度。为保证优质护理服务的顺利开展要求护士分层管理患者。护士的业务水平有高低，患者的病情有轻重，护士分管患者应根据能级对应原则。实施优质护理服务要求管理者认识其重要性和必要性，简化护理文书，提高护士待遇，加强护理文化建设，真正达到"患者、护士、政府、社会四满意"的目标。

二、环境改变引发的护理管理问题

（一）护理管理的环境

护理管理环境是指医院和护理管理的外部环境，即是对医院和护理管理的绩效产生影响的外部条件和力量的总和。任何组织都处在一定的环境之中。环境一方面为组织活动提供了必要的条件，另一方面又对组织活动起制约作用。环境是医院生存和发展的土壤。

1. 政策环境　从宏观上讲，国家的路线、方针、政策、法规对医院有着直接的推动和制约作用。随着我国社会主义法律体系的日益完善，与医院和护理管理有关的法律越来越多，从外部环境对医院和护理工作起到规范和导向作用，使医院护理管理的活动符合国家和社会的利益。同时，医院和护理管理人员必须对外环境的变化给予充分的关注，及时了解和预测外部变化对组织的要求，保持管理工作的主动性。

2. 社会环境　医院和护理管理成员都来自于社会，医院和护理管理的活动离不开社会，社会文化环境主要就是通过作用于医院和护理管理成员以及其他社会成员而对护理管理发生影响。近年来，由于社会上某些媒体的不实宣传和舆论导向，导致医患矛盾加剧，伤医事件时有发生，造成了医务人员的流失。

3. 管理体制　发达国家的最高护理领导为护理院长，医院内设有护理副院长，她（他）直接参与医院整个行政管理的决策管理，具有相应的经济、物资和人事权。各级护士长也相应具有本部门的经济、物资和招聘、解聘权力，除了直接的上司外，极少有其他人员干预，真正做到了职权利的统一。并在总的原则基础上能充分发挥每个管理者自己的创造性和自主性。另外，护理管理体系均属垂直领导，护理部主任直接向院长负责，护士长在护理部主任领导下工作。目前我国大多数医院的护理均从属于医疗，护理部仅仅是一个职能部门，受分管的医疗院长领导，而护士长则向科室主任负责，在很大程度上限制了护理管理的发展。

4. 管理者自身　发达国家的护理管理者均具有较高的护理教育层次，并在护理专业基础上，进一步接受管理课程的教育，获得管理学硕士甚至博士学位。同时，在各种不同的职位上，均有相应的最低管理学位标准。我国护理管理者的教育层次偏低，护士长以上的专业管理者本科以上学历较少，且大多数没经过管理课程的正规培训，这是阻碍护理管理水平提高的一大因素。

三、护理管理发展趋势和对策

（一）护理管理发展趋势

1. 国际化趋势 随着经济全球化，护理领域的国际交流与合作日益扩大，人口资源跨国流动引起病源和医疗服务的国际化，使护理管理的国际化趋势日益引起各国护理界的重视。全球经济时代的到来，改变了传统的护理工作模式、卫生保健服务形式、护理教育的环境以及护理管理的方式。护理管理的国际化是指不同国家之间护理管理方法和理念相互借鉴、护士相互交流学习、护理科研相互合作等，如我国护理管理的国际化要求：①积极借鉴发达国家的护理管理新思想、新观念，创新管理思想与理念；②完善临床护理工作、护理管理、护理教育模式与护理研究质量标准，努力与发达国家接轨；③加强护士的国际化培养，进行跨文化管理。

2. 专业化趋势 2011年2月，国务院学位委员会新修订了学科目录，新增护理学为一级学科，为护理学科的发展提供了更广阔的空间，同时，也向护理管理提出了新的挑战。护理管理者应转变思路，在护理学科建制规范、学科体系结构、学科的理论基础、解决实际问题的思路、研究方法等方面进行深入探讨，并以此为契机，善于发现新的护理现象和护理问题，用循证护理方法指导临床实践，加快护理学科发展的进程。其次，随着护理改革的不断深入，护理实践领域进一步扩大，实践形式也日趋多样化，在学科自主的条件下，积极发展专科护士，探索适应社会需求的护理管理模式，满足不断变化的健康护理服务需求。

3. 人性化趋势 随着生物 - 心理 - 社会医学模式的确立，"以人为本"逐渐被管理者所重视。从根本上说，管理是以人为中心的管理，只有管理好人，管理活动才能取得成功。随着管理有效性研究的深入，制度管理时代开始进入人本化管理时代。护理管理者应树立人本观念，包括对护理人员的管理和对患者及其家属的管理两方面。一方面，构建多元的护理组织文化，将科学、人性、和谐的思想用于管理之中，努力营造一个和谐、宽松、奋进、向上的工作环境，充分发挥护理人员自主权、参与权，充分调动护理人员的工作积极性，提高护理专业的核心竞争力。另一方面，管理者要坚决落实以"以患者为中心，以质量为核心"的管理理念，在护理工作安排、病区管理、规章制度建设等方面进行适当的调整，促使服务向高质量、人性化方向发展。

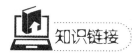 知识链接

循证医学

1991年加拿大学者Guyatt最先使用循证医学（evidence-based medicine，EBM）这一术语，1992年加拿大Lsackett等对循证医学的概念进行了整理和完善，其核心思想是审慎地、明确地、明智地应用当代最佳证据，对个体患者医疗作出决策。在英国流行病学家Cochrane的努力下，1993年英国成立了Cochrane协作网，对医学文献进行系统评价。该协作网目前已发展了包括中国在内的13个国家。加拿大国家健康论坛（National Forum on Health）积极倡导创建一种用实证来决策的文化。目前，循证医学已发展为循证卫生保健（evidence-based healthcare），不仅在医疗领域，而且在护理、公共卫生领域也确立了依据实证来决策的新理念。循证医学的产生既发扬了西方自然科学实验与理性的传统，又体现了现代医学对患者个人价值观和期待的重视。

（二）护理管理发展的对策

医学及科学技术的迅速发展，医学模式的转变，护理服务对象、内容、观念的变化，给现代护理管理赋予了新的内涵，也给护理发展带来了新的机遇。面对全球性卫生保健服务的挑战及护理队伍自身中存在的种种困难，护理管理者在进一步完善护理管理的组织体制，提高自身管理水平的同时，应重新调整管理思路，适应时代的需求，抓住机遇，大胆改革，探索护理管理思想现代化，管理方法科学化，管理队伍专业化，管理手段信息化以及经济效益合理化，决策科学化，护理质量完美化，社区护理进一步深化等趋势，以推动护理专业的发展。

1. 管理思想现代化　随着现代医学的发展、医学模式的转变以及健康观念的改变，人们对护理服务需求不断增加，护理管理思想必须紧紧围绕这些变化发展。管理思想的现代化转变主要表现在从过去重视过程管理转向多层次、多元化的目标管理，从一维分散管理转向多维系统管理，从重视硬件管理转向重视软件、信息管理，从监督管理转向激励管理，从定性或定量管理转向定性与定量相结合的管理，从经验决策管理转向科学决策管理，管理人才从技术型的"硬专家"转向"软专家"等。

2. 管理方法科学化　护理管理方法的运用要注意其科学性，管理者除了综合运用行政、经济、法律、教育等管理方法外，还要结合专业特点，学习并掌握先进的管理方法，如全面质量管理、全面经济核算、目标管理、ABC 时间管理法、量本利分析、微机辅助管理等，推进护理管理科学化的进程。

3. 管理队伍专业化　随着护理学的发展与进步，发达国家高级护理实践领域的实践与发展，推动了护理学科的专业化进程。在医院护理管理改革中，培养和建设一支政策水平较高、管理能力强、综合素质优的护理管理专业化队伍是未来的趋势。各级医疗服务机构应进一步理顺护理管理职能，按照"统一、精简、高效"的原则，建立完善的责权统一、精简高效、职责明确、领导有力的护理管理体制及运行机制，提高护理管理的科学化、专业化和精细化水平，以适应现代医院和临床工作发展的需要。

4. 管理手段信息化　随着信息技术在护理管理中的广泛运用，加快了护理管理的现代化进程。近年来全国大型综合医院建立了护理电子病历、床旁护理移动系统、移动查房系统等医疗信息化平台，加速了护理信息的共享和护理技术的优势互补，为护理信息在护理管理中的应用提供了广阔的空间，同时也对医院的发展和护理管理工作带来了新的挑战。如何充分利用护理信息系统的功能，合理设定管理指标，在护理绩效管理、人力资源管理、岗位管理、护理质量管理等方面更好地发挥护理管理的职能，为科学预测和正确决策提供客观依据，促进临床护理的变革，提高护理管理效能，成为护理管理者面临的新课题。

第三节　护理管理者的角色及核心能力

一、护理管理者的素质

护理管理者的素质一般可以分为身体素质、思想素质、知识素质、能力素质和心理素质等5 个方面。

（一）身体素质

身体素质是个人基本的素质。没有健全的体魄和良好的身体素质，护理管理者就失去了事业成功的最起码的条件。身体素质包括体质、体力、体能、体型和精力几个方面。

（二）思想素质

思想素质是指个人从事社会政治活动所必需的基本条件和基本品质，是个人政治思想、政治信仰、政治立场、政治方向、政治观点、政治态度的综合表现。护理管理者的思想政治素质与其在社会生活中的位置、政治生活经历有密切关系，随着个人的成长，在其社会生活实践中逐步形成、发展和成熟起来。

（三）知识素质

知识素质是个人做好本职工作所必须具备的基础知识与专业知识。基础知识包括管理学科的理论知识和相关学科的理论知识，是护理管理者知识结构的基础。专业知识是护理管理者要具备一定的专业知识，主要是指要熟悉本部门、本单位护理专业领域的理论知识和基本方法，是知识结构的核心，是区别于其他专业领域人才知识结构的主要标志。

（四）能力素质

护理管理者的能力素质是技术能力、决策能力和交往协调能力等各种能力的有机结合，包括科学决策能力、组织能力、交往协调能力以及识人用人的能力等。护理管理者的能力从广义上来说，是人们认识、改造客观世界和主观世界的本领。从狭义上来说，是指胜任某种工作的主观条件，是护理管理者从事管理活动必须具备直接和活动效率有关的基本心理特征，是行使管理权力，承担管理责任的基础。不同的护理管理岗位需要不同的能力，如高层的护理管理者主要需要科学决策能力，中层护理管理者主要需要较强的交往协调能力，而基层护理管理者则偏重于技术方面和日常部门运作的能力。

（五）心理素质

人的心理素质是指人在感知、想象、思维、观念、情感、意志、兴趣等多方面心理品质上的修养。心理素质涉及人的性格、兴趣、动机、意志、情感等多方面的内容。心理素质是管理者素质的一个重要组成部分，从某种意义上说，制约和影响着护理管理者的素质。良好的心理素质指心理健康或具备健康的心理。护理管理者的心理素质包括事业心、责任感、创新意识、权变意识、心理承受能力、心理健康状况、气质类型和护理管理者风格等。

二、护理管理者的角色

（一）角色的概念

角色（role）一词源于戏剧，美国学者乔治·赫伯特·米德（G. H. Mead）在 1934 年出版的《心灵、自我与社会》首先运用角色的概念来说明个体在社会舞台上的身份及其行为。角色的概念被广泛应用于社会学与心理学的研究。角色描述了一个人在某位置或状况下被他人期望的行为总和。管理者能否扮演好自己的角色，首先在于是否具备管理者意识，其次在于是否能够领悟其所扮演角色的内容。

（二）管理者角色的分类

20 世纪 70 年代，亨利·明茨伯格（Henry Mintzberg）提出了著名的管理者角色理论，他将管理者在管理过程中需要履行的特定职责简化为 10 种角色，并将这 10 种角色进一步组合为 3 种类型，即人际关系角色、信息传递角色和决策制订角色。霍尔（Holle）和布兰兹勒（Blatchley）提出了"胜任者"角色模式。根据管理者的工作任务和特点，管理专家对管理者的角色模式作了不同的分析和探讨。护理管理者角色可归纳为以下 10 类：

1. 人际关系角色　管理者所要担负的某些本质上是纪念性或象征性的责任。

（1）代言人：作为单位的领导，管理者必须履行有关法律的、专业的、社会的和礼仪等方面的责任，即管理者礼仪性、象征性地出席组织内或代表所在组织参加其他组织的活动，如管理者有时必须出现在社区集会上，参加社会活动；护士长在处理行政、业务工作中，代表科室参加院里或护理部召开的各种会议，代表科室接待来访者；护理教育部门管理者为毕业生颁发学位证书、参加迎新晚会等。

（2）领导者：管理者在组织内部还发挥着一个领导者的角色，指挥协调他人的活动，如招聘、奖惩、任免等。领导者的角色最重要的是通过自身的影响力和创造力营造一个和谐的组织环境，需要运用谋划、鼓励、激发、培训、沟通、指导和个人魅力等各种方式和技能，促使下属充分发挥潜能，促进下属不断成长。

（3）联络者：在护理工作中，要建立沟通和联络的网络关系。护理管理者不仅要在组织内部与上、下级保持密切纵向联络，而且还要积极发展与外部的横向联络，进行多方面的接触与协调。通过与其他部门、其他专业的管理者、专家和员工的接触，建立广泛的合作学习关系，如在组织内部护士长要与医师、行政、后勤等有关人员联系协商工作相关事宜，共同营造一个和谐的环境，以保证相关工作任务顺利完成。

2. 信息传递角色　管理者在某种程度上都要从其他组织或机构接受或收集信息。

（1）监督者：管理者持续关注组织内外环境的变化以获取对组织有用的信息。管理者为了得到信息而不断审视自己所处的环境，如通过接触公众媒体或与其他人谈话等来获取组织内外部环境变化的情况等。

（2）传播者：向组织成员发布信息，称为传播者。在传播者的角色中，管理者把他们所获取的大量信息进行发布并分配。管理者需要在维护组织和谐的基础上，负责任地将信息传达给组织成员并影响他们的态度和行为，如护士长将与患者有关的资料传达给护理人员，主持病房的各种会议、学习等，传达上级的指令、文件、政策精神等。

（3）发言人：代表组织向外界宣布、公布信息，称为发言人。管理者可运用信息提升组织的影响力，把信息传递给单位或组织以外的个人，向外界发布有关部门的公开信息，如举行新闻发布会、向媒体或公众发布消息等。

3. 决策制订角色　管理者激发、监督和改善组织绩效的活动。

（1）创业者：创业者的角色功能体现在管理者需要适应不断变化的环境，在思想、观念、方法等方面勇于创新与改革，如提供新服务、开发新产品、发明新技术等，以谋划和改进组织的现状和未来。

（2）协调者：协调者的角色体现在管理者非自愿地回应压力。一个组织无论被管理得多科学，在运行过程中，总会遇到一些冲突或问题。管理者必须善于处理冲突或解决问题。实际上，每位管理者必须花大量的时间对付突发事件，任何组织都不能够事先考虑到每个偶发事件。

（3）资源分配者：管理者负责分配组织的各种资源，以最佳地利用人力资源和其他资源来提高组织绩效，如护士长负责分配病房的有关资源，分配护理人员人力资源，具体如排班并明确工作任务，对各种仪器、卫生材料、药品、办公用品的请领和分配使用，以便为患者提供足够的人员、物质和护理服务。

（4）谈判者：管理者常代表组织和其他管理者与组织内外成员，进行正式或非正式的协商和谈判，谈判对象包括护士、上级、护理对象和其他部门，如商谈签订有关合同、项目和协议等，同时还平衡组织内部资源分配的要求，尽力使各方要求达到一致。

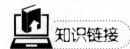 知识链接

霍尔（Holle）和布兰兹勒（Blatchley）——"胜任者"角色模型

胜任——competence

C（care-giver professional），专业照顾提供者

O（organizer），组织者

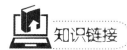 知识链接

M（management of personal），人事管理者

P（professional manager of care），照顾患者的专业管理者

E（employee educater），员工教育者

T（team strategist），小组策划者

E（expert in human relation），人际关系专家

N（nurse-advocator），护理人员拥护者

C（change-agent），变革者

E（executive and leader），行政主管和领导者

三、21 世纪护理管理者应具备的核心能力

美国管理学学者罗伯特·L·卡茨（Lobert. L. Katz）于 20 世纪 50 年代中期在"能干的管理者应有技能"中提出管理者必备的 3 种基本技能：概念技能、人际技能和技术技能。现代管理者又在这个理论的基础上，增加了设计技能。

（一）技术技能

技术技能（technical skill）又被称为专业技能，是指管理者运用自身所掌握的某些专业领域内的有关工作程序、技术和知识来完成一项特定工作任务所具备的能力，如护理管理人员不必要使自己成为精通某一领域技术的专家，因为他可以依靠有关专业技术人员来解决专门的技术问题，但需要了解或者初步掌握护理专业临床技能、医院护理工作程序、护理质量管理标准与方法以及洞察安全隐患的风险管理能力，否则将很难与所主管的专业技术人员进行有效的沟通，从而也就无法对各项管理工作进行具体的指导，另外，对管理决策的及时性、有效性也会造成不利的影响。

（二）人际技能

人际技能（human skill）又称人际交往技能，是指管理者处理人事关系及人际关系的技能，包括协作精神、团队精神和创造一个使下属感到安全和能够自由发表意见的环境的能力。护理管理者面对的人际关系纵向包括上级和下级关系。横向包括护理组织系统与其他职能部门、其他专业领域的关系，有时还涉及组织中的其他斜向关系和组织以外的相关组织关系。管理者不仅要处理好与下属之间的关系，学会影响和激励下属进行有效的工作，还要处理好与上级、同事之间的关系，学会如何支持和说服领导，如何与其他部门合作等，做到识别人、任用人、团结人、组织人、调动人的积极性以实现组织目标的能力。

（三）概念技能

概念技能（conceptual skill）又称决策技能，是指其观察、理解和处理各种全局性的复杂关系的抽象能力，包括感知和发现环境中的机会与威胁的能力，对全局性、战略性、长远性的重大问题的处理与决断能力，对突发事件、危机处境的应变能力等。近年来也有人将其称之为管理者的决策技能。管理者的概念技能是管理者认知和理解事物的相互关联性进而找出关键因素的能力；确定和协调各方面关系的能力以及权衡不同的方案和内在风险能力；并在此基础上，为确保组织目标的实现和相关利益者利益的获得而解决问题的能力。

（四）设计技能

即解决问题的能力，不仅能发现问题，而且能解决问题；如果仅仅是"看到问题的人"，就是不合格；因此，管理人员必须能根据所面临问题的现状找出切实可行的解决方案。

1. 管理的概念　管理是在特定环境下，组织中的管理者对组织所拥有的资源进行计划、组织、领导、控制等协调组织中的群体行为，达成既定目标的活动过程。
2. 管理的职能　包括计划职能、组织职能、人员管理、领导职能、控制职能。
3. 管理的对象　人力、物力、财力、时间、信息。
4. 管理的特征　①管理的二重性；②管理的科学性和艺术性。
5. 管理者技能　技术技能、人际技能、概念技能、设计技能。
6. 护士长角色　领导者、计划者、监督者、教育者、护患代言人、协调者、传达者、资源调配者、冲突处理者、变革者。

一、单选题

1. 护士长代表患者反映其要求，与相关人员联络沟通，以解决其问题，说明护士长具有_____角色
   A．护理管理者
   B．联络者
   C．患者代言
   D．教育者
2. 管理发展成一门科学是在
   A．19 世纪末
   B．17 世纪末
   C．18 世纪初
   D．19 世纪初
3. 管理对象是组织所拥有的资源，包括的内容有
   A．财、物、信息、空间和时间
   B．人、财、物、信息、时间

   C．人、财、资料、空间、时间
   D．人、财、物、信息、空间、时间、技术
4. 行政管理学者明兹伯格（Mintzberg）把护士长的工作特性归纳为三大类型，即"三元"角色模式。他认为护士长主要承担
   A．决策、咨询、护理研究
   B．人际关系、决策、护理研究
   C．人际关系、咨询、决策
   D．护理管理、冲突处理、护理研究
5. 管理的职能包括
   A．计划、组织、人事、指挥、控制
   B．计划、组织、人事、领导、控制
   C．计划、安排、人事、领导、控制
   D．计划、组织、人事、领导、控制

二、名词解释

1. 管理　　2. 角色

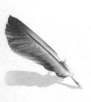

三、填空题

1. 管理的对象是医院和护理管理所拥有的资源，包括_____六个方面。

2．护士长角色包括_____。

3．管理者具有的技能包括：_____、_____、_____、_____。

4．高层护理管理者主要需要_____能力，中层护理管理者主要需要较强的_____能力，而基层护理管理者则偏重于_____方面的能力。

四、简答题

1．简述管理的职能。

2．简述管理的对象。

3．简述影响护理管理的因素。

五、论述题

结合护理管理的特点，你作为护士长怎样展现你的角色模式?

（王　瑛）

第二章　管理理论和基本原则

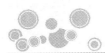

学习目标

◆ **识记**

列举并比较中西方早期的管理思想。

◆ **理解**

1. 解释泰勒科学管理理论和法约尔的管理理论。
2. 理解霍桑试验过程，并总结梅奥的人际关系理论内容。
3. 陈述现代管理理论中主要的管理理论。
4. 理解管理的基本原理和原则。

◆ **运用**

根据管理的基本原理和基本原则设计及开展临床实践管理活动。

第一节　管理思想与传统管理理论

在人类发展过程中，自从有了集体生活，就有了管理。在管理过程中，人类有意识地从管理活动中总结经验，并且随着人类文明的进步，管理思想得以产生并不断完善。同时人们将这些管理思想系统化和上升为理论，返回到实践中，通过不断验证和推行来指导实践，如此循环往复，才发展到现在的水平。

本节将跟随人类管理文明的发展轨迹，学习管理思想和理论的形成、发展以及其中蕴含的意义。只有认识并熟悉了这些思想、理论，才能指导我们从事管理工作。

一、古代主要的管理思想

（一）中国早期管理思想

中国有着几千年的文明史，其深厚的文化底蕴孕育着极其丰富的管理思想，万里长城、京杭大运河、都江堰等伟大的工程，都是中国古代管理实践的典范。儒家、道家、法家、墨家、商家、兵家等六大思想流派在其论著中均记载着丰富的管理思想，汇成了中国博大精深的管理文化海洋，至今备受世界各国管理学家的重视。中国早期主要管理思想详见表2-1。

表2-1　中国早期主要管理思想

学派	主要代表人物	主要管理思想
儒家	孔子、孟子、荀子	仁政、德治、礼制，并逐渐发展为封建统治者"管理"天下的基本指导思想
道家	老子、庄子	无为而治、道法自然、弱者道之用，管理者要善于守弱，即做到外柔内刚，善于以弱克强

续表

学派	主要代表人物	主要管理思想
法家	商鞅、管仲、申不害、韩非子	管理者应该依法治国，并将法律、管理手段、管理者手中权力有机结合起来，灵活运用，且可服众
墨家	墨子	兼相爱，交相利；崇尚集权；尚贤
兵家	孙武、吴起	战前制订计划，择人而任势，并提出如今军队编制的雏形
商家	范蠡、白圭	以从商经验为基础，提出价格浮动及管理者角色的重要性

 知识链接

汉高祖刘邦的治国之术——黄老之学

所谓黄老之学，是指皇帝与老子。它主要以道家为主，吸收了阴阳、儒、墨、法家观点的治国之术。具体实例如下：

实例一：刘邦入咸阳，便废除了繁苛的秦法，而以"约法三章"（"与父老约，法三章耳；杀人者死，伤人者刑及盗抵罪。"）代之，简化了法律，恢复了人民言论和行动自由，从而营造了一个宽松的生产生活环境。

实例二：汉初的税率为十五税一，景帝时期甚至到三十税一。不仅远低于秦国的税率（秦税率约2/3），也低于后来的汉武帝时期税收。这种富民政策，使得汉代的商业和农业生产获得了极大发展，人口也得到了快速增长。

实例三：汉初，北部边疆受到匈奴的持续骚扰和入侵，边塞人民不能安于生产。为了给国内营造一个和平发展的环境，汉初的几位皇帝，均以公主嫁入匈奴和亲，使得汉匈之间未暴发大规模战争打断国内经济的持续增长。

（二）西方早期管理思想

西方早期的管理思想指19世纪之前产生的管理思想。18世纪前的西方管理思想只局限在观念的管理实践当中，随着18世纪60年代工业革命的开始，资本主义生产发展迅速，资本主义工厂制度也随之建立，不少应对时局、适应制度的管理实践及管理思想被相继提出，而这些管理实践及思想对管理理论的建立和发展产生着重大影响。

1. 西方古代管理思想 工业革命之前，管理的实践与思想主要体现在治国施政、指挥作战及教会管理等活动当中，并出现如下几个国家代表，见表2-2。

表2-2 西方古代主要管理思想

国家	特征代表	主要管理思想
古埃及	金字塔建造程序及中央集权制度	金字塔的建造过程体现了计划、安排、组织、控制等的管理思想，并最早建立了以法老为最高统治者的中央集权的专制政权
古巴比伦	《汉谟拉比法典》	《汉谟拉比法典》提出民事控制、生产控制等规定，并对各阶层提出明确规定
古希腊	"理想城邦"	苏格拉底曾提出管理的普遍性。亚里士多德在认识了家庭及国家管理的相似之处后描述了"理想城邦"的基本轮廓。
古罗马	中央集权的分级管理	管理体制中体现了行政、立法、司法的分离，为后世的西方国家作出先例

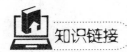 知识链接

宗教与古代管理思想

　　基督教信奉上帝（或称天主）创造并管理世界。耶稣是上帝的儿子，降世成人，救赎人类。《圣经》中所体现出管理思想对后世影响很大。据《旧约全书·出谷记》第十八章中记载，摩西是希伯来人的领袖，他在行政法、人际关系、人员挑选和训练等方面都有出色的能力。摩西的岳父耶特鲁批判他在处理政务时事必躬亲的做法，并提出三点建议：第一，制定法令，昭示民众；第二，建立等级制度，委任管理人员；第三，分级管理，各司其职。

　　罗马天主教除了崇拜天主和耶稣外，还尊玛丽亚为"圣母"。强调教徒必须服从教会权威，声称教士有受天主的神秘权力，可以代表天主对人定罪，并有一整套等级森严的教阶制度。

　　2. 西方近代管理思想　工业革命在给西方带来技术革新的同时，使社会关系也有了巨大的改变。在新的社会生产组织形式下，人员和机器配备、机器之间的协调带来的问题，让传统的管理者一筹莫展，于是开始寻求新的管理方法。

　　（1）亚当·斯密的劳动分工观点和经纪人观点：亚当·斯密（Adam Smith，1723—1790），英国古典政治经济学家，提出劳动分工及经纪人观点。劳动分工，即根据自己所长负责工作的相应部分，促进目标完成。斯密认为分工能够促进工作高效完成，原因为：①分工能提高操作熟练程度，进而加快工作速度；②分工可以节约由一个工作向另一个工作转换时所浪费的时间；③分工可以简化劳动程序，精进工作技巧，促进技术的提升和机器的改良。经济人即人们在经济行为中追求的是私人利益，由于彼此之间利己心和利他主义的唆使，产生共同利益，进而形成社会利益，其核心为个人利益是社会利益的立脚点。

　　（2）罗伯特·欧文的人事管理：罗伯特·欧文（Robert Owen，1771—1858），英国空想社会主义者，19世纪初期最有成就的实业家之一。他认为，良好的人事管理能给雇主带来收益，他曾在自己经营的纺织厂做过试验，缩短了工人劳动时间、提高工资并改善了工人的住房。试验证明，重视人的作用，尊重人的地位，可以使工厂获得更大利润。这就是他的人事管理思想，由此他被称为"现代人事管理之父"。

　　（3）查尔斯·巴贝奇的作业研究：查尔斯·巴贝奇（Charles Babbage，1792—1871），英国数学家，他对作业研究和报酬制度进行了研究。对于作业研究，一方面他主张要提高工作效率，必须仔细研究工作方法，他认为，一个体质较弱的人如果使用在形状、大小、重量等方面都比较适宜的铲，那么他一定能胜过体质较强的人。另一方面他鼓励工人提出改进生产的建议，并全面具体地分析了分工所带来劳动生产力提升的原因：①分工节约了学习时间；②分工节省了耗材；③分工节约了改变工具所耗费的时间；④分工节省了工序耗费的时间；⑤熟能生巧，大大提高了工作速度和效率；⑥分工后注意力相对集中，较容易发现问题，利于工具改良。

　　（4）萨伊的制约分工和共同劳动的思想：让·巴蒂斯特·萨伊（Jean-Baptiste Say，1767—1832），法国资产阶级经济学家，他提出了制约分工和共同劳动思想。萨伊认为，制约分工的因素主要有产品的消耗量、资本的实力、行业本身的性质。他提出，应正确看待分工的好处与"流弊"。同时，萨伊认为财富是由科学家、企业主和工人共同创造的。

（三）中西方早期思想的比较

　　美国著名管理学家彼得·德鲁克指出，"管理是以文化为转移的，并且受其社会的价值观、

传统与习俗的支配"。中国和西方的管理思想各自打上自己的民族烙印，它们不同的特征和内容来源于不同的历史条件和社会背景，如表2-3所示。

表2-3　中西方早期思想的比较

思想起源	思想特点	优缺点
中国	"以农立国"的特点为：①管理体制上，专制与民主相互依存；②管理方法上，经验与理性相互补充；③管理规范上，避免过与不及而力争保持适中状态	优点：重视发挥人在管理中的能动作用，注意各种管理因素的协调平衡，善于从整体长远的管理目标出发来决定各种管理措施 缺点：缺乏与近代工业生产和科学技术的有机联系，缺乏与市场经济的紧密联系
西方	海洋民族的管理思想特点：①因海上交通便利、人员交流频繁造就外向型的民族心理和管理特点；②创新精神；③重利益，讲功效，追求现实的成功	优点：重视对管理的理性判断，善于对管理的某一要素进行深入的科学逻辑分析，总结出某一管理方面的规律 缺点：忽视人的主观能动性，无视人的心理情感的结果；过分强调专业化、规范化、严密化、制度化和数理化，使人走向机器化的极端

二、古典管理理论

（一）泰勒的科学管理理论

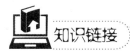知识链接

泰勒的科学实验

1898年，泰勒受雇于伯利恒钢铁公司期间，进行了著名的"搬运生铁块试验"和"铁锹试验"。搬运生铁块试验，是在这家公司5座高炉的产品搬运组约75名工人中进行的，主要研究搬运角度、行走速度、持握位置、工作时间和休息时间的协调等各种工作因素对日生产率的影响。铁锹试验是系统地研究铲上负载后，各种材料能够达到标准负载的形状、规格，以及各种原料装锹的最好方法等问题。同时，泰勒还对每一套动作的精确时间做了研究，从而得出一个"一流工人"每天应该完成的工作量。研究结果使堆料场的劳动力从400～600人减少为140人，平均每人每天的工作量从16吨提高到59吨，每个工人的日工资从1.15美元提高到1.18美元。此外，作为泰勒经典试验之一——金属切削试验延续了26年，进行超过了3万次的各项试验，80万磅的钢铁被试验用的工具削成铁屑，总共耗费约15万美元。试验结果发现了能大大提高金属切削机工产量的高速工具钢，并取得了各种机床适当的转速和进刀量以及切削用量标准等资料。

南北战争结束后，美国经济发展较快，但劳动生产率低，工人工作强度大，工资低下，劳资矛盾比较严重。同时三次经济危机加速了生产的集中和垄断，生产组织规模不断扩大，复杂程度提高，客观上均要求有科学的管理来代替传统的经验管理。作为科学管理之父的泰勒，在米德维尔钢铁公司的实践中，发现了影响生产率的一些问题，从此开始进行劳动时间和工作方法的研究，并逐步形成了科学管理制度。

（1）工作定额原理：针对当时的"磨洋工"现象，泰勒通过工时研究确定每个工人每日的工作量，即定额。工时研究包括分析阶段，指对某一件工作的全过程进行观察、动作研究、记录时间；建设阶段，指在分析的基础上制订出标准操作方法，以此对工人进行训练，并据此制订较高的定额。

（2）工作与能力相适应：泰勒认为必须为工作挑选"第一流的工人"。所谓第一流的工人，指能力与所从事的工作相适应并且愿意做这种工作的人。他认为领导当局的职责在于根据雇员的不同能力和天赋把他们分配到相适应的工作岗位，使之成为第一流的工人。

（3）标准化原理：使工人掌握标准化的操作方法，使用标准化的工具、机器和材料，并使作业环境标准化，这就是所谓的标准化原理。

（4）差别计件工资制：其包括三点：①通过工时研究和分析，制订一个科学的定额或标准。②实行高工资率和低工资率的差别工资制。③工资支付的依据是工人的表现而不是职位。

（5）劳资双方进行"精神革命"：其核心思想是劳资双方应该相互协作，变对立为协调，为提高劳动生产率而共同努力；由劳资双方关注分配的此多彼少转为关注增加盈余和分配。

（6）计划职能与执行职能相分离：泰勒主张明确划分计划职能和执行职能。执行部门按计划部门制订的操作方法和指示执行操作，不得自行改变。

（7）职能工长制：泰勒主张实行"智能管理"，即将管理的工作细分。他设计出8个职能工长，每个职能工长负责某一个方面的工作，在职能范围内，可以直接向工人发布命令。这种职能管理思想为以后职能部门的建立和管理的专业化奠定了基础。

（8）实行例外原则：即企业的高级管理人员把例行的一般事务授权给下级管理人员去处理，自己只保留对例外事项的决定和监督权。这种以例外原则为依据的管理控制原理，为后来的分权化管理和事业部制管理提供了参考。

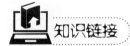 **知识链接**

联合邮包服务公司的科学管理

联合邮包服务公司（UPS）雇佣了15万员工，平均每天将900万个包裹发送到美国各地和180个国家。为了实现其宗旨——"在邮运业中办理最快捷的运送"，UPS的管理当局系统地培训员工，使他们以尽可能高的效率从事工作。这里以送货司机的工作为例，介绍一下他们的管理风格。

UPS的工业工程师们对每一位司机的行驶路线进行了时间研究，并对每种送货、暂停和取货活动都设立了标准。这些工程师们记录了红灯、通行、按门铃、穿院子、上楼梯、中间休息喝咖啡时间，甚至上厕所时间，将这些数据输入计算机中，从而给出每一位发货司机每天工作的详细时间标准。

为了完成每天取送130件包裹的目标，司机们必须严格遵循工程师设定的程序。当他们接近发送站时，他们松开安全带，按喇叭，关发动机，拉起紧急制动，把变速器推到1档上，为送货完毕的启动离开做好准备，这一系列动作严丝合缝。然后，司机从驾驶室出溜到地面上，右臂夹着文件夹，左手拿着包裹，右手拿着车钥匙。他们看一眼包裹上的地址把它记在脑子里，然后以每秒3英尺的速度快步跑到顾客的门前，先敲一下门以免浪费时间找门铃。送完货后，他们在回到卡车上的路途中完成登录工作。

（二）法约尔的一般管理理论

亨利·法约尔（Henri Fayol，1841—1925），法国人，他是一位杰出经营管理思想家。他在法国一家大的煤矿担任了30多年的总经理，并将自己的经营经验和实践中存在的问题进行了总结和归纳，创立了管理过程理论，由此被称为"管理过程之父"。他主要贡献为从经营的职能中独立出管理活动，提出管理活动所需的五大职能和14项管理原则。

（1）六种经营活动：经营包括技术活动、商业活动、财务活动、安全活动、会计活动、管理活动，具体内容见图2-1。法约尔认为管理活动在企业的经营活动六项中处于核心地位。

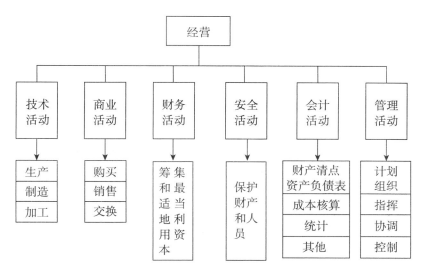

图2-1　企业经营活动的分类

（2）管理活动所需的五大职能：管理活动中蕴含着计划、组织、指挥、协调和控制五大职能。

（3）管理的14项原则：法约尔提出14项基本原则包括：①分工原则。②权力与责任。管理者在行使权力的同时，必须承担相应的责任，不能出现有权无责和有责无权的情况。③纪律。④统一指挥。组织内每一个人只能服从一个上级并接受他的命令。⑤统一领导。凡目标相同的活动，只能有一个领导、一个计划。⑥个人利益服从集体利益。⑦报酬合理。⑧集权与分权。提高下属重要性的做法是分权，降低这种重要性的做法是集权。⑨等级链与跳板。等级链是指从最高的权威者到最低层管理人员的等级系列。跳板是指征求上级的意见后进行同级之间的横向沟通。⑩秩序。人员和物料应当在恰当的时候处在恰当的位置上。⑪公平。⑫人员稳定。⑬首创精神。⑭集体精神。如图2-2所示。

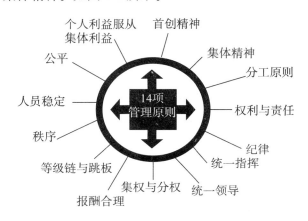

图2-2　法约尔的14项管理原则

（三）韦伯的行政组织理论

马克思·韦伯（Max Weber）是德国著名的社会学家，是现代社会学的奠基人之一。在考察了组织行政管理，深入分析了社会经济结构后，韦伯提出了"理想的行政组织体系理论"，其核心内容为组织应通过职位和职务进行管理，而不是通过世袭地位或个人进行管理。韦伯认为通过高结构化、正式的、非人格化的理想行政组织体系，能够较好地控制管理，是高效应对和实现目标的最有效形式，其理想行政组织理论对日后的管理学发展产生了重要影响，因此被称为"组织理论之父"。

（1）权力论：韦伯认为任何组织的运行都必须以某种权力为基础，只有通过合理的权力束缚才能转变混乱的状态，使组织内部有序统一，最终实现组织目标。韦伯认为权力分为三种类型：①传统权力，实行人治，通过传统的世袭惯例，以不可侵犯领导者绝对权力为依据；②超凡权力，建立在特殊能力者及超凡神圣、英雄主义或模范品质的崇拜基础之上；③理性和法定权力，依据法律建立的一套等级分明的制度，通过法定任命赋予管理者一定的行政权力。韦伯认为前两种因其不合理、非理性的特点不宜作为行政组织体系的基础，只有理性和法定权力是保证组织健康发展的最好权力形式。

（2）理想行政组织体系的特点：韦伯将一种劳动分工明确、等级划分明确、具有详细的劳动制度及非个人关系的组织模式作为推理的基础，明确了在团体中如何进行工作及工作的内容，其精确、稳定、可靠、纪律严明等特点都优于其他形式。其观点：①分工明确；②职权等级，按照等级原则将组织内部成员进行安排划分，规定了成员之间上下层级的从属及服从关系；③规范选拔；④正式的规章制度；⑤非人格化，组织内部的正常运行依据理性的制度准则，不受个人情感影响；⑥职业管理，组织内部具有专职的管理人员，其薪资固定、职位固定、升迁制度明确，使管理者具有稳定的职业价值感。

三、行为科学理论

（一）梅奥的人际关系理论

梅奥（George Elton Myao，1880—1949），原籍澳大利亚的美国行为科学家，人际关系理论创始人。1927年他在美国哈佛大学工商管理学院从事工业管理研究时，应邀到西方电气公司所属的霍桑工厂主持组织管理与生产效率关系的试验，持续长达9年，这就是后来有名的霍桑试验。在霍桑试验的基础上，梅奥分别于1933年和1945年出版了《工业文明的人类问题》和《工业文明的社会问题》两部名著。

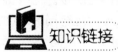

霍桑试验的时代背景

古典管理理论的杰出代表泰勒、法约尔等人在不同的方面对管理思想和管理理论的发展做出了卓越的贡献，并且对管理实践产生深刻影响。但是他们有一个共同的特点，就是都着重强调管理的科学性、合理性、纪律性，而未对管理中人的因素和作用给予足够重视。

从20世纪20年代美国推行科学管理的实践来看，泰勒在使生产率大幅度提高的同时，也使工人的劳动变得异常紧张、单调和劳累，因而引起了工人们的强烈不满，并导致工人的怠工、罢工以及劳资关系日益紧张等事件的出现；另一方面，随着经济的发展和科学的进步，有着较高文化水平和技术水平的工人逐渐占据了主导地位，体力劳动也逐渐让位于脑力劳动，也使得西方的资产阶级感到单纯用古典管理理论和方法已不能有效控制工人以达到提高生产率和利润的目的。

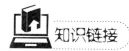知识链接

霍桑试验就是在这个大背景下，于1924—1932年在美国芝加哥郊外的西方电器公司的霍桑工厂进行的。当时，许多管理者和学者认为，工作环境的物质条件同工人的健康及劳动生产率之间有着明确的因果关系。因此，霍桑试验是根据工人对给予的工作条件可能做出的相应反应的假设进行的，其目的是研究工作环境的物质条件与产量的关系，以发现提高劳动生产率的途径。

1. 霍桑试验

（1）霍桑试验主要内容：霍桑试验初衷是试图通过改变工作条件与环境等外在因素，找到提高劳动生产率的途径，先后进行了四个阶段的试验：

1）车间照明试验。目的是为了弄清楚照明强度对生产效率所产生的影响。由于当时的理论中认为影响工人生产效率的因素是疲劳和单调感等，于是试验假设为"提高照明度有助于减少疲劳，提高工作效率"。具体结果是经过两年多试验发现，照明度改变对生产效率并无影响。

2）福利试验。试验目的是调查福利待遇与生产效率关系。试验假设是福利措施有助于提升工作效率，一旦取消这些福利措施，产量一定会下降。梅奥选出6名女工在单独的房间里从事装配继电器的工作。在试验过程中逐渐增加一些福利措施，如缩短工作日、延长休息时间、免费供应茶点等，在2个月后取消了福利措施。结果和假设恰恰相反，产量不但没有下降，反而继续上升。经过两年多试验发现，不管福利待遇如何改变，都不会影响产量。

梅奥经过分析发现导致生产效率提高的原因有：①试验中的6个女工，由于她们认为与高层领导谈话对其而言是莫大光荣，从而促进激发了她们的积极性；②员工之间的相互良好关系。最后提出了"改变监督与控制的方法能改善人际关系，能改进工人的工作态度，促进产量提高"的结论。

3）大规模访谈。由于第二阶段的结论，为了解职工对现有管理方式的意见，梅奥制订了一个征询职工意见的访谈计划，于1928年9月至1930年5月不到两年时间内，研究人员对工厂中两万名左右职工进行访谈。在访谈中，研究员发现职工抱怨的事实与不满的事实不是一回事，工人表述自己的不满和隐藏在他们内心深层的不满情绪不一致。研究人员认识到，需要对管理人员，尤其是基层管理人员进行训练，使他们耐心倾听并理解工人，改善人际关系，提高员工士气。

4）群体试验。目的要证实职工中存在非正式组织，而且这组织对工人的态度很重要。试验者在车间挑选了14名男职工，其中9名绕线工、3名焊接工、2名检验工，让他们在单独的房间内工作。试验开始时，研究员告诉他们可以尽力工作，因为这里施行计件工资制。研究员认为这种制度会促进其提升生产效率，结果出乎意料。职工只达到中等水平，而且每个工人的产量相当。根据动作和时间分析，每个工人应该完成的标准定额为7312个焊接点，但是工人每天只完成了6000～6600个焊接点就不干了，即便是有空余时间和精力，他们也停工不干。究其原因是他们认为过分努力工作，就可能造成其他同伴失业，或者公司制订更高的生产目标。

（2）霍桑试验的结论：霍桑试验经过9年的时间，梅奥于1933年正式发表《工业文明的人类问题》一书，提出了以下内容：

1）工人是社会人。传统组织理论认为人是"经济人"，而金钱是刺激积极性的唯一动力。梅奥认为，人们不应该以追求金钱为动机，还应考虑社会、心理方面。

2）职工的积极性决定了工作效率。研究结果显示，工作效率的高低实际是由员工的积极性决定，并受职工的家庭和社会生活及组织中人与人关系的影响。

3）组织中存在非正式组织。工作的组织中存在非正式组织，这种无形的组织因以感情作为线索，故组织中的成员更加团结，从而对生产效率产生积极影响。

4）工人更需要的是感情上的支持。霍桑试验发现工人除了需要钱的满足外，更需要的是感情上的支持，如安全感、归属感、和谐。

5）重视人际关系。霍桑试验最终落脚在人际关系，建议管理者尤其是基层管理人员应以人为本，通过与下属真心交流，设身处地关心下属，这样有利于效率提升。

2. 人际关系理论的基本内容　经过梅奥的长期试验和思考，以及霍桑试验的证实，其研究结果否定了传统管理理论中认为人是被动的个体，并认为工人行为不仅受到工资刺激，影响生产效率的因素是人际关系。其主要观点如下：

（1）工人是"社会人"而不是"经济人"：人们的行为动机不是出于追求金钱，还应考虑社会、心理方面，更重要的是人与人之间的感情。

（2）企业中存在非正式组织：企业中除了存在为实现目标的正式组织外，还存在着非正式组织。非正式组织因为感情影响，使得组织成员彼此维护成员共同利益，免受内部个别成员疏忽造成损失。非正式组织中有自己的核心人物，大家有共同目标、行为准则和道德规范。

（二）麦格雷戈的人性管理理论

麦格雷戈（Douglas M. Mc Gregor，1906—1964），美国著名的行为科学家，是人际关系学派最具影响力的管理学家之一。麦格雷戈在 1957 年美国《管理理论》杂志上发表了《企业的人性方面》一文，提出了"X 理论 -Y 理论"，他认为管理者应以两种不同的看法看待员工，并相应地采取不同的管理方式。

1. X 理论　该理论认为：①人的天性是好逸恶劳，只要有机会就逃避工作；②一般人都缺乏进取心，责任感差，甘愿被领导；③安全高于一切，不愿做出变革；④大多数人无法克制自己，易受外界影响；⑤人生来就以自我为中心，不愿接受组织要求，个人目标与组织目标相矛盾；⑥人们只有在严格的要求、威胁下才愿意工作。麦格雷戈认为虽然员工工作中表现出 X 理论中所提出的特点，但这并非天性使然，而是由于外界环境及组织性质所致。他认为管理者应合理安排人、财、物，重视利润的展现，严格的规章管理、处罚机制可以保证组织目标的实现，金钱可以成为一种有效的激励手段。

2. Y 理论　该理论认为：①人的天性并非懒惰，工作具备游戏、消遣一样的愉快自然；②外界的约束控制与惩罚机制并不是激励员工工作的唯一手段，让员工参与组织内部管理及工作目标的制订，能促使员工的自我实现及自我约束；③个人目标与组织目标在一定条件下可以达到一致，只要给予相应的机会，员工自我实现与组织目标的达成并无矛盾；④人的本性并不是安于现状、缺乏责任心，在适当条件下，人们甘愿承担责任，甚至主动承担责任；⑤大多数人具备解决组织问题的想象力和创造力；⑥管理者安排好组织工作的条件及作业方法，人的潜力是可以充分发挥的。

麦格雷戈认为相较于 X 理论，Y 理论能够适应人类科学水平的不断发展，适应工业化社会经济发展需要。

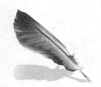

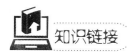

人性化管理的楷模——索尼大家庭

索尼是一个大家庭，不仅仅因为绝大多数索尼职工都要在这里度过一生，还因为在公司里，领导同职工之间保持着良好的关系，把职工当作索尼家庭的成员来对待。在有些情况下，职工与老板处于同样的地位：索尼工厂的任何一位管理人员都没有个人办公室，连厂长也不例外，公司主张管理人员与他的办公室职员坐在一起办公，共同使用办公用品和设备。

索尼大家庭式文化还表现在对职工工作的关心和对偶然过失的包容。如果某个职工不适应他的岗位和工种，公司领导决不会对此漠然视之。公司也从来不因为某个员工的偶然过失而解雇职工。公司认为，在出现事故时，最重要的不是把错误归罪于某人，而是找出错误的原因。如果澄清失误原因并公之于众，犯错误的人就可从中吸取教训，其他人也就不会犯同样错误。这种做法是以对职工的充分尊重和坚定的信任为基础的。

第二节 现代管理理论

一、代表性的管理学派

（一）管理过程学派

管理过程学派代表人物是哈罗德·孔茨（Harold Koontz）。该学派的主要观点：管理是一个过程，即在组织中通过别人或同别人一起实现既定目标的过程；管理人员的工作分为计划、组织、指挥、协调、控制、人事等职能。管理过程学派认为管理过程与管理职能密不可分，他们试图对管理过程和管理职能进行分析，把用于管理实践的概念、原则、理论和方法结合形成一门管理学科，用于指导管理实践。

（二）人际关系学派

人际关系学派代表人物是伯尔赫斯·弗雷德里克·斯金纳（B. F. Skinner）。该学派的主要观点：职工是由不同的个人组成的，是群体中的一分子，有各种需要应由组织来满足；人的动机是一种社会学现象。人际关系学派把有关社会科学中的许多理论、方法和技术用来研究人与人之间和人群内部的各种现象，注重对人际间关系的研究，认为抓好对人的管理是企业成功的关键，甚至强调处理人际关系是管理者应掌握的一种技巧。

（三）群体行为学派

群体行为学派代表人物是卡特·卢因（Kurt Lewin）和克里斯·阿吉里斯（Chris Argyris）。该学派同人际关系学派密切相关，常被混用。但前者关心的主要是一定群体中的人的行为，而不是一般的人际关系和个人行为；它是以社会学、人类文化学、社会心理学为基础，而不是以个人心理学为基础。这个学派着重研究各种群体的行为方式，从小群体的文化和行为方式到大群体的行为特点。因此也有人将这个学派的研究内容称为"组织行为"研究。

（四）决策理论学派

决策理论学派代表人物是赫伯特·西蒙（Herbert A.Simon）。该学派的主要观点：管理就是决策，决策贯穿于整个管理过程；把决策分为程序化决策和非程序化决策，二者的解决方法一般不同；信息本身及人们处理信息的能力都是有一定限度的，现实中的人或组织都只是"有限理性"而不是"完全理性"的；决策一般基于"满意原则"而非"最优原则"；组织设计的任务就是建立一种制订决策的"人 - 机系统"。这一学派重点研究决策理论，强调决策的重要性。决策理论核心内容见图 2-3。

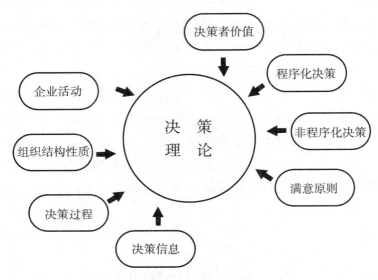

图 2-3　决策理论的核心内容

（五）经验主义学派

经验主义学派代表人物是彼得·德鲁克。该学派的主要观点为：管理学即研究管理经验，通过研究管理人员在个别情况下成功或失败的经验，使得人们懂得在未来管理过程中做到趋利去弊，运用更为合理高效的方法解决管理问题；管理是一种实践，本质在"行"不在"知"；其唯一的权威即为成果。经验主义学派主张从大量的企业管理经验中汲取有益成分，挖掘成功当中的共性成分，高效应用于管理实践当中，系统化、理论化地为管理人员提供参考依据。

（六）管理科学学派

管理科学学派的代表人物是埃尔伍德·斯潘塞·伯法（Elwood Spencer Buffa）。该学派的主要观点为：管理科学学派研究重点为操作方法和作业方面的管理问题，研究工具为先进的数学方法和计算机技术；该学派发展了许多数量分析方法和决策技术，如：决策树、盈亏平衡分析等；但由于实际问题及环境的复杂性，并且该学派较少考虑人的行为因素，因此其实际应用尚存在一定的难度。

（七）权变理论学派

权变理论学派的代表人物是弗雷德·卢桑斯（Fred Luthans）。该学派的主要观点为：适应任何情况的最佳管理理论、方法和模式是不存在的，管理者应根据企业所处的内外条件提出该情况下相对适应性较好的管理理论、方法，具体问题具体分析，并紧随发展趋势不断调整管理方式方法，随机应变；其核心内容为环境变量与管理变量之间存在"如果 - 那么（if-then）"的权变关系，该理论学派的出现为人们分析及解决各种管理问题提供了有用的方法。

（八）系统管理学派

系统管理学派的主要代表人物是理查德·约翰逊（Richard A. Johnson）。该学派的主要观点为：侧重于用系统的观点来考察组织结构及管理的基本职能；系统管理即通过对人、机、物整合获得系统整体，其整体发展成长受到各子系统的影响；子系统的计划、组织、控制和信息联系等基本职能相互联系，通过一环又一环的反馈调节，实现自身适应和需要，进而提升整体的工作效率。

（九）社会合作系统学派

社会合作系统学派代表人物是切斯特·巴纳德（Chester I. Barnard），被誉为"现代管理理论之父"，代表作是《经理的职能》。该学派主要观点：①组织是由个人组成的，且个人彼此之间相互协作发挥作用；②经理在正式组织中充当系统运转中心，并对组织成员活动进行协调，实现组织目标；③组织协作系统中三要素：信息彼此沟通的人以及具有愿意奉献自己的想法，还有就是具有同一目标。

（十）社会技术系统学派

社会技术系统学派代表人物是英国的里奥普尔多·特里斯特（Leopoldo Trieste）及其同事，他们的代表著作有《长壁采煤法的某些社会学的和心理学的意义》《社会技术系统的特性》等。他们认为要解决管理问题，除了对社会协作系统进行分析外，还应该分析研究技术系统对社会的影响以及对个人的心理影响。他们还认为管理的绩效，乃至组织的绩效，取决于人们的行为态度及其相互影响，也取决于人们所处的技术环境。社会技术系统学派的核心理论内容见图2-4。

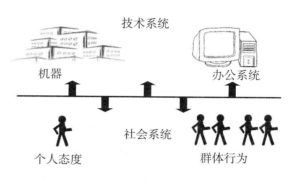

图 2-4　社会技术系统学派的核心理论内容

（十一）经理角色学派

经理角色学派的代表人物是亨利·明茨伯格（Henry Mintzberg）。他系统研究了不同组织中五位总经理的活动，得出结论：总经理们并不按人们通常认为的那种职能分工行为——只从事计划、组织、协调和控制工作，而是还进行许多其他工作。具体而言，经理一般担任十种角色，分为三类：人际关系方面角色，包括挂名首脑角色、联络者的角色、领导者角色；信息方面，包括监听者、传播者、发言人角色；决策方面角色，包括企业家、故障排除者的角色、资源分配者、谈判者的角色。

（十二）沟通（信息）中心学派

沟通（信息）中心学派代表人物有：美国的李维特（H. J. Leavitt），其代表作《沟通联络类型对群体绩效的影响》；还有申农（Claude Shannou）和韦弗（Warren Weaver），其代表作是《沟通联络的数理统计理论》。该学派提出要把管理人员看成一个信息中心，并围绕这一概念来形成管理理论。这一学派认为：管理人员的作用就是接收信息、储存与发出信息，每一位管理人员岗位犹如电话交换台。该学派强调计算机技术在管理活动和决策中的应用，强调计算机科学同管理思想和行为的结合。

二、主要管理理论

（一）数量管理理论

数量管理理论以现代自然科学和技术科学的成果为手段，运用数学模型，对管理领域中的人、财、物和信息资源进行系统的定量分析，并作出最优的规划和决策。数量管理理论的内容主要包括运筹学、系统分析和决策科学化。运筹学是数量管理理论的基础，专门研究在既定的物质条件下，为达到一定目的，如何最经济、最有效地使用人、财和物等资源。系统分析是指解决管理问题要从全局出发进行分析和研究，以制订出正确的决策。决策科学化是指决策要以充足的事实为依据，按照事物的内在联系对大量的资料和数据进行分析和计算，遵循科学的程序，进行严密的逻辑推理，从而做出正确的决策。

（二）系统管理理论

系统管理理论是指运用系统理论的原理和范畴，对组织中的管理活动和管理过程，尤其是组织结构和模式进行分析的理论。组织作为一个系统，其包含多个相互关联的要素，这些要素又称子系统。系统与子系统之间可以相互转变，系统分解为子系统，子系统相互融合即为系统，该特点便于管理者依据组织实际情况，进行组织管理问题分析与解决，如研究组成，可以将系统分解为子系统。此外，系统与外界环境进行物质、能量、信息交换，在不断往复循环中，系统实现自我调节、自我修复，从而实现自身目标。运用系统管理的方法，可以全面高效地控制整体效率，为管理者提供了有效的切入点，使管理更为灵活、有效。

（三）权变管理理论

权变管理理论形成于 20 世纪 70 年代的美国。该理论核心是研究环境与组织之间的关系，并进一步确定各种变量的关系类型和结构类型。该组织强调管理要根据组织所处的环境随机应变，不同环境要有相应的管理模式。权变管理理论提出环境变量与各种管理方式之间的关系。在通常情况下，组织所处的环境决定着何种管理方式更适合组织，如随着经济的繁华与衰退，企业的环境市场供与求是不一样的，组织结构也随之改变。

（四）全面质量管理理论

全面质量管理革命起于 20 世纪 80 和 90 年代，其理论代表人物为：戴明（W.Edward Deming）和朱兰（Joseph M. Juran）。全面质量管理是一种由顾客需求和期望驱动企业持续发展的管理理念。它包括以下几个方面：①关注顾客。这里所说的顾客不仅包括购买商品的外部顾客，还包括组织内相互联系内部顾客。②注重持续改进。产品质量需要注重不断持续改善。③关注流程。工作流程是整个过程中最重要的环节，质量管理就该抓住流程关。④精确测量。全面质量管理需要对工作流程中每个环节都要精确测量，并与标准相比较，找到问题，进而分析并解决问题。⑤授权给员工。员工不仅是参与者也可以充当管理者，这样赋予员工小小的职权，使得其责任感加深，进而保证产品质量。

三、管理理论新进展

（一）比较管理理论

20 世纪 80 年代初西方管理学家对现代管理理论进行反思后，形成了比较管理理论。该理论的代表人物有理查德·帕斯卡尔（Richard Pascale）、威廉·大内（William Ouchi）等。比较管理理论是指通过研究许多国家和企业在工业化发展过程中管理的历史经验和动态，采用科学的比较分析，以探索最佳的管理模式和普遍使用于发达国家和发展中国家的管理基本原理理论。

该管理理论中最具有代表性的是日裔美国管理学家威廉·大内提出的 Z 理论。他把美国企业组织形式称为 A 型组织，日本企业组织称为 J 型组织。他认为美国企业必须通过学习日本实行变革，形成一种高产，又有较高职工满意度的民主的企业组织，即 Z 型组织。Z 理论核心是强调信任和关心员工。他认为，美国管理界要理解和认识到必须建立一种有特色的美国管理方式，要运用独创性去寻找新的组织和新的管理方法。

（二）学习型组织理论

学习型组织理论是指通过培养弥漫于整个组织的学习气氛、充分发挥员工的创造性思维能力而建立起来的一种有机的、高度柔性的、扁平的、符合人性的、能持续发展的组织。代表人物为美国的彼得·圣吉（Peter M. Senge）。

他提出学习型组织的 8 个基本特征：①组织成员拥有一个共同的愿景；②组织由多个创造性个体组成；③善于不断学习；④"地方为主"的扁平式结构；⑤自主管理；⑥组织的边界将被重新界定；⑦员工家庭与事业的平衡；⑧领导者的新角色。

他在 1990 年发表的论著《第五项修炼——学习型组织的艺术与实践》中提出了构建学习

型组织 5 项基本修炼：①培养"自我超越"的员工；②改善心智模式；③建立共同愿景；④促进有效的"团队学习"；⑤形成"系统思考"。这五项修炼，缺一不可，应该把它们融合起来。而且，"修炼"的境界并非靠强制命令就能实现，而是必须精通整套理论、技巧，进而付诸实行。学习每一项修炼，便更向学习型组织的理想跨近一步。

（三）企业文化理论

企业文化理论又名公司文化理论，产生于 20 世纪 80 年代初。企业文化是指企业经营管理中，根据企业的任务、性质和所处环境提出的一系列以共同价值观为核心的观念和信条。深究其内涵，企业文化核心是企业群体的共同价值观；企业文化是在企业长期生产经营和管理中产生，并为企业经营管理服务；企业文化是企业精神文明的成果的抽象、升华，是企业群体共同价值观的体现。该理论学派主要代表人物有：斯坦雷·戴维斯（Stanley Davis）、约翰·科特（John P. Kotter）等。

企业文化具体内容可以说包括显性文化、半显性文化和隐性文化三个方面。显性文化是指在企业产品和服务、企业技术和设备、企业外貌和标志形象、文化活动等一切有形物质因素中体现的精神因素，即物化精神因素。半显性文化是指在企业制度、形象、企业典礼仪式、企业组织领导方式及其他一切行为方式中体现的精神因素，也称行为精神因素。隐性文化是指企业共同价值观、企业精神、企业民主、企业风俗习惯、企业道德规范等企业纯精神。

（四）业务流程再造理论

业务流程再造理论（business process reengineering，BPR）作为当今企业和管理学界研究的热点，于 1990 年首先由美国著名企业管理大师迈克尔·汉默（Michael Hammer）提出。业务流程再造是指一个全新的企业经营过程，该过程不受现有部门和工序分割的制约，以一种最简单、最直接的方式设计企业经营过程，在经营过程基础上设置企业的组织结构，以实现企业的再造。业务流程再造理论的特点为：以客户为中心，注重整体流程最优化的系统思想，重视发挥每个人在整个业务流程中的作用，并强调利用信息技术手段协调分散与集中的矛盾，面向客户和供应商来整合企业业务流程。

业务流程再造的过程大致分为如下五个阶段：①对原有流程进行全面分析，发现所存问题，其标准为：紧迫性、重要性和可行性；②设计新的流程改进方案，并评估。③制订与流程改进方案相配套的组织结构、人力资源配置和业务规范等方面的改进规划；④形成系统的业务再造方案；⑤实施与持续改进新流程。如图 2-5 所示。

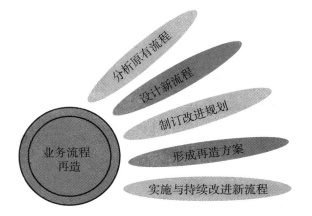

图 2-5　业务流程再造模式图

（五）战略管理理论

战略管理理论萌芽于 20 世纪 20 年代，经历了 80 年代的冷落期之后，90 年代人们重新思考了战略管理理论，并提出：明确的战略指导，能够提升企业业绩，缺乏长远的战略规划，企业在经营发展方向受到极大限制。

战略管理理论在不断地朝向精进与具象化、合理化方向发展。20 世纪 80 年代初，以哈佛大学商学院的迈克尔·波特（Michael E.Porter）为代表的竞争战略理论取得了战略管理理论的主流地位。他认为，企业战略的核心是获取竞争优势，而影响竞争优势的因素有两个：一是企业所处产业的盈利能力；二是企业在产业中的相对竞争地位。随着信息技术的突飞猛进，20 世纪 90 年代关于核心能力的研究热潮开始兴起，并且形成了战略理论中的"核心能力学派"。近年来，战略联盟思想的提出，加快了企业联合发展的步伐，在竞争中合作，在合作中竞争，战略管理模式日渐成熟稳定。

（六）核心能力理论

核心能力理论是战略管理理论在 20 世纪 90 年代的最新进展，是在遭遇对波特产业结构分析理论的不满及企业重组和再造的挫折下，由美国学者普拉哈拉德（C. K. Prahalad）和英国学者哈默（G. Hamel）于 1990 年首次提出。核心能力具有以下特性：①价值性；②独特性；③难以模仿性；④延伸性；⑤动态性；⑥综合性。

对企业核心能力进行管理的基础在于核心能力具有生命周期。核心能力生命周期的产生，从企业内部而言是企业知识的生命周期和知识的创新周期的互动关联所致；从企业外部而言，是由外部环境的演化所制约。核心能力的管理工作包括核心能力的选择、核心能力的建立、核心能力的部署、核心能力的保护。核心能力发展至今，主要观点为：①企业本质上是一种能力集合体；②积累、保持和增强能力是企业维持长久竞争优势的关键；③持续学习是企业获得核心能力的最有效途径。

（七）精益思想理论

20 世纪 50 年代日本丰田汽车公司创造了丰田生产方式——"精益生产"。"精益生产"即企业把客户、销售代理商、供应商、协作单位纳入生产体系，同它们建立起利益共享的合作伙伴关系，进而形成一个企业的供应链。"精益生产"经过美国 MIT 为首的学术界和企业的效仿和发展，到 20 世纪 90 年代中期，已经成为一种新的管理理念——"精益思想"。

所谓精益思想，就是根据用户需求定义企业的生产价值，明确每一项产品的价值流，并按照价值流组织全部生产活动，使产品在从最初的概念到到达顾客的过程中顺畅流动，让顾客成为生产的拉动者，在生产管理中精益求精、尽善尽美。精益思想的核心是以越来越少的投入——较少的人力、较少的设备、较短的时间和较小的场地创造出尽可能多的价值；同时也越来越接近用户，提供他们确实需要的东西。其五个基本原则：①顾客确定价值；②识别价值流；③价值流动；④需求拉动；⑤尽善尽美。

（八）团队管理理论

团队是指一种为了实现某一目标而由相互协作的个体所组成的正式群体。其基本要素包括：①一定的人数，一般为 2 ～ 25 人；②互补的技能；③共同的目标；④共同的方法；⑤责任互担。团队管理的主要观点为：①从两方面考察应用团队管理的原因；②维持团队运转必须具备相互关联的条件；③领导类型：先锋型和赤字型；④团队管理过程需要一定程度的授权；⑤社会认同和社会表现是决定团队工作是否成功的关键；⑥成功的团队管理关键在于：尊重；⑦技能互补能保证团队合作顺利进行；⑧团队中的创新精神需要逐步培养。

（九）可持续发展理论

1987 年，布伦特兰（Gro Harlem Brundtland）在世界环境与发展委员会的《我们共同的未来》中正式提出了可持续发展的概念，标志着可持续发展理论的产生。最初可持续发展理论的研究重点是人类社会在经济增长的同时如何适应并满足生态环境的承载能力，以及人口、环境、生态和资源与经济的协调发展方面。此后，这一理论不断地充实完善，从环境领域渗透到各个领域中，包括企业的可持续发展。

企业的可持续发展是指企业既要考虑当前发展的需要，又要考虑未来发展的需要；不能以牺牲后期的利益为代价，来换取现在的发展，满足现在的利益。同时可持续发展也包括面对不可预期的环境震荡，而持续保持企业发展趋势的一种发展观。企业可持续发展战略主要有创新可持续发展战略、文化可持续发展战略、制度可持续发展战略、核心竞争力可持续发展战略和要素可持续发展战略。可持续发展理论要求企业做到以下几点：①以人力资源开发为中心，打造企业核心竞争力；②注重企业文化，实现企业可持续发展；③企业创新，实现企业可持续发展；④通过绿色营销实现企业可持续发展。

（十）合作与竞争理论

合作竞争理论代表人物是耶鲁大学管理学教授拜瑞·内勒巴夫（Barry J.Nalebuff）和哈佛大学企业管理学教授亚当·布兰登伯格（Adam M.Brandenburger）。他们认为，企业经营活动是一种特殊博弈，一种可以实现双赢的非零和博弈，并提出了合作竞争（co-competition）的新理念。它是对网络经济时代企业如何创造价值和获取价值的新思维，强调合作的重要性，有效克服了传统企业战略过分强调竞争的弊端，为企业战略管理理论研究注入了崭新的思想。

合作竞争是一种高层次的竞争，合作竞争提倡从企业自身发展的角度和社会资源优化配置的角度出发，促使企业间关系发生新的调整，从单纯对抗走向一定程度的合作。企业的合作竞争给企业带来了很多好处，它使若干个企业优势得以联合，开拓了市场，参与了市场竞争，增强了企业在市场中的竞争力，实现了规模经济效应；降低了成本效应；提高了企业战略灵活性，通过双方资源和能力互补，产生 1 + 1 > 2 的协同效应；同时，合作竞争促使企业相互学习，利于知识传播，进一步提升创新效应。

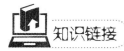

金融航母花旗银行的企业文化

成立于 1812 年的美国花旗银行，历经两个世纪的潜心开拓，已成为当今世界规模最大、声誉最响的全能金融集团。花旗之所以取得长盛不衰的奇迹，除了它始终奉行开拓创新的发展战略外，还和它卓越的企业文化所产生的"文化生产力"分不开。

花旗银行自创业初始就确立了"以人为本"的战略，十分注重对人才的培养与使用。它的人力资源政策主要是不断创造出"事业留人、待遇留人、感情留人"的亲情化企业氛围，让员工与企业同步成长，让员工在花旗有"成就感""家园感"。以花旗银行上海分行为例，各职能部门均设有若干副经理职位，一般本科毕业的大学生工作 3 年即可提升为副经理，硕士研究生 1 年就可提升为副经理，收入则是我国同等"职级"的几倍甚至几十倍。

花旗银行企业文化的最优之处就是把提高服务质量和以客户为中心作为银行的长期策略，并充分认识到实施这一战略的关键是要有吸引客户的品牌。经过潜心探索，花旗获得了成功。目前花旗银行的业务市场覆盖全球 100 多个国家的 1 亿多客户，服务品牌享誉世界，在众多客户眼里，"花旗"两字代表了一种世界级的金融服务标准。

第三节　管理的基本原理与原则

一、管理的基本原理

管理原理是管理理论的基础，是对管理活动最基本的、普遍性的运动规律的科学表述。掌握管理原理有助于提高管理工作的科学性，避免盲目性，有助于掌握管理的基本规律，迅速找到解决管理问题的途径和手段。因此，揭示和应用管理的基本原理，对于做好临床管理工作具有普遍的指导意义。

（一）系统原理

系统原理是指运用系统论的基本思想和方法指导管理实践活动，解决和处理管理的实际问题。管理的系统原理认为管理者应把一切管理对象看作是不断发展变化的整体系统，在管理活动中对管理各方面做系统的分析，并根据环境的变化及时进行调整和控制，其目的是实现系统的整体优化，创造系统整体的最佳效益。应用管理的系统原理时，必须充分把握管理系统的特性：①整体性；②目的性；③层次性；④相关性；⑤动态平衡性。

（二）人本原理

人本原理即以人为本的管理原理，是指一切管理活动都必须以人为核心，以调动人的积极性、主动性和创造性，做好人的工作为根本，注重人的思想、感情和需求，最大程度地发挥人的潜力。人本原理强调每位管理者必须把人作为第一要素，同时对包括围绕着人的时间、空间、技术、信息等进行管理，使整个团队明确目标、履行职责、彼此互助地完成任务。其基本内容是：①人是组织管理的主体；②组织成员的共同参与是有效管理的关键；③让人性得到完美的发展是现代管理的精髓；④为人提供服务是管理活动的本质。

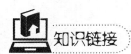知识链接

摩托罗拉——肯定个人尊严

举世闻名的摩托罗拉公司这样阐述自己对人力资源的看法："人才是摩托罗拉最宝贵的财富和胜利源泉。"摩托罗拉公司将对人才的投资摆在比追求单纯的经济利益更重要的位置。尊重个人是摩托罗拉在全球所提倡的处世信念。为此，摩托罗拉将深厚的全球公司文化融合在中国的每一项业务中，致力于培养每一个员工。尊重个人，肯定个人尊严，构成了摩托罗拉企业文化的最主要内容。具体来说，摩托罗拉将"尊重个人"理解为：以礼待人，忠贞不渝，提倡人人有权参与，重视集体协作，鼓励创新。摩托罗拉公司通过为员工提供培训、教育、专业发展机会、后勤保障、公司内部沟通等方式，来实现对个人尊严的肯定。

（三）动态原理

动态原理是指在管理活动中，面对瞬息万变的组织环境，注意把握管理对象运动、变化的情况，及时调节管理的各个环节和各种关系，保证达到预定的目标，在动态管理中实现最佳效益。动态原理具体体现在管理主体、管理对象、管理手段和方法的动态变化，以及组织目标、管理目标的及时调整等方面。动态原理要求每个管理者必须做超前预见和工作安排，科学地认识、预测和把握管理对象和管理环境的变化，从而做出正确的预见性决策。

（四）效益原理

效益原理揭示了管理的目的属性，是指组织的各项管理活动都要以实现有效性、追求高效益为最终目标的一项管理原理。效益原理强调通过各种管理活动，使投入的人力、物力、财力、信息、时间等资源得到最充分、最有效的利用，从而产生最大的经济效益和社会效益。效益原理要求管理者在管理过程中，必须充分考虑诸如资源消耗、管理水平、科学技术水平等影响效益的因素，加强科学管理，发展科学技术，牢固树立效益观念，并通过多种途径实现最优化的目标。

（五）责任原理

责任原理是指在管理活动中，为了实现管理的效率和效益，组织需要在合理分工的基础上，明确规定各部门和每个人必须完成的工作任务和必须承担的与之相应的责任。责任原理强

调：①明确每个人的职责；②职位设计和权限委授要合理；③奖罚要分明、公正而及时；④本质是保证及提高组织的效益和效率。

（六）协同原理

协同原理，就是通常所说的 1 + 1 > 2 效应，即企业经营领域之间的联合作用而产生的整体效应，要大于各自单独进行的效应之和。具体表现在生产制造的协同、技术研发的协同、市场营销的协同、采购供应的协同等。协同是管理活动中的普遍现象，是存在于一种相互依赖的现实之中的效率，是团队工作、团队建设及与别人团结创造的发展。

（七）权变原理

权变原理是指管理要根据组织的内、外部条件的变化情况作相应的调整，即管理无定式，应因人、因地、因时、因事、因势而宜。权变原理是人类长期管理实践经验的总结。实行权变管理是大势所趋，其受技术革命、经济体制改革、市场变化、跨文化管理、价值观的变化等因素影响。在管理活动中，权变原理具体体现在管理思想、管理技能、管理体制、领导方式、竞争策略等的权变。

（八）创新原理

在管理学中，创新是一种思想和原则，以及组织在这思想和原则指导下，不断适应环境变化、实现组织预设目标、满足社会需求的实践活动。实行创新管理，是组织适应环境变化的基本过程，也是保持组织能力、提高组织竞争力的保证。在管理活动中，创新原理具体表现在组织目标、组织制度、方法与技术、观念及文化等的创新。

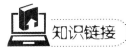知识链接

3M 公司的创新精神

3M 公司营销 6 万多种产品，从砂纸、胶粘剂到隐形眼镜、心肺仪器和新潮的人造韧带及从反射路标到不锈钢、羊毛、肥皂垫和几百种胶条（如创口贴、防护胶带、超级捆绑胶带），甚至还有一次性尿片、再扣紧胶带。3M 公司视革新为其成长的方式，视新产品为生命的血液。公司的目标是：每年销量的 30% 从前 4 年研制的产品中取得（公司长期以来的目标都是 5 年内 25% 的销量来自新研制的产品），这足以令人吃惊，但更令人吃惊的是它通常能够成功。每年，3M 公司都要开发 200 多种新产品，它传奇般的革新精神已使 3M 连续成为美国最受人美慕的企业之一。

（九）伦理原理

在管理学中，伦理原理是指导组织行为规范和准则的一个管理原理。它涉及组织的诚实和公开、社会期望、社会责任、公平竞争、广告、公共关系、消费者权益等方面的内容。伦理原理遵循功利主义原则、个人主义原则、道德 - 权利原则及公正原则。实行伦理管理，受个人特征、自我强度、控制中心、结构变量、组织文化、问题的强度等因素影响，可能使组织在短期内支付大量成本，但对组织的长远发展相当重要，可能产生超常规的效率，与组织的长期经营效益成正相关。

二、管理的基本原则

管理原则是组织活动一般规律的体现，是人们在管理活动中，为达到组织的基本目标，而在处理人、财、物、信息等管理基本要素及其相互关系时所遵循和依据的准绳。一方面，管理

原则是对管理活动的科学抽象，是对管理规律的总结和概括，是管理理论的重要组成部分；另一方面，管理原则是以客观事实为依据并在管理实践中逐步产生和发展起来，对临床管理有着举足轻重的作用。

（一）整分合原则

整分合原则是指将所从事的工作从整体出发，并将其科学分成小的板块，组织综合。在管理过程中，管理者需要从整体目标出发，通过系统分析后，对整体进行科学的分解，形成多个目标明确的子系统，各个子系统正常运作进而实现整体目标。

（二）相对封闭原则

相对封闭原则是指一个完善的系统内部，每一个环节都是首尾相接，形成一个循环；对于一个系统外部，该系统与其他系统存在输入输出关系，即它是开放性的。在管理中，这种相对封闭原则尤为重要，即管理体系中，必须是一级管一级，这样每级都可以发挥其作用，不封闭的管理不发挥作用。

（三）能级原则

能级原则是指按照一定的标准、规范将管理中的组织和个人进行分级管理。在管理中，能级的设立必须有理有据，不能随意划分，通常一个正三角形管理结构是稳定的管理结构。在每个能级中，应该有各自的权力、利益、精神荣誉。在各个能级中，人才的分配尤为重要，人尽其用才能达到最适状态。

（四）动力原则

动力原则是指管理必须有强大的动力，促使各种管理要素产生强大的合力，使管理运动持续而有效地进行。现代管理学总结了三个方面的动力来源：①精神动力。包括革命的理想、崇高的情操、目标成果的实现等。②物质动力。指管理系统中成员获得的经济利益及组织内部的分配和激励机制。③信息动力。为员工提供大量的信息，通过信息的收集、分析和整理，得出科学成果，创造社会效益。在实际运用中，管理者要正确认识和把握3种动力的作用和相互关系，建立有效的动力机制。

（五）行为原则

行为原则指管理者要熟练掌握被管理对象的行为规律，并对其进行科学分析和有效管理。管理者在管理中运用这一原则需注意，在激发下属的积极性时，考虑到其个性特征，创造美好的生活工作环境，同时用人之长，避人之短。

（六）反馈原则

反馈原则指管理者及时得到发出指令回馈的信息，并作出处理，以确保管理目标的实现。在管理中，如果没有反馈，管理者就不会知道自己的指令是否起作用，更不用说组织的发展程度和方向，所以，反馈起着举足轻重的作用。

（七）弹性原则

弹性原则是指管理者在管理活动中，都必须留出一些空间，以适应客观情况变化。管理者必须遵循弹性原则：①任何一个管理者都可能估计错误，只有给自己弹性空间，才能有效规避突发情况的发生。②管理活动具有很大不确定性。③管理者必须充分考虑到每一个细节，不能疏忽任何一个，这样才能保持可调节的弹性。

（八）价值原则

价值原则是指在管理工作中，管理者能有效运用人力、物力、财力，以实现最大的价值。要达到这一目标，就要求管理者充分重视和考虑智力和时间的消耗，以实现更大的经济和社会效益。

（九）随机制宜原则

随机制宜原则是指在管理过程中寻求事物的基本关系和规律，根据组织所处的内外条件而采用不同的管理方法和模式。随机制宜原则是权变原理的重要组成部分，提示管理活动应从实际出发，任何管理思想和方法只适用于特定的管理活动，不可能解决一切问题。

小　结

1. 早期管理思想代表　中国早期管理思想代表有儒家、道家、法家、墨家、兵家、商家。西方早期管理思想代表有古埃及、古巴比伦、古希腊、古罗马以及以亚当·斯密、罗伯特·欧文、查尔斯·巴贝奇、萨伊。

2. 古典管理理论　泰勒的科学管理理论、法约尔的一般管理理论、韦伯的行政组织理论。行为科学理论有：梅奥的人际关系理论、麦格雷戈的人性管理理论。

3. 现代管理代表学派　有管理过程、人际关系、群体行为等12个学派，主要的管理理论有数量管理理论、系统管理理论、权变管理理论、全面质量管理理论。

4. 管理的基本原理　系统、人本、动态、效益、责任、协同、权变、创新、伦理原理。管理的基本原则有：整分合、相对封闭、能级、动力、行为、反馈、弹性、价值、随机制宜原则。

自测题

一、单选题

1. 管理学形成的标志是20世纪初出现的
   A．法约尔管理过程理论
   B．泰勒科学管理理论
   C．韦伯理想行政组织理论
   D．梅奥的霍桑试验理论

2. 泰勒认为，科学管理中心问题是
   A．提高劳动生产率
   B．增加工资
   C．时间动作分析
   D．增加利润

3. 将经营与管理进行明确界定的管理学家是
   A．泰勒
   B．法约尔
   C．梅奥
   D．马斯洛

4. 人际关系学说认为，生产效率主要取决于
   A．工人的士气
   B．工作条件
   C．工资制度
   D．作业方法

5. 霍桑试验的结论对职工的定性是
   A．经济人
   B．社会人
   C．自我实现人
   D．负责人

6. 企业中存在着"非正式组织"的观点来源于
   A．现代管理理论
   B．管理过程理论
   C．科学管理理论
   D．霍桑试验结论

7. 某国有企业有一种不成文的惯例：新分配来的大学毕业生必须到最艰苦的部门进行两年左右甚至更长时间的所谓的"锻炼"，以消除他们所谓的"消极被动"的工作态度；并且用严格的监督和控制手段，迫使他们在工作中较快进入角色。该国有企业的做法基于

A. X 理论

B. Y 理论

C. Z 理论

D. 超 Y 理论

8. 南方某厂订立有严格的上、下班制度并一直遵照执行。一天深夜突降大雪，给交通带来了极大不便，次日早晨便有许多同志上班迟到了，厂长决定对此日的迟到者免于惩罚。对此，企业内部职工议论纷纷，在下列议论中，最有道理的说法是

A. 厂长滥用职权

B. 厂长执行管理制度应征询大部分职工的意见

C. 治厂制度又不是厂长一个人订的，厂长无权随便变动

D. 规章制度应有一定的灵活性，特殊情况可以特殊处理

二、名词解释

1. 例外原则　　2. 系统管理理论　　3. 精益思想　　4. 可持续发展理论

5. 人本原理　　6. 能级原则

三、填空题

1. 道家管理思想表现在_____、_____、_____。

2. 法约尔由于在管理界的贡献，被称为"_____"，他提出管理活动所需的五大职能是_____、_____、_____、_____、_____。

3. 梅奥基于_____试验，提出了_____理论。

4. 管理中的基本原理有：_____、_____、_____、_____、_____、_____、_____、_____。

四、简答题

1. 简述科学管理理论的主要内容？

2. 法约尔一般管理理论的要点有哪些？

3. 霍桑试验分为哪几个阶段？

4. 人际关系理论的主要内容有哪些？

5. 简述学习型组织的五项修炼。

五、论述题

结合本章相关内容，实际说明一名护士长如何运用基本管理原理、管理原则以及现代管理理论来开展护理管理工作的。

（刘彦慧）

第三章　计划与决策

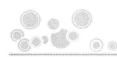 **学习目标**

◆ **识记**

1. 陈述计划的概念、类型和步骤。

2. 描述目标管理的概念及过程。

3. 阐述时间管理的概念、过程及时间管理的方法。

4. 叙述决策管理的概念。

◆ **理解**

1. 理解计划在护理管理中的意义。

2. 比较说明目标管理和时间管理在护理管理中的应用。

◆ **运用**

1. 根据计划制订的基本步骤，在护理管理实践中制订合理计划。

2. 对需要解决的问题，在护理管理实践中做出科学的决策。

第一节　计划的概述

计划是管理的首要职能，也是管理基本职能之一，始终贯彻于四大职能之中。计划是一种协调过程，它给管理者和执行者指明前行方向。当所有组织成员了解了组织的目标和为达到目标而必须作出贡献时，他们就开始协调工作，相互合作，组成团队，通过促使管理者展望未来，预见变化，考虑变化的影响，并制订适当的策略。

一、概念

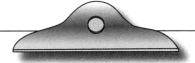

案例 3-1

ICU 护士长从护理部领回 8 名新护士，了解了新护士的基本情况后护士长陷入了沉思。8 名新护士有 1 名护理学研究生、4 名本科生、2 名大专生和 1 名中专生；8 名中还有 1 名男护士。

问题与思考：

1. 如何在短期内才能都把他们培训成合格的 ICU 护士？

2. 护士长首先应做什么呢？

案例分析提示：

制订新护士的培训计划时，应考虑新护士的背景，既考虑一般普遍性培训内容，又要结合新护士的特征，有一定针对性。

（一）计划的概念

计划（plan）是根据组织内外的实际情况，根据需要并通过科学预测，提出组织在未来一定时间内所要达到的目标以及实现目标的方法。计划是一种协调过程，它给管理者和非管理者指明方向。从计划概念可知，计划需要有意识地决定组织发展的方向，既要确定组织现有目标，又要考虑组织发展未来。

计划具有普遍性，是其他职能的基础，相对于组织、领导、控制来说，处在先行位置，组织、领导及控制等各项职能都以计划为基础，所以在整个管理过程中至关重要（图 3-1）。

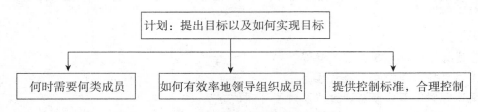

图 3-1　计划作为管理的基础

（二）计划的内容

1. 宗旨（aim）　通常是表述组织或系统的价值观和信仰，回答组织是干什么的及应该干什么。制订具体计划的前提条件是明确组织宗旨，如人文护理宗旨是"以患者为中心"。

2. 目的或任务（purpose or task）　是组织机构的作用及社会赋予组织的基本职能，如世界卫生组织护理专家提出的"保持健康、预防疾病、减轻痛苦、促进健康"。

3. 目标（target）　是指组织活动所达到的最终、可测量的结果。目标需具备具体、可测量和可预测的特性。目标不只是计划工作的终点，也是组织工作、领导、人员管理及控制工作等活动要达到的结果。

4. 策略（strategy）　为实现组织目标而采取的对策，是在针对实现组织目标的决定、目标变更时，获取、运用和处理所需资源而采取的政策。策略为计划提供了基本原则，为解决问题的行动指明方向。

5. 政策（policy）　是组织执行决策时为了达到某种目标应遵循的原则和方针，是指导管理者沿特定的方向思考的指南。政策确定了管理者的行动方向和参数，组织成员具有自由处理问题的决策权，使政策符合目标，相对于目标来说更具体，操作性更强，更容易促进目标实现。

6. 规则（rule）　是一种简单的计划，是在规定的具体情况下，对是否应采取的行为作出规定，但不确定时间的顺序。规则通常用于处理结构良好的问题，需要确保一致性，能够约束执行者的行为，避免出现错误，因此可作为组织成员为了实现计划的行为规范，如对医护人员迟到或出现医疗事故的处理原则。

7. 程序（procedure）　是确定的一系列相互关联的活动顺序，管理者遵循时间顺序解决问题，规定了处理问题的方法和步骤。

8. 规划（formulation）　是为实施已制订方针的综合性计划，包括目标、政策、程序、规则和资源分配所采取的复合体，通常规划需要有预算支持。

9. 预算（budget）　是使用数字表示预期结果的报告书或数字化的计划，能够保障文字计划的实施，使计划更精确及科学。预算是一种使组织和系统各项计划统一的重要手段之一。

（三）计划的类型

1. 按计划的层次划分　按照计划的层次划分，计划可以划分为战略计划、战术计划和作业计划。

（1）战略计划（strategic plans）：是为了实现战略目标而制订的指导相关资源配置、决定

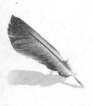

主次和行动步骤的计划。战略计划能够确立全局目标，决定组织最基本的目标和政策。它需要高层管理者制订，且覆盖时间较长，涉及较宽领域，是带有方向性的一次性计划，如医护人员队伍建设规划。

（2）战术计划（tactical plans）：是用来规定如何实现全局目标的细节，且以时间为中心，将战略计划中的最基本的目标和政策转化为确切的目标及政策，规定完成各种目标的时间，确定计划的工作流程，分配各种任务和资源，明确权利及责任。战术计划是由中层管理者制订，是一种具体的、持续性的计划，但是覆盖时间短，如护士排班计划、专科护士发展计划。

（3）作业计划（operational plans）：是指如何实施战术计划来完成作业目标，由基层管理者制订，覆盖时间很短，范围集中，处理的活动数量较少，护士每月考核计划。

2．按计划的时间期限划分

（1）长期计划（long-term plans）：通常由高层管理者制订，具有战略性和纲领性的指导意义，一般此类计划在5年以上，主要描述组织在较长一段时间内的发展方向，制订组织各部门长期内从事某些活动时应该达到的目标和要求，并制订出长期发展方针及策略，如某医院拟定创建三级甲等医院的计划。

（2）中期计划（middle-term plans）：通常由中层管理者制订，根据组织的总体目标，抓住主要问题方向以保证总体目标的实现，一般此类计划在2～4年。中期计划需注意与长期计划及短期计划之间的衔接，从而为各组织成员在较短时间内的行动提供依据。

3．按计划的内容划分

（1）方向性计划（directional plans）：是指设立了达到目标的指导原则，但并不会详细规定达到目标的具体活动和行动步骤及进展时间等。此类计划更灵活，可应对不可预见的环境中的变化。

（2）具体性计划（specific plans）：是指清晰的定义、没有任何解释余地的计划，它具体地陈述了目标，不存在模糊定义，更不存在理解上的分歧。

4．按计划的约束程度划分

（1）指令性计划（mandatory plan）：是由上级主管部门制订并以指令的形式下达给下级执行科室，制订出计划的实施方法和步骤，要求严格完成且需强制执行的一种计划，如医院要求儿科开设新生儿监护病房。

（2）指导性计划（guidance plans）：是由上级管理者以宣传教育及经济调节等手段来引导下级单位执行的计划，不具有强制性和约束性，如各个科室每月的业务学习计划。

5．按计划的重复性划分

（1）经常性计划（standing plans）：主要用于处理经常性发生的重要事情，包括政策、程序及规则等。

（2）一次性计划（single-use plans）：是为特定目的制订，且不会以相同的形式被再次使用，为了处理非重复性事件而作出的规划和预算都属于一次性计划。

二、护理计划的目的与意义

（一）护理计划的目的

护理计划是对患者的疾病护理及护理相关工作做事先安排，护理计划工作要根据患者的需要以及护士自身能力，确定护理工作者在一定时期内努力的目标。护理计划的目的在于有效使用组织资源，把握未来发展，提高护理工作绩效。通过护理计划的制订、执行和检查，协调和合理安排护理工作中各方面的管理活动，有效地利用人力、物力和财力等资源。

（二）护理计划的意义

1．有利于明确护理方向　护理组织是一个复杂的系统，由来自不同科室的护士组成，并且处于不确定的工作环境中。如果没有统一的目标，不同组织成员就有可能在相互冲突的目标下工作，会降低组织实现目标过程中的工作效率。因此，要求组织中的成员明确组织的方向，明确自己如何做对组织有利，保持组织行动的协调。

2. 有利于降低护理风险　护理组织不可能完全消除环境中未来发展的不确定性，但合理科学地计划护理工作利于护理管理者具有前瞻性，使护理组织较早地预见未来变化，降低不确定性。护理管理者通过预测未来变化，考虑这些变化的原因，并制订适当的措施来应对，可以降低护理组织面临的风险。

3. 有利于减少护理浪费　护理组织确定目标后，为了达到目标的方法有很多种，通过计划护理工作，护理组织者可找出最适合的方法，从而将时间和资源的浪费降到最低程度，以较低的耗费取得预期的结果。

4. 有利于设立护理控制标准　一般说来，控制是保障护理组织活动按照计划进行，护理计划所建立的目标可用于控制，并作为控制的标准。通过控制，将实际的绩效与护理计划设定的目标相比较，找出差异，采取必要的行为来纠正。护理计划对护理组织绩效有积极的影响。

三、护理计划的步骤

计划的种类繁多，不同的组织、不同行业其计划内容也不同。制订一个可行的护理计划，需经过充分的准备、上下级之间的沟通、各部门和护理组织成员的参与才能完成，通常遵循的计划步骤，见图3-2。

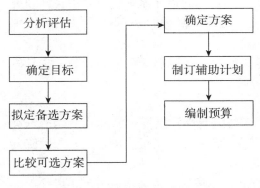

图 3-2　计划的步骤

（一）分析评估

收集护理组织相关的各种信息和资料，分析护理组织内外环境的优劣势是计划工作的第一步。分析形势时要求管理者能够深入实际，对护理组织计划现状及历史必须实际调查，进行充分的了解并进行相应的分析。

SWOT 分析法在护理管理范围内被广泛使用，又称为态势分析法，它是旧金山大学管理学教授在 20 世纪 80 年代初提出来的，是一种能够较客观且准确地分析研究一个单位内现实情况的方法。SWOT 分析方法：S（strength）指组织内部的优势；W（weakness）指组织内部的劣势；O（opportunity）指来自于组织外可能存在的机会；T（threats）指来自组织外部可能存在的威胁或者不利因素。SWOT 是一种战略分析方法，被分析对象以综合评估和分析得出优势、劣势、机会和威胁等相关结论，结合内部资源和外部环境来确定分析对象的资源优势和缺陷，了解所面临的机会和挑战，从而在战略与战术两个层面上来调整方法、资源以保障被分析对象的实行，达到所要实现的目标。

（二）确定目标

在分析形势的基础上为护理组织或个人制订目标是计划工作的第二步。在确定护理组织的目标后，护理组织中各个部门根据总目标拟定各个部门的分目标，而各个部门的分目标又对其下属单位的目标进行控制。通过逐层控制，可更准确地把握下属的工作方向。作为管理者在制订目标时应注意：

1. 制订符合护理组织实际情况的目标，避免目标过于宽泛、模糊、不明确，如果目标制订得过高，实现的可能性则较小，会使护理组织成员在执行时感到特别吃力；如果目标制订得过低，较容易完成，会使护理组织成员没有挑战和激励作用。

2. 目标应具体到可以测量的程度，制订目标的内容包括空间、时间、数量等，尽可能应用可衡量的词语来表述。

（三）拟定备选方案

根据分析形势来确立目标并提出备选方案是护理计划工作的第三步。在评估护理组织现状的基础上，根据目标提出多个备选方案。拟定备选方案应考虑完成目标需要的条件，分析护理组织内已经具备的条件、优势及劣势，如护理组织的人力资源、技术力量、经费、设备资源、人际关系等相关部门的关系。护理管理者需要调动护理组织成员的积极性，鼓励他们充分发挥创造性思维，听取多方面意见，发扬集体智慧，利用集体的优势来拟定更多的备选方案。护理管理者可以利用相关部门发表的信息进行预测。虽然有复杂的环境和许多不确定之处，但必须做出准确的预测和假设计划。拟定备选方案时应考虑到：①制订的方案与护理组织目标的相关程度；②预测投入与效益之比；③公众能够接受的程度；④下属的接受程度；⑤时间因素。

（四）确定备选方案

在确立目标，在分析护理计划实施的假设条件之后拟定备选方案。确定可选的方案，需要全面考虑，不可放过那些不太吸引人的方案，往往一个不引人注意的方案，效果却是最佳的。在全面考虑的基础上要减少可供选择方案的数量。

（五）评价方案

确定可供选择的方案后，根据前提条件和目标，对各个方案的优缺点进行评估，以保证为选择最合适的方案提供依据。方案评估需要综合考虑多个方面的因素，从多个指标进行评价，例如预期收益、风险程度等。

（六）选择方案

确定了备选方案后，接下来根据前提条件和目标的衡量标准，对每个方案的优缺点、可行性等进行评估，务必选出最佳方案。可以采取专家论证、同行评议、群众评定等方式，对每个备选方案都需要进行比较、分析、评价。按拟定方案步骤中的五个应考虑因素，进行量化评分，可用优、良、中、差四个等级评定。选定的方案是对各个备选方案进行充分比较、分析、评价后，结合护理组织、部门成员的实际情况在备选方案中选出可行性最强、满意度和效益性最高的可行方案。

（七）制订辅助计划

选择实现目标最佳的方案后，依据实施方案的具体条件制订出辅助性计划。将总计划进行分解，列出辅助计划，例如人、财、物等辅助计划，用来辅助和扶持该方案的进行，以达到不断纠正和完善计划的需要。

（八）编制预算

计划预算是对选定方案中所涉及的有关经费进行预算，使之数字化，是计划工作的最后一步。计划预算实质是计划资源的合理分配，包括成员、设备、经费、时间等方面。通过计划预算，将各类计划进行汇总和综合，预计所获得的利润或者盈余，以控制计划的完成进度，确保计划目标的实现。

根据计划的步骤制订出计划后，对所制订的计划在实施过程中不断地总结评价，积累经验，为下一次的计划制订奠定基础。除了遵循以上步骤外，为使计划具有科学性和可行性，护理管理者应注意：①制订计划时应明确护理目的和目标；②制订计划应符合医疗护理的宗旨、相关政策、程序和目标等；③制订计划时考虑先后顺序，分清主次且符合逻辑；④制订计划符合原则，包括目的性、纲领性、普遍性、效率性和前瞻性等；⑤制订计划需考虑组织的人力、物力、财力等其他相关情况。

四、护理计划的执行和调整

（一）护理计划的执行

1. 政策　提供了引导护理管理者沿着特定方向思考的依据。为护理管理者确立了一些行动方向的参数，而不是具体告诉护理管理者应该做什么或者不应该做什么，给护理管理者的决策留下了解释的余地。

2. 规划　是综合型的计划，包含目标、程序、规则、任务分配及要采取的步骤和要使用的资源。通常规划的实施都需要有预算支持。

3. 预算　是用数字表示预期结果的一份报表，可称为"数字化"的计划，可反映资金支出，或表示资金流向。

（二）护理计划的调整

1. 护理服务计划　完善和提高护理服务计划，不断满足人民群众日益增长的医疗服务需求，进一步深化优质护理服务工作，提升服务内涵，持续改进护理质量。

2. 护理人员计划　首先要明确为实现护理组织目标所必需的人员类型及数量，考察现有的人力资源情况，制订出满足将来人力资源需要的计划方案。

3. 预算计划　有人力预算、物资预算以及运转日常护理预算。

第二节　目标管理

1954 年美国著名管理学家彼得·德鲁克在《管理的实践》一书中提出目标管理（management by objectives，MBO）的概念。德鲁克认为，企业的目的和任务都必须转化为目标，企业目标只有通过分解成更小的目标后才能实现，而不是有了工作才有目标，有了目标之后，根据目标确定每个人的工作。现实中，通常每个组织有一个清楚的战略目标，对实现目标方法并不明确，组织成员更加不清楚自身的工作与组织的战略目标有何种关系。组织成员虽然工作态度努力，但没有明确目标，不知道努力方向。所以，德鲁克主张将目标管理和自我控制结合，将目标给人带来的自我控制力取代由他人支配式的管理控制方式，从而激发人的潜力和创造力，把事情办好。

一、目标管理的概念和意义

（一）概念

1. 目标　目标（objective）是在任务及宗旨的指引下，使组织达到可测量的、最终的具体结果。在目标确定之前，应该要明确目标的宗旨和任务。目标具有以下性质：

（1）目标的层次性：广泛的组织目标到个人目标，从结构上形成了一个有层次的目标体系，虽然目标是层层分解，但却是一个完整的目标体系。组织目标分成总体目标和次级目标，次级目标是实现总体目标的基础条件。

（2）目标的网络性：目标和具体的计划构成的网络，组织目标通过在网络中的各种活动相互联系，相互促进。

（3）目标的多样性：目标可按优先顺序可以分成主要目标和次要目标，按目标性质可分成定性目标和定量目标，按时间长短分成长期目标和短期目标。

2. 目标管理　目标管理是在组织内的管理者和组织成员共同参与目标制订，在工作中的成员实行自我控制且努力完成工作目标的过程，既是一种管理思想，也是一种管理方法。目标管理具有以下特点：

（1）强调管理整体性：目标管理把组织的总目标分层落实。各部门和每位组织成员的分目标必须以总目标为依据且保证整体的一致。每个部门和组织成员须明确各自工作目标与总目标的关系，达到相互合作、协调一致、共同努力。

（2）强调共同参与：目标管理中要求上、下级共同参与制订目标及目标测量方法。要求每个部门的成员共同参与目标实施、评价的全过程，即从目标管理开始到结束，执行者都参与管理过程。

（3）强调自我管理：在目标管理过程中，不是上级指示下级执行各种程序和行动，而应该是自我管理和自我控制，激励员工发挥更大的积极性和创造性，从而选择更有效的措施去达到目标。

（4）强调自我评价：在目标管理过程中，各层管理人员将通过定期考核检查、反馈信息，并在反馈中强调组织成员的自我评价，同时制订一系列的奖励措施，以促进员工更好地发挥其自身潜能。

3. SMART 原理

（1）明确性（specific）：是用具体的语言清楚地表述要达成的行为标准。明确的目标几乎是所有成功团队的一致特点。不成功的重要原因之一就是因为目标制订得模棱两可，或者未将目标有效地传达给组织相关成员。

（2）衡量性（measurable）：是指目标应该明确，而不模糊，应该有明确的数据，作为衡量是否达成目标的依据。如果制订的目标没有办法衡量，就无法判断这个目标是否实现。

（3）可达成性（attainable）：指在付出努力的情况下目标可以实现，避免设立过高或过低的目标。在目标设置之初需组织成员参与，上、下级沟通，使拟定的目标能在组织及个人之间达成一致。

（4）相关性（relevant）：是指实现此目标与其他目标的关联情况。如果实现了这个目标，但对其他的目标完全不相关，或者相关度很低，那这个目标即使被达到了，意义也不是很大。

（5）时限性（time-based）：目标特性的时限性是指目标有时间限制。

（二）目标管理的意义

1. 管理的整体性　通过目标管理来统一和指导全体人员的思想和行动，以保证组织的整体性和行动的一致性。

2. 共同参与　根据目标进行系统整体管理，在目标管理过程中组织成员共同参与，方法和工作安排都围绕目标运行。

3. 自我管理与评价　发挥积极性、主动性和创造性，按照目标要求实行自主管理和自我评价，以保证管理活动获得满意的效果。

二、目标管理的特点和过程

（一）目标管理的特点

1. 整体管理　目标管理把组织的总目标逐层分解，总目标为每个部门和成员各自的分目标做指引，使组织成员明确各自的目标与总目标的关系，共同完成总目标。

2. 共同参与　目标及目标衡量方法由上下级共同参与制订，下级与上级共同参与将组织目标转为具体可行的部门或个人目标，有利于员工自检和自查，利于上级评价，更能促进上下级合作关系协调发展，以达到组织目标。

3. 自我管理　下级不用按照上级硬性规定的程序和方法行动，而是通过成员自主管理和自我控制来实现目标。自我管理可以提高工作积极性和创造性，增强员工的责任感。

4. 自我评价　各层管理人员定期评价，通过检查、反馈信息，在反馈中强调员工自我检查，制订奖惩措施，促使员工更好发挥自身作用。

（二）目标管理的过程

1. 目标制订 实施目标管理的第一步是制订一套完整的目标体系，也是至关重要的一步。如果目标设定得愈加合理明确，在实施和评价时愈加容易进行。这一阶段可分为三个步骤：

（1）制订总体目标：由高层管理者根据组织的长远规划和所处的客观环境，结合自身组织情况，与下级共同讨论、修改、调整后确立一个明确的总目标。

（2）确立下级目标：在总体目标的指导下根据组织结构和职责制订下级部门的子目标，并确定子目标责任的主体。管理者应明确组织成员能作出的贡献、完成的时间、目标、需要的资源等。这样就可以建立并明确可实现的目标，又能解决影响目标完成的许多问题。下级子目标建立后，需要上级与下级之间就如何完成目标达成共识，以便能够实施具体计划。该步骤在一定程度上是反复循环的过程。

（3）组织机构调整：目标确立中需责任明确，每个目标都需要有明确的责任人。若出现责任模糊不清的情况，需要重新审议和调整组织的结构，做到每个目标都有明确的负责部门和负责人。

2. 目标实施 目标实施的过程需要依靠目标执行者的自我管理，决定完成目标的手段方法，并实施自我控制。在目标实施过程中，管理者应定期检查进展情况，提供及时反馈，便于发现在目标实施过程中的问题。管理者保证提供良好的工作环境和信息，利于组织成员实施计划。

3. 考核评价 在达到规定的期限后，上、下级共同对目标完成的情况进行考核评价，依据目标的性质制订考核的方法，通常由下级主动提出自检的问题和报告，上、下级对此进行协调商谈，评价计划实施结果的不足，再次调整不达标的项目，制订另外目标，进入新循环。

评价目标可分为四个等级：①超过预期目标为 A 级；②完成预期目标为 B 级；③未达到预期目标为 C 级；④结果与预期目标相反为 D 级。评价的方法可通过自评后再进行评议，经上级核实确定。

（三）目标管理的优点

1. 提高管理的效率 目标管理可以促进管理工作进行，使管理者根据结果来制订计划工作，使各项工作具有明确的目标及方向，避免工作盲目性。目标管理能过保证目标的可行性，整体考虑实施过程中可能会出现的问题。

2. 使管理者明确组织中每位成员的职责 通过目标管理使上下级之间共同协商后，将目标更加具体化，根据目标设立各个职位，明确各个职位具体目标的责任。使管理者明确自己组织的任务及目标，明确自己职责范围及工作关系。

3. 有利于实施和进行有效的组织控制 目标管理指出目标是控制的标准，控制的手段是自我控制，使控制工作落实到实处。目标管理评价组织及个人的标准是目标能够达到的程度，这种评价方式比较客观、公正。

三、目标管理在护理管理中的应用

（一）护理管理者的重视

在实施目标管理之前，护理管理者应对目标管理有深刻的认识，必须能够清楚地向护理组织成员阐述目标管理的概念、目的以及意义。只有这样，才可以在实施目标管理前对各个管理部门、管理层次的思想认识进行统一，保证总体目标顺利实现。

（二）自我管理能力

自我管理能力体现在能够根据目标的要求来自觉地完成本职工作，并能够主动地与其他护理成员合作，共同完成目标。如果护理组织成员的自我管理意识及能力较差，即使有规定的工作方向和目标，在实施过程中也难以向既定的方向努力，从而影响子目标及总目标的实现。

（三）注重护理价值理念

价值理念是护理组织处事的行为准则，护理价值理念可以渗透到护理总目标和子目标中，且对护理人员的行为产生影响。所以，在实施目标管理前，护理管理者应充分考虑护理价值理念。

（四）设置合理目标

护理目标不宜设置得过高或者过低，应明确具体工作任务、要求及完成目标任务的具体时间。

（五）建立控制管理体系

目标管理进行时，还需同时建立完善的管理控制体系，协调护理工作中的人力、物力、财力等其他资源，及时了解工作进展，使目标实施过程得到严格控制，以保证组织中各层次目标与总目标一致。

第三节 项目管理

一、项目管理的概念和意义

（一）概念

项目管理（project management）是通过各项目相关人之间的合作，将各类资源应用于项目，用来实现项目目标和满足项目相关人需求。美国项目管理学会标准委员会在《项目管理知识体系指南》中将项目管理定义为："项目活动中运用专门知识、技能、工具和方法，使项目能够实现或超过项目相关人的需要和期望。

（二）项目管理的意义

1. 综合控制，提高效率　项目管理的实施，能够使护理管理者合理安排各项任务的先后顺序，有效利用资源，尤其是关键资源和重点资源的利用，进而有效减少资源和时间的浪费，保证项目顺利的实施。

2. 加强整体合作，共同发展　每一个项目的实施常常需要各方相关人员的参与。项目管理的过程中护理管理者要与各个项目参与者进行沟通，增强团队合作，提高项目组内成员工作积极性，进而保证护理项目目标的实现。

3. 提升技术和知识　项目管理过程中，项目结束时对项目进行总结，以便将更多的项目经验转化为护理组织财富，为以后的护理工作开展提供参考。

二、项目管理的方法和过程

（一）项目管理的方法

项目管理方法是指如何进行项目管理的方法，可在大部分项目中应用的方法。主要包括阶段化管理、量化管理和优化管理三个方面。

1. 阶段化管理　是从项目立项之初直到运行维护的全过程，根据项目的特点，又将项目管理分为若干个小的阶段。

2. 量化管理　在项目实施过程中，会碰到这种问题，成员对前一阶段内的工作成果认为不符合要求，责任该由谁负，为此必须把各种目标、投入、成果等分类量化，如根据需求，精确计算到各阶段所需的人力、物力、财力等。每个阶段都有清晰的量化管理，也有利于整个项目进程的发展。

3. 优化管理　是分析项目每部分所蕴涵的知识、经验和教训，总结项目进程中的经验，吸取教训，为今后的项目开展积累经验。如果前段工作管理得好，工作能顺利完成并符合要求，就能使管理经验和知识更好地发挥成效。

（二）项目管理的过程

1. 提出项目　项目可来源于生活及社会发展的要求，也可来源于科学研究，更可以来源于体制改革要求。明确需求之后，分析做的项目能够满足需求过程，成为项目识别。从他人经验中借鉴并提出新技术应用到项目中，但还是为生产原产品或提供原服务。

2. 选择项目　是经过多种因素综合考虑，对可能的项目设想进行比较、筛选、研究，最后进行实践的过程。选择项目必须以科学理论为指导，尊重事物的客观规律。要广泛征求意见，反复进行论证，避免由个人主观经验决策。全面考虑并协调处理与项目相关的各方面信息。在项目选择追求最优的项目效益时，将微观效益与宏观效益统一，近期效益与远期效益统一。选择项目的过程包括：①项目构思产生和选择。在调查的基础上以创新和突破手段，获得权力部门的批准。②项目目标设计和项目定义。制订项目目标并形成目标体系，对目标的说明形成项目定义，其内容包含项目的构成和界限规划以及项目说明。③可行性研究。实施方案的提出，对实施方案全面论证，结果作为确定项目的依据。

3. 确定项目　项目负责人及委托人确定付诸实践的项目，并且用书面形式说明项目目标、必要性、可能产生的效益、需要投入资源的预算等，最后申请上级主管部门的认可和批准。

4. 制订项目计划　见第一节中计划的步骤。

5. 实施与控制　首先是项目实施准备，进行核实计划和签署计划，并实施动员，激发组织成员的积极性，然后执行项目，由项目管理人员管理各种技术和组织机构，协调项目内子系统和内外关系，保证项目顺利实施。在保证项目按计划开展时，要对项目进行控制。随着对项目内容认识的不断加深、个人能力的提高和环境条件的变化，制订和修改控制标准，持续监测项目进度，注重采取预防性控制。

三、项目管理在护理管理中的应用

项目管理作为一种新型运作模式，为护理管理人员提供了具体的管理工具和思路。护理管理者在使用项目管理时要把握以下几个关键点：

（一）全面计划

优质护理开始前建立周全的计划对任何一个护理项目的开展都是必要的。护理管理者根据卫生部2010年优质护理服务活动相关文件精神，组织各科室成员共同参与，制订全面的优质护理服务计划。

（二）目标明确

护理项目需要有一个明确的目标，且具有方向性，避免造成资源浪费及延迟护理项目目标。确立优质护理服务的指导思想、原则和主题，确定护理服务目标、范围及重点内容，细化活动的组织分工和工作要求，制订实施方案。

（三）项目实施

根据优质护理服务精神拟定相关学习内容（优质护理服务相关文件、护理专业知识、专业技能、人文知识、相关法律法规等），采用专人集中讲授、小组讨论、经验分享等多元化的学习方式，教导护理人员落实基础护理、完善护理不良事件管理、加强临床风险管理、推进医院文化建设、完善支持系统。在日常工作中护理管理者要与上下级之间、患者之间及相关科室之间不断进行沟通，对于成功的项目管理沟通是必要的。良好的沟通能够防止问题的发生，或在问题产生时将对项目目标的影响降低至最低程度。

（四）定期检查与评估

定期且及时地检查项目实际进度，同计划的进程相比较是有效护理项目的关键，在发现问题时应立即采取纠正措施。护理管理者在项目结束后根据护理质量考核标准、绩效考核、满意度调查等形式进行评估。更要注意服务对象和项目团队的反馈，对项目绩效进行评估，对以后类似的项目管理提供改进经验。

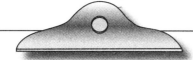

案例 3-2

某医院某外科护士长，每天工作非常努力，总是帮助其他护士处理医嘱，帮助治疗护士静脉输液，或者帮助修理病房损坏的物品。看着她忙碌的身影，病房的护士总是批评她不是一名称职的护士长。

问题与思考：

作为护士长，为什么护士认为她不称职，她应该怎么做呢？

案例分析提示：

护士长的管理活动中，除日常管理外，应结合管理计划，在不同时期、不同阶段有管理的侧重点，实施有针对性的项目管理，才能使重点管理问题得到有效的改善和提高。

第四节　时间管理

时间管理研究消耗时间的各种规律，时间的特征及使用时间的方法，在时间消耗相同的情况下，为了提高时间的利用率及效率而采取的一系列措施。

一、时间管理的概念及意义

（一）时间管理的概念

时间是作为度量物质运动变化过程及流程的一种参照，通过定义标准时间单位去衡量物质运动变化本身的变化规律。时间管理（time management）是指在日常事务中有目标地应用可靠的工作技巧，合理有效地利用可以支配的时间，提高时间的有效利用率，从而保证在单位时间内重要工作顺利完成，能够及时处理突发事件或者紧急变化。

护理管理者的工作复杂且紧张，如果缺乏控制时间的观念，会导致一些重要工作无法按时完成，组织效益不能达到最优状态。护理管理者在管理时间时要注意保证重要工作顺利完成的前提下，能留出足够的时间处理突发事件，使组织效益达到最优化状态。

（二）时间管理的意义

1. 提高工作效率　研究时间消耗规律，了解时间特征，通过科学安排和合理使用时间的方法来提高工作效率。管理者通过时间管理自行控制时间而不受时间控制，控制自己的工作不受工作左右，从而合理分配时间资源。

2. 合理利用时间　管理者通过有效管理时间，可以以小资源投入获得最大的效益，做到事半功倍。护理管理者常常由于复杂的管理事务而不能有效控制时间，常有徒劳无功的感觉。管理者通过学会科学时间管理方法可以在有限的时间内，通过合理的安排而提高时间的使用率。

3. 激励下属　通过利用有效的时间来使组织成员获得更多成功和业绩，激发下属的成就感和事业心，满足自我实现的需要。

二、时间管理的基本程序

时间管理的过程，可按时间管理的 POPA 法的步骤进行，即明确目标（purpose）、确定事情的优先顺序（order）、制订计划表（plan）及立即执行（action）（图 3-3）。

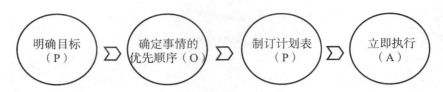

图 3-3　时间管理的 POPA 法

（一）明确目标

进行时间管理的前提和基础是明确目标。首先做的是需要明确目标，设定个人或所处部门的预期目标时，要注意可以把长期目标分解为若干个近期目标来实施。

（二）确定事情的先后顺序

1. 排出目标的优先顺序　将预期目标按照目标的重要性进行优先排序，保证在有限时间里，最高的优先权给予最重要的目标。

2. 根据目标列出具体活动　目标完成需要许多活动，由于目标可能有多个，活动计划也可能有多个，需要把活动项目都列出。

3. 排出各种活动的先后顺序　根据目标实现的重要性，决定活动项目的优先次序，分清事情的轻重缓急。确定关键性、优先性工作包括两方面，即对目标实现最重要、最有价值的工作；需要首先处理的紧急问题，并属于个人职责范围。

（三）制订计划表

按照目标的先后活动顺序，按排出具体的日程，最后制订一份时间安排计划表。制订每日工作计划，可在每日工作开始前列出最重要、必须做的工作。

（四）立即执行

根据时间计划表，把每日主要时间和精力投入到重要的工作里，且制订时间安排后，应立即行动，避免拖延。

三、时间管理的方法

时间管理方法最重要的功能是根据事先的规划，作为一种提醒与指引。时间管理的观念已逐渐深入人心，通过时间管理的方法对于无事忙、瞎忙、装忙等浪费时间现象以及熬夜、加班等低效活动进行改善，提高人们工作和学习效率。

（一）ABC 时间管理法

ABC 时间管理法是美国管理学家艾伦·莱金（Lakein）在 1976 年提出的。他建议每个管理者为了有效管理和利用时间制订以下三个阶段的工作目标，即今后 5 年、半年及现阶段要达到的目标。可将事情分为 ABC 三类：A 类目标最重要，必须完成；B 类目标较重要，应该完成；C 类目标较不重要，可暂时搁置。运用 ABC 目标管理法，可以帮助管理者解决主要矛盾，提出处理措施，提高工作效率。

1. ABC 时间管理法的步骤

（1）列清单：每天工作开始时对全天要工作的事情列出日程清单。

（2）安排工作：常规工作安排好时间处理，对清单上的工作分类处理。

（3）确定顺序：根据事件重要性和紧急程度，按流程确定 ABC 顺序。

（4）填写分类表：根据 ABC 工作分类工作项目进行分类统计，以利用方便实施时间管理。

（5）实施：首先全力投入 A 类工作，直到完成，取得效果再转入 B 类、C 类工作，主要以授权为主，避免浪费时间。

（6）评价：每日不断自我总结评价，有利于提高时间效率。

2. ABC 时间管理方法的特征及管理要点　见表 3-1。

表3-1　ABC时间管理方法的特征及管理要点

分类	比例	特征	管理要点	时间分配
A	总工作量的20%～30%，每天有1～3件	最重要 最迫切 影响大	必须做 现在做 亲自做	占总时间 60%～80%
B	总工作量的30%～40%，每天5件内	重要 一般迫切 影响不大	最好亲自做 也可授权	占总时间 20%～40%
C	总工作量的40%～50%	无关紧要 不迫切 影响小	不必管理 授权	无

（二）授权

授权是在不影响个人原来工作责任的情况下，将自己的某些责任改派给另一个人，给予执行过程中所需要职务上的权力。护理管理者要善于授权，把精力集中在重要的事情上，减少时间浪费和提高工作效率。如果不懂如何授权，就会造成时间的浪费。在授权前，管理者必须细心地考虑此项工作要分配给何人、如何使下属有权力和动力做好所授权的工作。为执行工作方便，管理者应赋予下属一些特定的权力，尽可能以书面通知的形式向其他相关人员说明该员工已获授权。

（三）拒绝艺术

管理者应该掌握拒绝艺术是合理使用时间的有效方法之一。护理管理者在面临各项工作时，应学会拒绝艺术，做到有所为有所不为。管理者应注意拒绝下列情况：①所请求的事情不符合个人专业或职务目标；②请求的事情不是力所能及，且需花费时间较多；③对请求的事情感到无聊或不感兴趣；④一旦承担请求后会阻碍自己工作。管理者在使用拒绝艺术时，要注意如何巧妙地说不，尽可能不解释为什么，避免对方利用解释当拒绝的借口。

（四）养成良好工作习惯

护理管理者在处理日常工作中应注意节约时间和工作效率。养成良好的工作习惯：①减少电话的干扰，打电话时要抓住重点，避免社交性的电话，减少不必要的干扰，在电话旁备笔、纸方便记录；②接待来访者，在办公室以外的走廊或过道谈话，如有重要事情，在到办公室商谈，以节约时间；③尽量控制说话时间，如交谈中发现内容不重要，可利用礼貌性的方法提示谈话可以结束；④鼓励预约谈话，可安排护理人员在每日工作不忙的下午谈话；⑤对护理档案资料要进行分档管理，按重要程度或使用频率分类，便于及时阅读、处理等。

四、时间管理在护理管理中的应用

临床工作复杂多样，如何把各项工作安排得井然有序并按时完成，护理管理者要学会如何进行时间管理，在临床工作中尤为重要。

（一）制订工作计划

护理管理者要根据所在科室制订工作计划，护理工作按照计划实施，另外还需制订应急措施和备份策略。要保证能够有效地完成护理管理目标，确保足够的人力和物力。护理管理者为自己所管理的护理班组制订每个班次以及每日、每周、每月的护理目标，目标制订要清晰可行，制订目标不清晰或过高难以完成，目标太低则造成时间浪费和工作效率下降。

（二）分类工作

合理分配临床护理工作重点，一般可分为三类，紧急重要、次要和一般三种类型。紧急重要的护理工作包括临床护士值急诊班、危重症患者护理、医生对患者实施迅速处置、新患者入院等。次要护理工作包括夜间常规治疗、病情观察、护理记录、健康教育、心理护理和检查医嘱、取药等。一般护理工作包括非紧急工作，可根据自己的时间计划完成的工作，如消毒更换、交班准备、生活护理等。只有分清工作主次才可以制订工作优先顺序，才能制订出高效率的工作计划。

（三）进行高效的会议管理

随着科技的进步，电话互动、发送文字短信或网络信息等逐步代替大型会议，此类会议有可能耽误护理人员正常工作时间，或正在处理紧急问题的工作人员。护理管理者可根据工作日程合理安排开会查房活动，以确保每个议程上的项目都能在规定的时间内完成，还需提醒每位参与成员，探讨结论达成共识，以便指导以后的护理工作，促进护理专业发展。

（四）克服不良习惯

要求当天的工作在一定时间内按时完成，否则会影响到以后的工作计划，结果形成恶性循环，总是中断工作，效率会大大降低。不良工作习惯还表现在工作时间接听与工作无关的电话，带亲戚看病，取药等，应加强护士教育，规范护理工作制度，让护士减少外界工作干扰，提高工作效率，按计划完成工作。

（五）定期评价

定期对工作计划目标进行总结评价，并根据评价结果对工作目标、工作计划以及工作实施方案进行修订和完善。有必要对护理管理者进行时间管理培训，提高管理意识，发挥管理职能，并用于临床工作中。

第五节　管理决策

决策在 20 世纪初开始形成，决策的研究在吸收了行为科学、系统理论、计算机科学等多门学科的基础上，结合决策的实践，到 20 世纪 60 年代形成了专门研究和探索人们做出正确决策规律的学科。随着决策理论与方法研究的深入与发展，决策能够渗透到社会经济、生活等各个领域，尤其应用在经营活动中，逐渐出现了管理决策（management decision）。

一、管理决策的概念

（一）概念

决策是指在评价各种可行方案，为达到目标所做出决定或选择的过程。决策贯穿于管理活动的始终，是管理工作的基础，通过制订决策来解决每一个管理问题。决策是管理的基础与核心。有学者认为管理就是决策，可见决策在管理过程中处于十分重要的地位。

（二）护理人员参与决策的重要性

1. 能够提高护士临床决策能力　现代护理的发展要求护理人员能够具有科学思维、决策的能力，进而为服务对象解决问题、满足其需求。要求护理人员对面临的对象、环境或问题，根据一定的标准拟定若干个可供选择的方案，从中作出决断并且付诸实施，从而解决服务对象的问题。

2. 弥补管理者决策制订的不足　护理管理者制订决策往往依靠经验，缺乏科学性，让护理人员参与决策制订中来，能够更加深刻地了解决策的内涵，相互补充、相互配合、持续改进，使护理管理者与护理组织成员的目标相一致，更加有利于计划目标的实施，护理人员参与决策至关重要。

二、管理决策的原则及影响因素

（一）管理决策的原则

1. 目标原则　组织中任何一种决策，都需要围绕组织整体目标来进行。各级护理管理者要根据所处的工作环境，根据护理目标、医院目标等作出符合实际的决策。

2. 信息真实原则　护理管理者必须重视信息工作，保证各种数据、资料的全面性和真实性。在掌握大量的真实信息下，进行科学合理的归纳、整理、比较并作出科学的决策。

3. 可行性原则　是指决策在现有主观条件下能够实施的程度。在决策前管理者应该从实际出发，分析现有的客观条件，预测实施决策后的影响，保证决策的顺利实行。在重大决策前，更需要周密的审查、评估。

4. 择优原则　正确的决策需建立在多种方案对比的基础上，充分比较，分析方案的利弊，从中择优。

5. 集体原则　护理组织是一个复杂的系统，仅凭个人的经验和智慧难免决策失误，作为护理管理者要集思广益，积极采取集体决策，保证决策正确。

（二）影响护理管理决策的因素

1. 情境因素　包括护理管理决策的重要性和决策时间。在不同情况下，护理管理决策的着重程度及质量水平也不同。

2. 环境因素　包括一般环境及限制条件对决策过程的影响程度。不同的环境条件下，护理管理决策的过程及方法不同。

3. 决策者的因素　护理管理者的个人因素对决策有重要影响，常表现为管理者的个人价值观、对问题的感知方式及处理信息资料的能力存在差异。

三、管理决策的分类和过程

（一）决策的分类

1. 按作用分类

（1）战略决策：指直接关系到组织生存与发展，关系到组织全局长远性、方向性的决策。战略决策解决复杂的问题，不过分依赖数学模式和技术，定性与定量并重，一般对决策者的洞察力和判断力要求较高，需要长时间才能看出决策的结果。作为与组织发展方向有关的重大全局决策，需要由高层管理者作出。

（2）管理决策：是指解决局部问题的重要决策为保证组织总体战略目标的实现，属于战略决策过程中的具体决策。这种决策不会直接决定组织的发展，但可以影响组织目标的实现和工作效率，需要由中层管理人员作出。

（3）业务决策：又称执行性决策，为由基层管理人员为解决平时工作和任务中的问题所做的决策，只对局部产生影响。

2. 按性质分类

（1）结构化决策：指对某一决策过程环境及规则，能用确定的语言描述，以适合的方法确定决策方案，并从多种方案中选择最优的决策。结构化决策解决的问题相对简单、直接，并且决策过程和决策方法有固定的规律。结构化决策可以通过计算机语言编制相应程序，可在计算机上处理相关信息。

（2）非结构化决策：指决策过程复杂，不能用确定的语言来描述决策过程，更没有最优的决策。非结构化决策的过程和方法没有固定规律和规则，决策者的主观行为对决策效果有较大影响。

（3）半结构化决策：介于以上两种决策之间，可建立适当的规则确定决策方案。此类决策由于分析的数据不确定或不完整，只能得到相对优化的决策方案。

3. **按问题条件分类**

（1）确定性决策：是指在做决策时管理者完全了解选择备选方案的客观条件，比较方案结果的优劣作出决策。

（2）风险性决策：此类决策是在出现的结果不能做出充分肯定的情况下，根据各种可能性概率结果作出的决策，决策者要承担一定的风险。

（3）不确定性决策：不确定型决策所处的条件和状态都与风险性决策相似，不同的是各种方案在未来出现哪一种结果并不能预测，因此结果不确定。

（二）管理决策的过程

1. **识别问题**　决策的第一步是识别和界定问题，是科学决策的前提。只有发现问题并清楚问题的性质，找出产生问题的原因和影响因素，才能确定决策目标并作出选择。

2. **确定决策标准**　确定与决策有关的因素来制订决策标准。管理者根据标准指导决策实施。

3. **拟定并评价备选方案**　在界定好问题之后，根据决策标准拟定可行的方案，可以是一个或多个方案。管理者需要收集相关信息，分析可供选择方案的优缺点。计划的好坏是由拟定备选方案质量高低来决定的。拟定备选方案后要充分评价方案，考虑决策的目标、组织资源和可行性。分析方案的限制因素，综合评价各方案可能出现的问题、困难、风险等。

4. **选择方案**　在决策过程中最关键的一步，在各备选方案中选择最优方案，如果方案未选定则无法解决任何问题。最优化的方案要考虑全局效益，注重过程合理，符合组织实际情况，以最少的投入获得最大的产出。

5. **实施方案**　将决策方案付诸实践，达到预期目标，决策才会有意义。在实施过程中，如果实际情况与决策方案的方向基本一致，局部有偏差，管理者只需对方案局部调整解决问题。

6. **效果评价**　对结果进行评价之后，决策才算完成。如果预期的结果没有实现，就需要重新制订决策，采取矫正措施和行动。总结经验，为今后决策提供信息和借鉴。

四、常用的决策工具

（一）德尔菲法

德尔菲法具有广泛代表性，较为可靠，采用匿名发表问卷的方式，将所需要解决的问题制成问卷，经过反复归纳、总结、修改最后汇总成每个成员基本一致的观点，作为预测结果。此方法不需将成员聚集一起，成本较低，成员间相互影响小，但是耗时较长，缺乏具有创造力的方案。

（二）决策树

决策树是指在已知的各种情况发生概率的基础上，评价项目的风险，判断其可行性的决策分析方法，把这种决策分析画成图形，是直观运用概率分析的一种图解法，是现代管理决策者常用的决策工具。决策树便于理解和实现，可以清楚地显示哪些部分是十分重要的。

（三）头脑风暴法

通过会议的方式进行集体思考，引导参会的人员针对某一问题思考，激发灵感、畅所欲言地发表独立见解，是一种具有创造性的思考方法。

（四）5W2H

5W2H分析法又叫七何分析法，简单、方便且易于理解使用，广泛应用于管理决策中，发现解决问题的线索，弥补考虑问题的疏漏。5W2H分析法：What——做什么？明确计划的任务及达到目标的要求。Why——为什么要做？明确计划的原因、目的及目标。Where——在什么地方做？明确计划实施的地点及完成情况。When——什么时候做？明确计划开始时间和各项任务完成的进度。Who——由谁做？明确计划的监督者及执行者。How——怎么做？明确实施计划的方法及程序。How Many——要花费多少财力去完成？需要多少资源？

五、群体决策

（一）概念

群体决策（group processes）是指由群体成员制订决策的整个过程。它研究如何将群体中每一个成员对方案的偏好按照某种规则汇集成群体偏好，使该群体对方案偏好做出优劣排序或从中选优。群体决策是处理重大定性决策问题的重要工具。

（二）群体决策的过程

1. 分析问题　确认群体在这个阶段所面临问题的性质及问题产生的原因，制订出解决这些问题的标准。

2. 拟定方案　拟定可供选择的解决方案，从多方面寻找实现目标的途径。根据科学的理论和技术对方案进行技术设计。

3. 全面比较，评价方案　分析可选择的方案，通过群体讨论，比较并权衡各种办法的利弊，作出可获得最佳结果的决策。

（三）群体决策的优缺点

1. 群体决策的优点

（1）群体决策实施质量高：群体决策是在综合各成员意见的基础上，对问题形成趋于一致的看法，有利于决策实施部门或人员的理解和接受，在实施中也容易得到各部门的相互支持与配合，在很大程度上有利于提高决策实施的质量。

（2）群体决策的可接受程度高：群体决策利用群体成员更多的知识和信息，形成更多的可行性方案。由于决策群体的成员来自于不同的部门，分工不同，熟悉不同的知识，掌握不同的信息，相互互补，制订出更多令人满意的方案，易被群体接受。

（3）群体决策合法性的提高：群体决策可促进成员间相互了解，加强认同感，促进协调合作。有助于其集思广益，提高决策质量，了解每位成员观点和意愿，可提高决策的合法性，使成员觉得决策过程更民主。

2. 群体决策的缺点

（1）群体决策中责任模糊：由于在组织决策中，参与者较多，当决策出现问题或者决策失败时，参与决策者往往会推卸责任，没有责任人负责，对今后组织决策非常不利。

（2）群体决策耗费时间：群体决策鼓励每位成员的积极参与，力争以民主的方式拟定出最满意的方案。在整个过程中，如果处理不当，就可能陷入盲目讨论的误区之中，既浪费了时间，又降低了速度和决策的效率。

（3）群体决策出现群体思维：群体决策之所以具有科学性，是因为群体决策成员在决策中处于同等的地位，可以充分地发表个人意见。但在实际决策中，这种状态并不容易达到，很可能出现以个人或部分群体为主发表意见，进行决策的情况。

六、决策在护理管理中的应用

（一）护理管理者确定问题并分析情况

管理者根据护理管理中常见的问题进行分析，对未来行动方向、路线、措施等选择最适合的护理行为方案，让护理人员的行为朝向正确的轨道，朝着护理目标前进。

（二）护理管理者研究可供选择的方案

根据现有问题和目标，采用最适合的方法制订决策，护理组织成员拟定不同的方案，利于决策工具分析研究可供选择方案的优缺点。

（三）护理管理者选择最理想的方案

选择的方案能够达到既定的目标，更加切实可行，更能获得最大限度的社会效益、经济效益。

（四）护理管理者组织执行方案

护理管理者把决策的方案交给下级组织成员共同实施。组织护士长执行科室内的目标方案，带动护士自身向目标努力。

（五）评价与反馈

决策方案执行以后，护理管理者组织检查执行实施的结果，检查是否达到预期的目标，如有失误时，护理管理者组织成员对原有决策方案进行再决策，纠正失误，进入下一个决策循环，保证决策方案的正确。

小　结

计划包括定义组织目标、制订全局战略以及开展广泛的相关计划来整合并协调组织的工作，其作为管理基本职能之一，计划对于组织、领导和控制来说，处在先行位置，其他各项职能都必须依据计划为基础。计划内容多样，包括宗旨、目的和任务、目标、策略、政策、规则、程序、规划及预算等。计划分为多种类型，按照计划重要性划分，分为战略计划、战术计划及作业计划；按计划的时期划分，分为长期计划、短期计划及中期计划；按计划的约束程度，分为指令性计划和指导性计划。计划是连续的过程，包括分析评估、确立目标、拟定备选方案、比较可选方案、确定方案、制订辅助计划、计划预算及总体评价。

目标管理是一个较为全面的管理系统，使用系统的方法将关键的活动结合起来，有意识地使组织目标和个人目标有效率地实现。目标管理强调业绩评价，注重激励。

决策是一个作出决定的过程，根据决策的作用，分为管理决策、战略决策和业务决策，根据决策的性质，分为结构化决策、非结构化决策和半结构化决策；根据决策的问题分为，确定性决策、风险性决策和不确定性决策。科学的决策过程包括，识别和界定问题、确定决策标准、拟定和评价备选方案、选择方案、实施方案和效果评价。

一、单选题

1．中期计划一般指 2 ～ 4 年时间内的组织计划，主要以（　）

　　A．问题为中心

　　B．时间为中心

　　C．任务为中心

　　D．发展为中心

2．按照计划的约束程度可分为（　）

　　A．短期计划及长期计划

　　B．整体计划及局部计划

　　C．指令性计划及指导性计划

　　D．长远计划及临时计划

3．属于管理时间的是（　）

　　A．开会

B．排班

C．访问

D．护理查房

4．ABC 时间管理中，最重要且必须优先完成的目标是（　）

A．A 类目标

B．B 类目标

C．C 类目标

D．D 类目标

5．下列关于有效安排管理者时间的方法，错误的是（　）

A．将需要团体活动的事情安排在最佳的工作时间

B．尽量安排一定的自由时间应对突发事件

C．重要事件应安排在没有打扰的时候处理

D．管理者要将自己的活动时间分类

二、名词解释

1．计划　　2．目标管理　　3．决策　　4．时间管理

三、简答题

1．计划的步骤。

2．目标的特征。

3．时间管理程序。

4．决策的步骤。

四、论述题

护理管理者如何做出科学决策？

五、案例分析题

ICU 原有护士 20 名，护士积极向上，科室气氛和谐，有强烈的集体荣誉感，多次在全院的各种比赛中获奖，还获得了全省青年文明号。护士长干劲十足，在未来 5 年内还要带领全科护士申报全国的青年文明号。科室中有在 ICU 工作 5 年以上的护士 8 名，其中有 2 名已经是主管护师。9 名新护士占了 ICU 总护士比重的 30%，在培训 ICU 护士专科能力的同时兼顾新护士的素质培养，才能让他们融入 ICU 的大家庭。但是现在患者比较多，护士又比较紧缺（1人休产假，1 人刚休完保育假只能上半天班，还有 1 名护士出国），怎样在不影响临床正常工作的前提下又保证培训的效果呢？临床工作要查房、原有科室护士的业务学习要进行、病房要管理，怎样才能有条不紊地实施各项工作呢？

问题：

（1）什么是计划？计划要解决哪些问题？

（2）计划是如何分类的？其表现形式有哪些？请举例说明。"5 年内申报全国青年文明号"和"新护士培训计划"各属于哪类计划？案例中还有哪些是计划？

（3）护士长如何才能制订出合理的新护士培训计划？

（王晓慧）

第四章 组 织

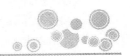

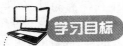

◆ 识记

1. 复述组织、工作团队、护理组织文化、组织变革和护理流程再造的定义。
2. 列举组织结构的类型。
3. 概述组织设计的原则和程序。
4. 叙述高绩效团队的特征。
5. 复述组织文化的功能。
6. 列举组织变革的内容及影响因素。

◆ 理解

1. 阐述医院的基本功能和特点。
2. 比较工作团队和工作群体的区别。
3. 陈述护理组织文化的特点。
4. 理解学习型护理组织的特征。
5. 阐述护理流程再造的步骤。

◆ 运用

结合临床护理实际，提出新型护理组织建设计划。

组织是管理的职能之一，组织在现代管理中具有十分重要的作用。它是完成各项管理活动的基础，是落实计划任务的必要条件，是统一组织成员行动的重要手段。组织管理是运用现代科学组织管理理论，通过建立组织结构，规定职务或职位，明确责权关系，使组织中的成员相互协作配合、共同劳动，有效实现组织目标的一个过程。组织管理体系包含组织结构、组织文化建设、组织变革与流程再造等子体系，是一个较为复杂的有机系统。

第一节 组织的概述

组织是通过组织设计，建立合适的工作模式，把人员的相互关系、分工、工作内容、时间、空间等各个环节合理地组织起来，创造一个和谐的工作环境，有效地激发每个成员的指挥和能力，从而达到组织目标。

一、组织的概念

（一）组织的定义

组织（organization）是人类最普遍的社会现象，关于"组织"的定义，理论界尚无统一认识。古典组织理论的研究者詹姆斯·D·穆尼（James D Mooney）认为，组织是每一种人群联合为了达到某种共同目标的形式。美国著名管理学家哈罗德·孔茨（Harold Koontz）认为，组织是"正式的有意识形成的职务结构或职位结构。"詹姆斯·G·马奇（James G. March）和赫伯特·A·西蒙（Herbert A. Simon）认为，组织是"相互关联的活动系统，这种系统至少包含几个主要的群体，而且通常具有这样的特点——按照参与者的自觉程度，其行为高度理智地朝向人们一致认同的目标。"

综合学术界关于组织的各种说法，我们认为组织有名词性和动词性两种含义。名词性意义上的"组织"是指两个或两个以上的个体，为了实现共同的目标而组成的社会团体，如学校、医院、护理部等。动词性意义的"组织"是指一种工作过程，即组织管理，是对人、财、物、信息、时间进行有效组合，为实现目标而进行的活动。护理组织管理（nursing organization management），是指通过设计和维持护理组织内部的结构以及相互之间的关系，使护理人员为了实现护理组织的目标而有效地协调工作的过程。

（二）组织的基本要素

1．资源　人员、经费、设施、仪器设备是实现组织目标的必要资源，如医院护理部组织内，有主任、护士长及护理人员等工作人员；有完成各项工作所需的预算经费；有办公室、护理站及各个病房的基本设备。

2．目标　组织是为组织目标的需要而设立的，护理组织作为一个有机整体，首先要具有共同的目标。这种共同的目标既为组织运营和组织协调所必需，又能为组织成员所理解和接受，同时又必须随环境条件的变化而做适当的变更。

3．精神　指组织内成员的职责、工作规范、生活准则、服务精神、价值观等，如医院的服务宗旨、护理团队文化等。

4．时机　指组织形成的时间和环境等。组织为了实现组织的目标，必须不断地获取信息，根据时间和环境变化调整组织设计，以保证自身的维持和发展。

二、组织设计

（一）组织设计的基本原则

组织设计（organizational design）也称组织结构设计，是指对组织的各个组成部分按照组织设计的原则，进行科学、合理的搭配和排列形成特定组织结构的过程。组织设计的基本原则包括：

1．统一指挥原则　指每个下属只接受和服从一个上级主管的指挥，保证组织的行动统一，步调一致。统一指挥的原则对于组织目标的实现和组织绩效的提高具有关键的作用。只有在组织设计的过程中遵循统一指挥原则，才有可能最大限度地避免遇事相互推托，才能保证有效地统一和协调各方面的力量和各部门的活动。

2．专业化分工与协作原则　专业化分工指把每位下属都安排在适当的领域，使组织成员的专项技能得以强化和组织整体效率得以提高，做到人尽其才。分工原则强调，一个人只需掌握一项或几项技能。在一定分工的基础上加强合作，达到最大提高组织绩效的目的，协作是各项工作顺利进行的保证，协调是促进组织成员有效协作的管理手段。

3．管理层次适宜原则　管理层次是指在职权等级链上所设置的管理职位的级数。凡是组织，都有层次结构。组织规模越大，层次就越多。上级的指令和命令必须通过组织层次逐层下达，下级的报告也要逐层上报。如果层次过多，对于上传下达不利。管理层次越少，沟通越直接，失真的可能就越小。一般组织管理层次为2～4层。

4．管理幅度适宜原则　管理幅度又称管理宽度，是指一个管理人员能直接有效管理下属的人数。管理幅度、管理层次与组织规模存在着相互制约的关系：管理幅度＋管理层次＝管理规模。组织中任何一个层级的管理部门，其管理宽度不是随意的，均应有一定限度。管理幅度的宽和窄各有其优缺点（表 4-1）。

表4-1　管理幅度的宽和窄优缺点

宽管理幅度		窄管理幅度	
优点	上级可以充分授权	优点：	严密的监控
	下级人员有更多的自主性		上下级联络迅速
缺点	上级负担过重	缺点：	上级过多参与下级工作
	决策"瓶颈"		多管理层次
	上级容易失控		多层次引起高费用
	管理人员需具备特殊素质		最高层与最底层之间距离过长

5. 责权对等原则　职责是对应岗位应承担的责任。职权是指具有的发布指令并保证指令得到执行的一种强制权力。责任、权力、利益三者之间不可分割，必须协调、平衡和统一。权力是责任的基础，有了权力才可能负起责任；责任是权力的约束，有了责任，权力拥有者运用权力时就必须考虑可能产生的后果，不至于滥用权力；利益的大小决定了管理者是否愿意担负责任以及接受权力的程度。有责无权，有权无责，或者责权不对等、不协调、不统一等，都会使组织结构不能有效运行，难以完成任务目标。

6. 稳定性和适应性原则　组织内部结构要相对稳定，才能保证日常组织工作的正常运转；同时，建立起来的组织结构不是一成不变，要随着组织内外环境条件的变化作出适当的调整。

（二）组织设计的程序

组织结构设计是一个复杂的工作过程，组织结构设计包括对新建组织进行组织结构的设计和对原有组织结构进行调整和完善。组织设计的基本程序包括：

1. 职务设计　确定组织的方针和目标，如组织实行集权管理还是分权管理。

2. 职能分析　对管理业务进行总体设计，根据组织目标设置管理职能层次，并层层分解为具体业务和工作等。

3. 组织结构框架的设计　设计各个管理层次、部门、岗位及其权责。

4. 联系方式设计　设计纵向管理层次之间、横向管理部门之间的信息交流、控制和协调方式。

5. 管理规范设计　设计各项管理业务的工作程序、管理工作应达到的要求和管理方法、管理人员的规范等。

6. 各类运行制度的设计　组织内人员配置制度、培训制度、考核制度和激励制度等方面的设计。

7. 反馈和修正　发现组织运行过程中出现的新问题、新情况，定期或不定期地对原有组织结构设计进行修正，使其不断完善。

三、组织结构

组织结构（organizational structure）是指构成组织各要素之间相对稳定的关系模式，是为组织提供一种实现工作目标的框架，使组织工作中的人流、物流、信息流正常流通。组织结构的基本类型包括直线型、职能型、直线 - 职能参谋型、矩阵型、网络组织结构、任务小组结构、委员结构及团队。

（一）直线型结构

直线型结构（line structure）又称单线型结构，以一个纵向的权力线从最高领导逐渐到最基层一线管理者，构成直线结构，是最简单的一种组织结构。其特点是组织从上到下实行垂直领导，下属部门只接受一个上级的指令，各级主管负责人对所属单位的一切问题负责。直线型组织结构的优点是结构比较简单，责任分明，命令统一。缺点是要求行政负责人通晓多种知识和技能，亲自处理各种业务。这在业务比较复杂、组织规模比较大的情况下，把所有管理职能都集中到最高管理者一人身上，显然难以胜任。因此，直线型只适用于规模较小、工作比较简单的护理组织，对护理技术工作和业务管理比较复杂的护理组织并不适宜（图4-1）。

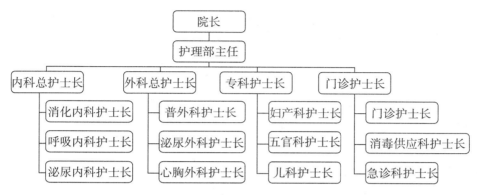

图 4-1 直线型组织结构

（二）职能型结构

职能型结构（functional structure）又称多线型结构，是为分管某项业务的职能部门而设立并赋予相应职权的组织结构。职能型组织结构的优点是管理分工较细，能充分发挥职能部门专业管理作用，减轻上层管理者的负担。其缺点是多头领导，不利于组织统一指挥。在上级行政领导和职能机构的指导和命令发生矛盾时，下级就无所适从，影响工作的正常进行，容易造成纪律松弛，导致管理秩序混乱。实际工作中，纯粹的职能型结构较少（图4-2）。

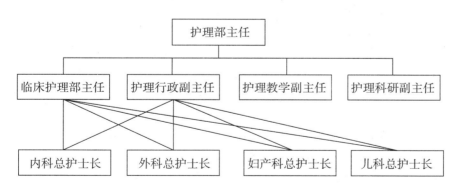

图4-2 职能型组织结构

（三）直线 - 职能参谋型结构

直线 - 职能参谋型结构（line and function structure）一种下级成员除接受一位直接上级的命令外，又可以接受职能参谋人员的指导的组织结构。直线指挥人员在分管的职责范围内有一定的职权；职能参谋人员可提供建议与业务指导，在特殊情况时指挥下属，并对直线主管负责。其优点是既可以统一指挥，严格责任制，又可根据分工，发挥职能人员的作用（图4-3）。

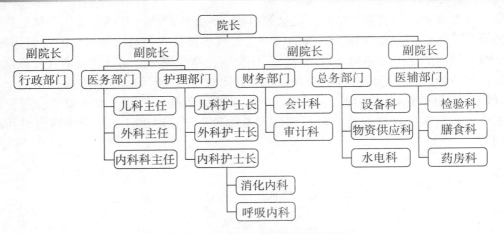

图 4-3　直线 - 职能参谋型组织结构

（四）矩阵型结构

矩阵型结构（matrix structure）既有按职能划分的垂直领导系统，又有按业务划分的横向领导关系的结构，具有纵横两套管理系统。一套是纵向的职能系统，如在护理部主任领导下各病区需完成的护理质量控制项目等有关规划任务；另一套是为了完成各项教学、科研工作任务组成的横向项目系统。其优点是有利于组织的纵向和横向关系结合；有利于各部门人员之间的沟通交流；有利于充分利用人力资源，提高工作效率和项目质量。缺点是容易使成员产生短期观念和行为；两套管理系统施加了双重领导，造成工作中的矛盾。这种组织结构对护理任务重、护理技术要求较高、业务情况复杂、科研任务较重的大型护理组织是一种行之有效的组织形式（图 4-4）。

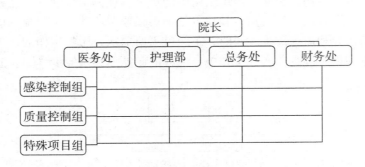

图 4-4　矩阵型组织结构

（五）网络组织结构

网络组织结构（network structure）又称虚拟组织，是组织间的一种联盟方式，它把若干个具有某种经济联系的、相互分散且具有独立法人资格的组织通过资源、品牌、信息、服务等要素连接而形成一种组织形式。此种组织结构的特点是组织决策集中化程度高，但部门化程度低。其优点是灵活性强，缺点在于组织对各个职能部门缺乏强有力的控制，员工的忠诚度低。

（六）任务小组结构

任务小组结构（task group）一种用来完成某种特定的复杂任务的临时性结构，近似于临时性矩阵组织。来自于组织各个部门的人员组成小组，一直工作到有关任务完成后，小组解散，组员回到原部门或进入新的小组，如当面临重大公共卫生危机事件时，从各科室抽出护士，成立临时紧急救援和护理小组。

（七）委员会结构

委员会结构（commit）为了一些综合型项目和复杂工作的需要，将具有不同经验和背景的一些人组合起来，赋予特定权限，科学合理处理有关问题的一种组织形式。其优点是由专家或具有多种背景的人聚集在一起作出的决策比较科学合理，弥补了个人决策的不足；由于分散权力，有利于防止独裁和专断。其缺点是由于委员会的成员之间要达成共识需要花费较多的时间，难以作出迅速和及时的决策；由于缺乏强有力的领导人，容易议而不决。

（八）团队

团队（team）是由来自同一等级不同工作领域的成员为完成一项任务而组成，通过成员的共同努力产生积极协同作用，进而使团队的绩效水平远大于个体成员的绩效总和。其优点是打破部门界限快速地组合、重组、解散，促进成员参与决策，增强民主气氛，调动积极性，为高绩效而努力工作。

第二节 医疗卫生组织

医疗卫生组织是贯彻实施国家的卫生工作方针政策，领导全国和地方卫生工作，制定具体政策，组织卫生专业人员和群众，运用医药卫生科学技术和管理手段，推广和执行卫生工作的专业组织。

一、我国的卫生行政组织与结构

（一）卫生行政组织结构

卫生行政部门是指各级政府中负责医疗卫生行政工作的部门。我国国家卫生计生委（图4-5）和各省市卫生计生委（图4-6）是主管卫生工作的高级职能机构，其中医政医管局（处）内设有医疗与护理处，分管医疗护理工作。国家、特别行政区、省（自治区、直辖市）、省辖市、县（省辖市、市所辖区）直到乡（镇）各级人民政府均设有卫生计生委行政机构，负责所辖地区的卫生工作。

（二）卫生行政组织功能

卫生行政组织是贯彻执行党和政府的卫生工作方针政策，领导全国和地方卫生组织工作的组织结构。卫生行政组织的主要职责：

1．负责推进医药卫生体制改革；
2．负责制订各级卫生事业发展规划；
3．负责建立国家基本药物制度并组织实施；
4．统筹规划和协调卫生资源的配置；

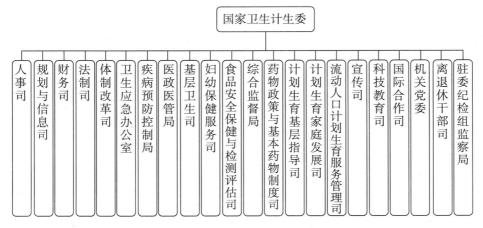

图4-5 国家卫生计生委机构

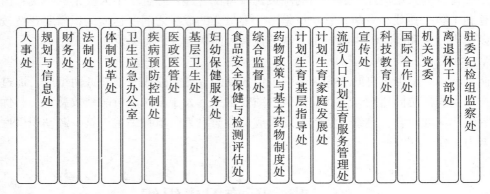

图 4-6　省（直辖市、自治区）卫生计生委机构图

5. 负责新型农村合作医疗的综合管理，制订并实施农村卫生发展规划和政策措施；

6. 负责妇幼保健的综合管理和监督，制订社区卫生、妇幼卫生发展规划和政策措施，规划并指导社区卫生服务体系建设；

7. 负责疾病预防控制工作；

8. 负责卫生应急工作；

9. 负责医疗机构医疗服务的全行监督管理；

10. 组织制订医药卫生科技发展规划，组织实施医药卫生科研项目，参与制定医学教育发展规划，组织开展继续医学教育和毕业后医学教育工作；

11. 组织指导卫生方面的国际交流合作；

12. 负责保健对象的医疗保健工作；

13. 承担全国爱国卫生运动委员会；

14. 承办各级行政机构交办的其他事项。

二、医院组织与结构

（一）医院的分类

根据不同的划分标准，可将医院划分为不同类型（表 4-2）。

表4-2　医院划分条件和类型

划分条件	类型
收治范围	综合医院、专科医院
分级管理制度	一级医院（甲、乙、丙）、二级医院（甲、乙、丙）、三级医院（特、甲、乙、丙）
特定任务	军队医院、医学院校附属医院、企业医院
地区	城市医院、农村医院
所有制	全民所有制医院、集体所有制医院、个体所有制医院、中外合资医院

1. 收治范围分类

（1）综合医院：设有一定数量的病床，分内、外、妇产、儿、眼、耳鼻喉等各专科及药剂、检验、影像等医技部门，并配有相应的专业人员、仪器设备等。

（2）专科医院：为防治专科疾病患者而设置的医院，如传染病医院、肿瘤医院、精神病防治医院、妇产科医院、儿童医院、眼科医院、口腔医院等。设置专科医院有利于集中人力、物力，发挥技术设备的优势。

2．分级管理制度分类　根据医院的功能、任务、规模、服务地域范围、管理水平及服务质量等综合水平，我国医院可分三级十等：一、二级医院分别分为甲、乙、丙三等；三级医院分为特、甲、乙、丙四等。

（1）一级医院：直接为社区提供医疗、护理、预防、康复保健综合服务的基层医院，是初级卫生保健机构。一级医院的病床数一般不少于20张，如农村乡镇卫生院、城市社区医院。

（2）二级医院：面向多个社区提供医疗卫生服务的地区性医院，参与指导高危人群的监测，接受一级转诊，对医院进行业务技术指导，并能进行一定程度的教学和科研。二级医院的病床为100～500张，如一般市、县医院和直辖市的区级医院。

（3）三级医院：跨地区、省（自治区、直辖市）一级面向全国范围提供医疗卫生服务的医院，具有全面医疗、教学、科研能力的医疗预防技术中心，参与和指导一、二级预防工作。三级医院的病床设在500张以上，如省、市级大医院和医学院校的附属医院。

（二）医院的组织结构

医院的组织机构分医院行政管理组织机构和医院业务组织机构，不同级别的医院在机构的设置规模上有所不同（图4-7、图4-8、图4-9、图4-10）。根据医院各组织中的不同职能作用，医院的组织系统分为：

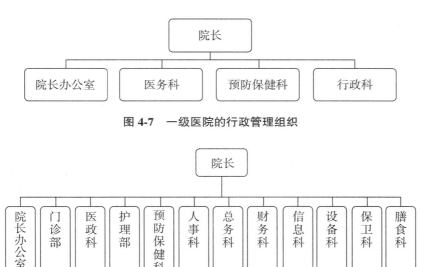

图 4-7　一级医院的行政管理组织

图 4-8　二、三级医院的行政管理组织

1．党群组织系统　包括党组织书记、党委办公室、公会、共青团、宣传、纪检、监察等部门。

2．行政管理组织系统　包括院长、院长办公室、医院、护理、门诊、医院感染控制、科研、教学、预防保健、设备、财务、膳食等部门。

3．临床业务组织系统　包括内科、外科、妇产科、儿科、眼科、耳鼻喉科、口腔科、皮肤科、麻醉科、感染科等临床业务科室。

4．护理组织系统　包括病区、门急诊、供应室、手术室及有关医技科室的护理岗位。

5．医技组织系统　包括药剂科、检验科、放射科、超声科、心电图室、理疗科、中心实验室、营养科等部门。

6．其他管理系统　为医院领导决策提供参谋作用的智能团组织，如专家委员会、教授委员会，该组织机构可采取兼职或相应机构兼容，不一定独立设置。

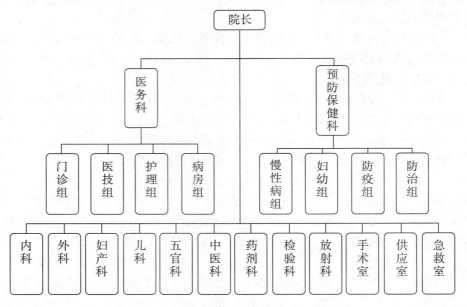

图 4-9　一级医院的业务组织机构

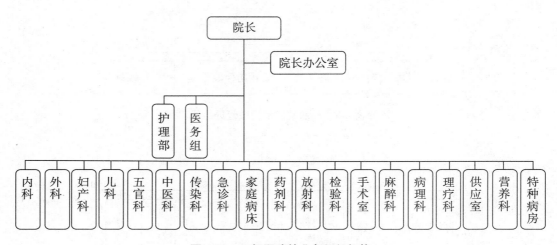

图 4-10　二级医院的业务组织机构

（三）医院的功能及特点

1. 医院的基本功能　《全国医院工作条例》规定：医院以医疗工作为中心，在提高医疗质量水平的基础上，保证教学和科研任务的完成，并不断提高教学质量和科研水平。同时做好扩大预防、指导基层和计划生产的工作。

（1）医疗：医院医疗工作以诊疗和护理两大业务为主体，与医院医技部门密切合作为患者提供服务。医院医疗分门诊医疗、住院医疗、急救医疗和康复医疗。门、急诊是诊疗工作的第一线；住院诊疗是针对疑难、复杂、危重的患者进行；康复医疗是运用物理、心理等方法，纠正因疾病引起的功能障碍或心理失衡。

（2）教学：每个专业不同层次的卫生技术人员，结束学校教育进入医院之后，必须进行临床实践教育和实习。同时，在职人员也离不开继续教育，需要更新知识和技术，熟练掌握各种医疗技能和提高医疗质量，以适应医学科学技术发展的需要。

（3）科研：医院是医疗实践的场所，许多临床问题都是科学研究的课题，通过研究既解决了医疗中的难点，又能推动医疗教学的发展。

（4）预防和社区卫生服务：在人人享有卫生保健的全球目标中，各级医院要发挥预防保健功能，开展社区医疗和家庭服务；进行健康教育和普及卫生知识；指导基层做好计划生育工作、健康咨询和疾病普查工作；提倡健康的生活行为和加强自我保健意识，向社区提供全面的医疗卫生保健服务。

2. 医院工作的特点

（1）以患者为中心：医院各部门工作都要以患者为中心，保证患者的安全，加强医务人员的职业道德和技术水平，不断提高医疗服务；同时在诊疗过程中，满足患者的基本需要，包括舒适的卫生环境、身心安全的护理以及营养的膳食。

（2）科学性、技术性强：在生物 - 心理 - 社会的现代医学模式下，医务工作者既要有扎实的医学基础知识和熟练的技术操作能力，又要有团结协作的精神和良好的服务态度，还要具备必要的人文科学、心理学、社会学和流行病学等知识。

（3）随机性、规范性强：医院诊治的病种复杂多样，患者病情千变万化，突发事件频繁发生，因此医务工作者必须具备随机应变的能力。另外，医院的医疗行为关系到人的生命安全，医院必须有严格的管理制度，明确岗位职责，规范医疗工作、技术操作程序等，进而保证医疗服务质量。

（4）时间性、连续性强：时间就是生命，医院在诊治抢救工作中必须争分夺秒；同时在抢救中又要严密、连续不断地观察病情，医院的工作是常年日夜不断地，各种工作安排都应适应医疗工作连续性的要求。

（5）具有社会性和群众性：医院工作的服务范围广，它联系着社会、家庭和个人，每个人的生、老、病、死都离不开医院，需要医务人员发扬救死扶伤的人道主义精神；同时医院的工作也受到社会条件的制约，做好医院的工作离不开社会的支持，需要调动各方面的因素为医疗服务，坚持群众性，以社会效益为主，搞好医院的经营管理。

三、我国护理管理体制

（一）行政管理系统

1. 国家卫生和计划生育委员会医政医管司护理管理处　目前，我国护理工作的最高领导机构是中华人民共和国国家卫生和计划生育委员会（以下简称卫计委）医政医管司护理处，各省市卫计委医疗与护理处配备护理行政干部。护理处依靠各卫计委的护理行政干部以及中华护理学会、各分会和卫计委护理中心对全国护理工作实行全面的行政管理。

国家卫计委下设的医政医管司护理处，是卫计委主管护理工作的职能机构，负责为全国城乡机构制订有关护理工作的政策法规、人员编制、规划、管理、工作制度、职责和技术质量标准等，配合教育人事部门对护理教育、人事等进行管理，并通过"中华人民共和国卫生部护理中心"进行护理质量控制、技术指导、专业骨干培训和国际合作交流。

2. 各级护理行政管理机构　各省（市）、自治区卫计委均有一名局（处）长分管医疗和护理工作。除个别省市外，地（市）以上卫计委普遍在医政医管局（处）配备了一名主管护师或以上技术职称人员负责本地区护理管理，并根据需要和条件，配备助手。各省、自治区、直辖市及其下属各级卫计委行政部门的护理管理机构与人员的职责任务是：在各级主管护理工作的领导下，根据上级精神和实际情况，负责制订本地区护理工作的具体方针、政策、法规和技术标准；提出发展规划和工作计划，并检查执行情况，组织经验交流；负责听取护理工作汇报，研究解决存在的问题，并与护理学会的各分会互相配合，共同做好工作。

（二）护理学术组织系统

中华护理学会（以下简称学会），是护理科技工作者的学术性群众团体。其宗旨是团结广大护理工作者，繁荣和发展中国护理科学事业，促进护理科学技术的普及、推广和进步。中华护理学会作为中国科学技术协会（以下简称中国科协）所属全国性自然科学专门学会之一，受卫计委双重领导。其最高领导机构是全国会员代表大会。全国会员代表大会选举产生理事会，代表大会闭会期间，理事会是执行机构。理事会选举理事长、副理事长和常务理事，组成常务理事会，在理事会休会期间行使理事会职能。全国会员代表大会选举产生秘书长，负责主持日常工作。建国后，特别是改革开放 20 年来，学会组织不断发展壮大。目前，办事机构设办公室、学术会务部、杂志编辑部、继续教育部、科技开发部、财务室等职能部门，承办各项具体事务，并根据学科发展需要，先后成立以下工作、专业委员会（表 4-3）。

表4-3　中华护理学会组织系统

工作委员会	专业委员会	
组织工作委员会	内科护理专业委员会	口腔科护理专业委员会
学术工作委员会	外科护理专业委员会	传染病护理专业委员会
教育工作委员会	妇产科护理专业委员会	中医护理专业委员会
科普工作委员会	儿科护理专业委员会	中西医结合护理专业委员会
编辑工作委员会	肿瘤科护理专业委员会	医院感染管理专业委员会
基金筹备工作委员会	精神科护理专业委员会	护理行政管理专业委员会
外事工作委员会	五官科护理专业委员会	门急诊专业委员会

第三节　工 作 团 队

团队工作模式是 21 世纪现代管理发展的产物，是未来管理的基石。医院团队工作模式突破了医疗机构组织中科室与部门的界限，使医护工作人员获得更多的参与和工作自主性。由于团队工作模式在提高组织生产率、降低成本、减少组织内部不良竞争、提高部门凝聚力等方面具有明显优势，团队合作工作模式已成为提高医院管理效率的改革途径。

一、工作团队的概念

（一）工作团队的定义

工作团队（work team）是指由两个或两个以上成员组成的相互影响、相互协调、技能互补以完成特定任务目标并为目标的实现相互负责的个体组合。尽管团队是由一群人组成的，但团队和群体是两个不同的术语，与群体相比团队更强调一种共同的使命感和集体责任感。

护理工作团队（nursing work team）是指由两个、两个以上技能互补，由直接和间接工作联系的护士构成，有特定护理工作目标，并共同承担责任，他们共同努力使总体绩效水平高于个体投入总和的护士个体组合。

（二）工作团队与工作群体的区别

工作群体（work group）与工作团队不能混为一谈，其根本区别在于工作群体是各自为政的岗位工作，不注重成员之间的积极配合，其绩效水平仅仅是所有群体成员个体贡献的简单相加；而工作团队的显著特点是通过团队成员的协调努力和相互之间的积极配合达到组织绩效水平高于个体投入的总和。与工作群体相比，工作团队的独特优点在于成员之间工作的协同效应，获得整体大于部分之和的效果。工作群体与工作团队的区别见图 4-11，以下是工作群体与工作团队的具体区别。

1. 组织形成 工作群体与工作团队在组织形成上有区别。工作群体可以是正式的，为完成一项任务而组成；也可以是非正式的，为成员之间的友谊和兴趣而形成。而工作团队的建立一般由组织机构决定，需要成员通过合作来完成团队工作任务。

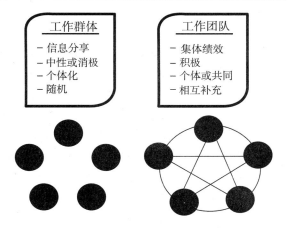

工作群体	工作团队
– 信息分享	– 集体绩效
– 中性或消极	– 积极
– 个体化	– 个体或共同
– 随机	– 相互补充

图4-11 工作群体与工作团队比较

2. 管理和领导 工作群体是典型的管理导向，有强有力的、明确的、集中的领导；而工作团队则以自我导向为主，团队的领导角色是分享的，如护理工作群体有明确的各级护理管理人员；而护理团队虽然也有领导者，但授权程度较大，特别是在团队发展的成熟阶段，许多情况下团队成员可以共享决策权。

3. 工作责任 工作群体只有个体的职责，而团队则包括个人和团队共同的职责。护理团队工作过程中注重所有护士之间的协作努力，为实现护理团队目标需要成员共同承担责任。

4. 目标与协作 工作群体的目标与组织的目标相同，而工作团队的目标不仅要完成组织的目标，更多的是组织承诺。工作群体中成员工作存在各自为政的现象，成员之间工作协调配合是中性的，有时是消极的；团队工作则强调成员之间的积极协调配合，它通过所有成员的共同努力产生积极协同作用，是工作团队充满齐心协力的工作气氛。

5. 工作技能 工作群体中成员在工作技能方面是随机或不同的。工作团队则强调将具有不同知识、技能、经验的成员综合在一起，在工作上团队成员的技能可以相互补充，从而实现工作团队的有效组合，达到提高团队效率的目标。

6. 工作结果 在工作群体中缺乏积极的协同作用，工作群体的绩效仅仅是每个群体成员的个人绩效之和。工作团队则强调集体效率，其团队所有成员的努力结果可以使团队的绩效水平大于成员个体绩效的总和，达到1+1 > 2的效果。

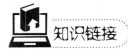知识链接

团队的力量

　　某国际跨国公司的中国分公司，在北京大学招聘时，对应聘者进行了一次面试：将应聘者分组，假设他们要乘船去南极，要求各小组在限定的时间内提出各自的造船方案并且做出船的模型。面试官根据应聘者对于造船方案的商讨、陈述和每个人在与本小组其他成员合作制作模型过程中的表现进行打分，以确定合适的人选。通过这种方式，公司不仅考查应聘者的创新意识、语言表达能力和动手操作能力，更重要的是了解应聘者是否具备团队精神。有的应聘者动手能力比较强，可是想法与别人不一致时，不能很好地与同伴商量合作，致使无法完成造船计划。还有的应聘者在负责陈述本组的造船方案时，不能够准确、全面地反映本组成员的意见，引发其他组员不满。这些应聘者要么不善于与人沟通，无法理解别人的意见；要么不善于领导、协调本组成员消除分歧，达成共识。

　　"团队行动者可以完成单个行动者永远也不敢奢望的事情。"

——富兰克林·罗斯福

二、工作团队的类型

（一）正式团队与非正式团队

正式团队（formal team）由组织或管理者创立，负有完成特定任务达成组织目标的职责，常见有命令团队，委员会和任务或项目团队。命令团队（command team）是组织中最为普遍的正式团队，由一个管理者和直接在这个管理者负责范围内完成特定任务的若干下属构成，如医院派出的灾害救援医疗队；委员会（committee）通常存在的时间较长，负责处理组织中经常发生的问题，如医院护理质量管理委员会、医院感染管理委员会等。项目团队（project team）是临时性的，是为解决某一具体问题而成立的，当问题解决后，团队通常就解散，如抗洪救灾指挥部。非正式团队（informal team）是人们由于个人的兴趣或友谊形成的群体组织，这类团体没有管理任命的领导者，领导者在组织成员中自发产生，如男护士沙龙、足球俱乐部等。

（二）问题解决型团队

问题解决型团队（problem-solving team）任务的重点是针对工作中存在的问题，成员对工作流程、方法、程序等进行意见沟通与交流，解决实际问题。这种工作团队由同一部门或职责类似部门的管理者和员工组成，人数一般在 8 ~ 10 人。团队成员定期聚会讨论面临的质量问题、调查分析问题的原因、提出解决问题的建议、采取有效的行为解决问题，从而提高组织产品和服务质量。如医院门诊就医流程再造项目组、ICU 感染控制工作组等，属于问题解决型团队。

（三）自我管理型团队

与问题解决型团队相比，自我管理型团队（self-management work team）拥有决策自主权，更有利于调动组织成员参与决策过程的积极性，是真正独立自主的团队。该团队不仅解决问题，还执行解决问题的方案，并且对工作结果负责。这类团队通常由 1 ~ 10 人组成。他们的责任范围包括决定工作任务分配、控制工作进度、工作时间安排、工作绩效评估等。有研究表明，实行这种团队形式能够提高员工的工作满意度。

（四）交叉职能团队

交叉职能团队（cross-functional team）又称超级团队（super-team）、多功能团队或高绩效团队，由一个组织中不同部门和专业的 10 ~ 30 人组成，涉及组织的多部门多学科领域。交叉职能团队的核心概念是功能交叉，工作目的是解决组织中涉及面广，任务性质较为复杂的问题。大型医院中多学科交叉疾病治疗中心就属于这种团队，用来解决医疗疑难技术难题或管理问题。医院的神经系统疾病治疗中心就是由神经内外科医疗、护理、放射、精神、康复、各相关辅助科室专业等构成的多学科功能交叉的治疗团队，对神经系统的患者进行综合治疗。

（五）虚拟团队

虚拟团队（virtual team）是指通过信息与通信技术将在不同地域的员工连接在一起，以完成共同任务的工作团队。虚拟团队成功的关键因素：挑选合适的人员、建立成员间的相互信任、信息分享和有效运用技术。虚拟团队的特点是具有高度的灵活性与动态性，其主要优势在于能够迅速集合最适合的人员来完成复杂的项目、解决特定的问题。团队成员通过电子邮件、语音信息、远程视频通讯系统、因特网以及各类软件来完成工作任务。

（六）全球团队

全球团队（global team）是由不同国籍的人员组成的跨国界的工作团队。该团队有两种类型：一种是跨文化团队（intercultural team），成员来自不同国家或不同文化背景，成员之间经常碰面，共同探讨工作；另一种是虚拟全球团队，其成员分布在全世界不同地区，工作模式同虚拟团队。

三、高绩效团队的特征

（一）团队目标明确

明确、可考核的目标为团队成员提供具体的行为指南并确定努力方向。明确的目标是团队成员努力工作的行为动力，激励成员为团队整体生产水平的提高而奋斗，创造高绩效团队。目标越具挑战性，绩效水平越高。

（二）优势互补

高绩效团队成员要求能力互补，注重成员在工作能力上互补协作，以提高团队绩效，实现团队目标。高绩效团队组合一般包括技术专家、决策人员、工作策划人员、临床一线人员、人际关系人员等，要求角色分工明确。

（三）团队领导工作有效

高绩效的工作团队必须有一个卓越的领导者指引团队前进。该领导者为团队指明方向，鼓舞士气，承担责任。如果团队没有带路人，没有人承担责任，团队就注定没有战斗力。

（四）团结协作

协作是团队精神的源泉，没有成员间的团结协作，团队就很难具有长期竞争优势。有效工作团队成员具有为实现团队目标而努力的意愿和行为动机，成员主动履行个人承担的职责，并对自己的行为负责。

（五）沟通渠道畅通

团队中开放沟通交流平台是建设有效护理团队的基础条件。团队成员通过畅通的渠道，可以增强成员间的信息交流及团队成员间的相互理解，减少和消除彼此误会，同时也为管理着提供了多种渠道获取信息。

（六）互相信任

成员之间相互信任是有效工作团队的显著特点，每个成员对其他人的行为和能力都深信不疑，进而相互合作，共同完成团队目标。

（七）凝聚力强

团队凝聚力强是高绩效工作团队的一个重要特征。衡量一个工作团队凝聚力的强弱程度可以通过团队成员之间相互关系以及成员的群体责任感、荣誉感以及归属感来评价。

（八）肯定与欣赏

管理者对团队成员在组织中的个人贡献给予高度重视和充分肯定，对调动组织成员的工作热情和创造性具有积极促进作用，使工作团队绩效水平得到不断提高。

（九）团队规模适宜

有效工作团队规模要适宜，一般不能很小也不能很大。有专家建议不超过 12 人，但具体规模数要以任务的性质要求及成员的能力为依据。规模过小缺乏观点和技能的多样性；团队人数过多会给团队管理增加难度。

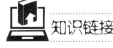知识链接

木桶原理

木桶原理又称短板理论，即"木桶定律"，核心内容为：一只木桶盛水的多少，不取决于桶壁上最高的那块木块，而恰恰取决于桶壁上最短的那块。

根据这一内容，我们还可以进行两个推论：其一，只有桶壁上的所有木板都足够长，或者都达到最长木板的长度，木桶才能最大限度地多盛水。其二，只要这个木桶里有一块不够长，即使其他的木板再长也无济于事，木桶也不可能多盛水。

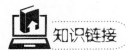 知识链接

　　"木桶理论"启发：在一个团队里，决定这个团队战斗力强弱的不是那个能力最强、表现最好的人，而恰恰是那个能力最弱、表现最差的落后者。因为，最短的木板在对最长的木板起着限制和制约作用，决定了这个团队的战斗力，影响了这个团队的综合实力。也就是说，要想方设法让短板子达到长板子的高度或者让所有的板子维持"足够高"的相等高度，才能完全发挥团队作用。

四、有效工作团队的建设与发展

（一）建设高绩效工作团队的基本原则

　　1. 领导推动与全员参与相结合原则　　建设高绩效团队的愿望是领导者良好意图的重要反映。领导者的意图必须要与团队所有成员的美好愿望结合起来才有群众基础，否则这种意图就会变得不切实际，无异于空中楼阁。有效的领导者能使团队具有凝聚力，共同为组织的目标努力，同时也能积极地为组织的发展提供创新思路，充分发挥团队的协同效应。"人心齐，泰山移"，只有目标一致，心往一处想，劲往一处使，团队目标的实现才能指日可待。

　　2. 相对稳定与适度竞争相结合原则　　过分的安全感和稳定性对工作的积极性和创造性是一种束缚。如果没有压力，也就失去了动力，在团队内部引入竞争机制十分必要。竞争以激励机制为主，给每一个人施展才华的机会与空间，使他们的自身价值得到实现。但这种竞争应该是积极有序合理地竞争，避免过分和恶性的竞争，因为人人都希望有工作的稳定性。有的单位实行末位淘汰制，可能使员工人人自危，工作积极性受到打击。

　　3. 满足需要与引导需要相结合原则　　美国社会学家霍曼斯（Homans）认为，"个体的某种行为能得到相应的奖赏，他就会重复这种行为，某一种行为获得奖赏越多，重复的频率就越高。"人总是期望在达到预期的成绩后能得到适当合理的奖励。如果所有人在工作绩效的问题上有了一个最基本的共识，良好的工作绩效会赢得奖励，员工的积极性就会提高。奖励不但包括奖金、提升、表扬，还包括看到自己工作的成效，得到同事信任，提高个人威望，实现自我价值等。管理者在满足员工需要的同时，还要运用各种措施来引导员工的需要，使工作团队需要和个人需要保持一致，使积极向上的人生观和价值观扎根于员工的内心深处。

　　4. 制度化与人性化相结合原则　　仅有科学的制度和先进的技术是远远不够的，人性化管理在高绩效的团队中起着十分重要的作用。护士是从事护理事业的主体，医院护理管理者应了解护理人员的特点，尊重与理解护理人员，关心护理人员的生活及各种需求，为护理人员提供公平竞争的机会，促进护理人员的个性发展，满足其自我价值实现的需要，做到人尽其才，提高效率。只有关心护理人员的身心健康，才能更好地调动护理人员的工作积极性，才能发挥护理工作在维护人类健康中的重要作用，促进护理事业的发展。

（二）有效工作团队的发展过程

　　有效工作团队（effective work team）的任务是实现和维持较高水平的任务绩效和成员满意度，并为未来的发展保持生机。工作团队的建设与发展大致经历组合、摸索、规范、发挥和调整或解散五个阶段，具体内容如下：

　　1. 组合（forming）阶段　　组合阶段是一个工作团队建设的起始阶段，是团队成员定位和适应的时期。本阶段的关键问题是个人身份到团队成员身份的转变，团队中所有成员主要面临的是定位和相互熟悉的任务。本阶段的工作重点是尽快建立团队框架，与团队工作相关的领导

与部门建立初步合作关系。阶段特点是不确定性大，团队成员一般会接受各种权利，对团队职权有一定依赖性。

2. 探索（storming）阶段　团队经过一段时间的运行，进入摸索阶段，处于摸索阶段的团队逐步开始暴露一系列问题。本阶段的关键问题是成员间情感冲突以及团队成员间的合作问题。随着团队成员之间的逐渐熟悉，成员开始逐步显露个人的角色意识、个性特点等，由此可能出现成员间对立意向及成员冲突，有时甚至会出现成员对抗团队基本规则的现象。

3. 规范（norming）阶段　随着团队规范的逐步建立，摸索阶段出现的矛盾与不协调能够得到有效解决，由此团队进入规范稳定阶段。本阶段的关键问题是团队成员的相互认同与共同规则的达成。团队成员之间开始逐步理解和认同，形成共识并着手建立共同目标和行为规范，团队成员开始具有团队归属感，参与各种团队活动并表达个人观点和意见，成员间建立起相互信任的密切关系。

4. 发挥（performing）阶段　团队在结构和成员认识上的问题得以解决，团队作为一个整体开始真正运行。本阶段的关键问题是团队建设性目标提升及公开解决团队的难题。团队成员开始把团队建设和维持的精力转向有效利用团队和成员优势来解决问题的任务，团队成员的责任感和使命感逐步增强，成员之间相互协作，并以成熟的方式沟通不同的意见。

5. 调整或解散（adjusting or adjourning）阶段　该阶段是针对一些临时性团队而言。如果上级给予的临时性任务已经完成，该团队就进入调整或解散阶段，如抗洪救灾医疗队。本阶段成员凝聚力强，会为团队的解散而难过。管理者可以采取一些典礼来庆祝任务完成，使团队成员的情绪不至于因为团队解散而消沉。

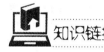

如何塑造高绩效护理团队

对护理团队的管理越有效，团队绩效就汇越好。以下是进行高绩效团队管理的建议：

✔ 建立工作团队之前，管理者首先明确自己的工作目标；

✔ 把团队目标向所有团队成员详细介绍；

✔ 说明衡量工作绩效和团队成功的标准；

✔ 分配岗位时充分考虑每个成员的优点和弱势；

✔ 对团队成员提供合适的培训；

✔ 培养和鼓励团队精神；

✔ 注重培养团队合作的工作氛围；

✔ 加强团队工作进程监控。

第四节　组织文化

文化是人类物质文明与精神文明的结晶。组织文化是一个组织由其价值观、信念、仪式、处事方式等组织的特有的文化形象，是组织的一种无形的"软约束"力量，是组织有效工作的内在驱动力。组织文化建设是现代组织建设的重要内容之一。

一、组织文化的概念

（一）组织文化的定义

组织文化（organizational culture）是指组织在长期的生存和发展中所形成的组织特有的，该组织成员共同接受的价值观念、行为准则、团队意识、思维方式、工作作风、处事规则等的总称，包括物质文化、精神文化和制度文化。物质文化指组织的物质状态、技术水平和效益水平；制度文化指组织的组织结构和制度；精神文化指组织成员的意识形态和行为模式。

（二）组织文化的表现形式

1. 显性组织文化　指以精神的物化产品和精神行为为表现形式的，符合组织文化实质的内容，包括组织的标志、工作环境、规章制度和经营管理行为等。

（1）组织标志：指以标志性的外化形态，与其他组织明显地区别的内容，如工作服、院徽、校歌、组织的标志性建筑等。

（2）工作环境：指员工在组织中办公、生产、休息的场所，如办公楼、厂房、俱乐部、图书馆等。

（3）规章制度：指以激发员工积极性和自觉性的规章制度，即民主管理制度。

（4）经营管理行为：即组织哲学、价值观念、道德规范的具体实施，是这些精神活动取得成果的表现形式，如组织在生产中以"质量第一"为核心的生产活动，以及在销售中以"顾客至上"为宗旨的推销活动。

2. 隐性组织文化　隐性组织文化是组织文化的根本。隐性组织文化包括组织哲学、价值观念、道德规范、组织精神几个方面。

（1）组织哲学：是一个组织全体员工所共有的对世界事物的一般看法，如医学组织哲学经历了"以疾病为中心"到"以患者为中心"的转变。

（2）价值观念：人们对客观事物是否具有价值以及价值大小的总的看法，包括组织存在的意义和目的，组织各项规章制度的价值和作用等。

（3）道德规范：指组织在长期的生产经营活动中形成的，人们自觉遵守的道德习俗，包括善恶的标准和荣辱的观念等。

（4）组织精神：指组织群体的共同价值取向，反映了全体员工的共同追求和共同认识。组织精神是组织员工在长期的生产经营活动中，在组织哲学、价值挂念和道德规范的影响下形成。

二、护理组织文化的概念和特点

（一）护理组织文化的概念

护理组织文化（nursing organizational culture）是护理组织在特定的护理环境下，逐渐形成的共同价值观、基本信念、行为准则、自身形象以及与之相对应的制度载体的总和。它反映了护士思想、共同的价值标准、合乎时代要求的伦理道德和行为准则。包括物质、制度和精神三个层次。

1. 护理组织文化的物质层　组织环境（如建筑结构、医疗设施、护理服装等）、医疗技术设备（如医疗设备、药品器材等）和护理组织文化设施（如图书馆、俱乐部等医护人员的生活学习、娱乐设施等）。

2. 护理组织文化的制度层　不可忽视的意识与观念形态，又具有一定的物质形式。它是塑造精神文化的主要载体，包括护理领导体制、护理组织结构以及护理管理制度。

3. 护理组织文化的精神层　一种更深层次的文化现象，包括护理价值观、护理精神、护理哲学、护理道德以及护士的活动与工作作风（护理领导者的行为如判断决策能力、创新能力，普通护士的行为如工作积极性、组织向心力）。

（二）护理组织文化的特点

1. 柔性　相对于护理管理中的硬性制度，护理组织文化具有柔性的特点。护士在长期活动中形成的自觉遵守的行为准则具有柔中带刚的特点，能使每位护士做到自我约束，具有一种无形的力量。

2. 潜移默化性　护理组织文化一旦形成，便会在日常工作中，渗透到护士的思想中，不断地激励广大护士潜移默化地指导自己的行为，为患者提供高质量的护理服务。

三、护理组织文化的建设

（一）护理组织文化建设内容

1. 物质文化建设

（1）制订规范：包括形象规范、语言规范、行为规范、入院接待规范、交接班规范、健康教育规范等。牢固树立服务意识，在服务理念、服务态度、服务质量上下功夫，抓好护理人员行为规范管理。

（2）规范礼仪服务，塑造护理形象：良好的护士礼仪是护理文化的外在表现，能使护理人员在护理实践中充满自信心、自尊心、责任心，在独立工作时能用慎独精神来约束自己，从而减轻差错事故的发生，提高护理服务质量。同时，护士优美的仪表、端正的态度、亲切的语言和优雅的举止，可以创造友善亲切健康向上的人文环境，给患者及其家属留下美好的印象，使患者在心理上得以平衡和稳定，对患者的身心健康起到良好的效果。

（3）礼仪知识培训：将护理人员优质服务纳入护士管理考核，在护理质量检查时注重文明用语、着装仪表、行为规范等方面的检查；自设情景，对医院中的种种交流场面进行模拟；鼓励护士上台表演病房常见的护士基本礼仪，有效提高护士礼仪素养的提高，为改善和融洽护患关系，促进医院护理文化建设，树立良好的医院形象奠定基础。

2. 制度文化建设　制度文化是护理文化的中间层次，有医院护理的各项规章制度组成，包括护理常规、操作规范、道德规范和行为准则。规章制度的制订需遵循以下三个原则：一是根据《护士法》《医疗事故处理条例》依法管理；二是体现人本原理，尊重护士、关心护士、激发护士的主观能动性；三是在整体护理观指导下与循证护理实践相结合。

3. 精神文化建设

（1）树立以人为本的服务理念：随着社会的发展，人们对健康需求认识的不断提高，护理工作者应牢固树立以患者为中心的服务理念，真正做到想患者所想，急患者所急。切实尊重患者的权利，满足患者的需要，为患者提供舒适的、安全的护理服务。

（2）树立护理工作精神：护理工作精神是护理文化的精髓与灵魂，是全体护士在服务及工作和管理中提炼出来的意愿，如医院开展"弘扬白求恩精神，做人民健康卫士"的创先争优活动，切实缓解群众"看病难、看病贵"的问题，积极落实合理检查、合理诊疗、合理用药、合理收费"四个合理"，坚持"用药听证会"，推行处方点评制度，严控大处方，采取实实在在的措施，关心患者的身心健康。

（3）加强职业道德教育：加强职业道德教育是塑造护理形象的重要组成部分，是护理精神建设的重中之重，如科室通过讲课进行医德医风教育，鼓励护理人员积极参加医院举行的各种活动，培养他们高度的责任心、同情心和爱心；还可设立护理人员医德档案及投诉电话，定期发放患者调查表，发现存在的问题，并及时改进处理。

（二）护理组织文化建设过程

护理组织文化是医疗资源的重要组成部分，根据护理专业的特点，营造良好的护理组织文化是护理管理的重要任务之一。护理组织文化的创建过程包括调查分析、定位设计、渗透引导、规范实施和完善发展 5 个阶段。

1. 调查分析　通过问卷法、访谈法和实地考察法全面收集资料，调查和分析医院经营情况、护理管理现状、护士满意度和护士整体素质。

2. 定位设计　确定护理组织的共同价值观、工作作风、传统习惯、行为规范和规章制度。常见的定位组织文化包括：①便利化和优惠性服务：如开设护理咨询台；②个性化和关怀性服务：如设置男女注射室；医院地面设置导行路线；③全程化和扩张性服务：如在医院设立健康教育科室开展健康教育；在门诊治疗过程中实现导诊服务。

3. 渗透引导　将定位好的护理组织文化，在护士中达成共识，成为自觉、自律的行为准则。渗透引导的方式有：①加强舆论宣传：对护士尤其是新进护士进行灌输教育，通过创办宣传刊物、组织文体活动、评选优秀护士等，营造浓厚的舆论氛围，使护士潜移默化地接受新的价值观，并用以指导自己的行为；②领导以身作则：护理管理者在工作中要积极践行示范，使护士明确行事准则和规范；　③加强激励作用：加强内在和外在的激励，激发护士爱岗敬业的精神。

4. 规范实施　渗透引导阶段侧重于"软性"管理，为了加强无形的组织价值观念，必须通过"硬管理"把它规范到组织的每一项制度、政策及工作标准中，使护士在从事工作、参与活动中感受到文化的引导和控制作用。

5. 完善发展　随着医院管理实践的发展、内外环境的改变，护理组织文化也需要不断充实、完善和发展。护理管理者和全体护士，应对原有文化进行提炼和升华，积极推进组织文化建设，使之更好地适应组织变革和发展的需要。

第五节　组织变革与流程再造

组织变革伴随着企业成长的每个时期，组织变革与在组织演变相互交替，进而促进组织发展。组织变革已成为管理的重要任务之一。医院的发展离不开组织变革，内外环境的变化，医院资源的不断整合与变动，给医院发展带来了机遇与挑战。以下将从组织变革的概念、组织变革的影响因素、护理组织变革与流程再造几个方面进行讨论。

一、组织变革的概念

（一）组织变革的定义

组织变革（organization change）是指运用行为科学和相关管理方法，对组织的权力结构、组织规模、沟通渠道、角色设定、组织与其他组织之间的关系，以及对组织成员的观念、态度和行为等进行有目的、系统的调整和革新，以适应组织所处的内外环境、技术特征和组织任务等方面的变化，提高组织效能。

（二）组织变革的分类

1. 适应性变革　是指引入经试行比较熟悉的管理实践，对组织进行小幅度的局部调整。属于复杂性程度较低，确定性较高的变革，适应性变革对护理人员的影响较小，潜在的阻力较小。

2. 创新性变革　是指引入全新的管理实践，具有较高的复杂性和不确定性，容易引起下属的思想波动和担忧，如实施"弹性工作制"。

3. 激进性变革　是指实行大规模、高压力的变革和管理实践，在短时间内对组织进行大幅度的全面调整，具有高度的复杂性和不确定性，变革的代价也很大，如实施"全员下岗，竞争上岗"。此类变革如能成功，其成果具有彻底性；若组织领导超前意识差，组织过于僵化、保守，那么组织将陷于混乱甚至毁灭。

（三）组织变革的内容

1. 组织结构的变革　组织变革要解决管理体制中纵向组织结构的问题，同时也要考虑横向组织结构中部门间的协调配合。如果组织横向结构分工过细，则机构过多、矛盾多、效率低、效益差等问题突出。组织变革时应适当简化专业分工，把相关性强的职能科室归并到一起，做到一个基本职能设立一个部门、一个完整流程设立一个部门。扁平化和虚拟化是当前组织结构变革发展的方向。

2. 管理流程的变革　管理流程是把各个管理业务环节，按照管理工作的程序连接起来，形成的管理工作网络。通过对管理流程进行优化，流程再造而实现组织变革，大幅度提高效率、降低成本。在护理管理中，真正从患者的需求出发，运用取消、合并、简化、一体化、自动化等方法，对住院、治疗、护理、康复等过程进行改造，不仅给医院带来更多的方便与利益，同时为医院赢得了更多的商机和效益。

3. 组织文化的变革　组织文化变革是对影响组织成员价值观、工作态度和行为的组织宗旨、规范、规章制度等进行调整，营造组织成员乐于奉献、积极应对挑战、主动参与决策、民主管理氛围，进而提高组织成员的工作作风。

4. 技术的变革　随着科学管理的不断变革与发展，管理技术和医疗护理技术都在发生日新月异的变化。医院新的设备、工具和方法、自动化与计算机化等，均带来组织的技术变革。

5. 物理环境变革　组织的物理环境，如空间结构、内部设计、设备等会影响组织运行的效果。新建的现代化医院充分考虑患者的需求，考虑便于人流、物流、病房家具设施的方便摆放等，均属于组织的物理环境变革。

二、组织变革的影响因素

（一）组织变革的动力因素

1. 内部因素

（1）组织目标：组织目标是引导组织成员行动的方向，维持组织的生存与发展。组织目标是组织各种类型变革的动因之一，组织目标一旦变化，组织的任务、各项工作的进程、组织稳定和决策的依据都会发生变化。

（2）组织结构：组织内部结构技能障碍是组织变革重要的内部动力。包括组织要素的不完整、组织结构的不完整、组织功能低下、适应性差等问题。

（3）人力资源管理：由于劳动人事制度的改革不断深入，组织员工来源和技术背景构成更为多样化，组织需要更为有效的人力资源管理。人力资源管理无疑成为组织变革的推动力之一。

（4）团队工作模式：各类组织日益关注团队建设和目标价值观的更新，形成了组织变革发展的新的推动力。组织成员的价值观念、知识技能、工作态度、工作行为等的改变，与组织目标、组织结构相互矛盾或不相适应时，往往需要对组织或组织的一部分进行相应的变革。

2. 外部因素

（1）社会政治发展：一方面，新旧政治制度的交替促使组织的行政制度全面重新设计；另一方面，根本政治制度不变，某些具体政治制度的改变，如国有企业转制、外资企业竞争，行政组织的具体职能和机构也会相应出现变革。

（2）技术发展：科学技术的发展是促使组织变革的强大动因。新的科学技术，如新材料、新工艺、新设备的出现，会带动产品、组织管理、专业分工等一系列的变化，改变组织方式和生活方式的各个方面。

（3）市场竞争：全球化经济形成新的伙伴关系、战略联盟和竞争格局，迫使企业改变原有的经营和竞争方式。另一方面，国内市场竞争也日趋激烈，使得企业为提高竞争能力而进行改革和转型。

（二）组织变革的阻力因素

1. 个体因素

（1）选择性信息加工：个体往往通过感知觉塑造自己的认知世界，致使个体倾向于选择自己感觉舒适的观点和事物。如果新生事物与自己的世界观不一致时，个体容易产生对组织变革的抵制。

（2）习惯：组织成员由于长期处在一个特定的组织环境中从事某种特定的工作，就会形成关于环境和工作的一套较为固定的看法和做法。组织成员通常总是按照自己的习惯性或模式化的反应对外部刺激做出反应，这种反应行为就成为组织变革的阻力。

（3）安全感：新的东西总是人们所不熟悉和不了解的，而对不熟悉和不了解的东西，人们通常会产生程度不同的不安全感，从而对组织变革持有保留或抵制态度。

（4）对未知的恐惧：组织变革充满不确定性，未来的风险总是或多或少存在着，所以人们不愿意为了他们认为不值得冒险的事情尝试改革。

（5）经济因素：个体会抵制减少他们收入的变革。当组织工作任务或日常事务的变化引起经济上的担忧，组织成员便会抵制这次变革。

2. 组织因素

（1）组织惯性：组织面临变革时，组织固有的结构、机制、关系、规范以及组织文化等惯性地发挥作用，对变革产生一定的阻力，如组织成员个体主观上想改变自身行为，却可能因为组织文化和群体规范的约束力和惯性作用而受到约束，成为组织变革的阻力。

（2）资源限制：组织在变革时，总会考虑到变革的成本，有时会因为资源限制放弃或延迟变革。另一方面，当某项变革导致某些资源的闲置从而造成资源浪费时，组织的资源结构就成为组织变革的一定阻力。

（3）对既得利益群体的威胁：组织变革可能会危及组织内一些群体的优势地位和权威，导致利益群体反对或抵制有损于自身利益的变革。

三、护理组织变革和流程再造

（一）新型护理组织建设

1. 学习型护理组织

（1）学习型护理组织（learning organization）的概念：通过培养弥漫于整个护理组织的学习氛围、充分发挥护士的创造性思维能力，建立起来的一种有机的、扁平的、符合人性的、能持续发展的组织。

（2）学习型护理组织的特征：①拥有一个共同的愿景：共同愿景是指愿望与远景，由三个要素组成：目标、价值观、使命感。在护理组织管理中设立共同的愿景，如整个护理组织的目标制订、护理技术的创新、重点专科的创建。设计护理组织的愿景，要有预见性和前瞻性，预测医疗市场发展的景象，同时也有具有挑战性和可实现性。②善于不断学习：是学习型护理组织的本质特征，包括4层含义。一是"终身学习"，组织中的护士养成终身学习的习惯，形成护理组织良好的学习氛围；二是"全员学习"，护理决策者、护理管理者、护士操作者都要全心投入学习；三是"全过程学习"，学习贯穿于护理组织系统运行的整个过程之中，包括准备、计划及执行三个阶段；四是"团队学习"，不但重视护士个人学习和个人智力的开发，更强调护士组织成员的合作学习。在学习型组织中，团队是最基本的学习单位，护理组织中的所有目标都是直接或间接地通过团队的努力来达到的。③扁平式结构：和传统的金字塔式垂直组织结构相比，扁平式的组织学习型结构，从最上面的决策层到基层，中间相隔层次极少，使决策权向组织结构的下层移动，并且使其拥有充分的自主权。护理组织成员实行自主管理，形成相互理解、相互学习、协调合作的团体，进而产生巨大的、持久的创造力。④家庭与事业平衡：学习型护理组织承诺支持组织成员充分自我发展，同时组织成员也承诺尽心尽力促进组织发展。学习型组织中，个人与组织的界限将变得模糊，工作与家庭之间的界限也逐渐消失，两者之间的冲突大为减少，从而达到家庭与事业之间的平衡。

（3）学习型护理组织的构建：①自我超越（personal mastery）：自我超越是建立学习型组织的精神基础。自我超越的方法是保持创造和超越，使愿望与现状之间保持一定的差距，激发组织中每一个护理成员全身心投入并不断进行创造与超越，形成好的学习氛围，是组织具有最好的战斗力和竞争力。②改善心智模式（improved mental models）：心智模式是护理组织中每个成员的心理素质与思维方式。改善心智模式的方法包括3个步骤：首先，要先明确自己的内心世界；其次，通过沟通讨论，有效表达自己的想法；再次，容纳别人的想法，激活和改善自己的思维。③建立共同愿景（building shared vision）：共同愿景为学习者提供了焦点和能量。建立共同愿景，首先是从建立个人愿景出发，从而确立组织的共同愿景。④团队学习：团队学习是一项集体修炼。一个护理组织通过团队学习和讨论，可以提高组织中成员的成长速度。团队学习的障碍主要是自我防卫心理。⑤系统思考（system thinking）：系统思考是构建学习型组织的核心和基石。系统思考是指运用系统的观点看待组织的发展，引导护理组织中每个成员从局部到整体，从事物的表面到洞察事物变化的根本原因，从静态分析到动态分析事物的发展。

2. 项目导向型组织

（1）项目导向型组织（project oriented organization）的概念：项目导向型组织是指强调全团队、全组织和全社会共同合作，根据社会发展的需要，规划和开展社会发展项目，调整组织机构和管理理念与方法，按项目管理的方式发展社会各项事业。

（2）项目导向型组织的特征：特征内容包括：①业务以项目为导向，打破部门界限，把决策权分到工作团队；②业务有效运作依赖于护理对象和护理工作流程的协同以及业务运行中有效知识的积累；③组织的核心资源是有经验的护理专家，有时组织的构成是由护理专家加盟型的合伙人构成；④组织的核心竞争力在于项目过程中知识的有效利用；⑤组织的发展瓶颈在于有效利用专家资源，并将其掌握的知识有效推广，让专家的个人知识转变为组织知识。

（二）护理流程再造

1. 基本概念

（1）流程再造（redesign of procedure）：流程再造又称业务流程再造或作业流程再造，是指从客观需求出发，以流程为改造对象，对流程进行根本性的思考和分析，采取废除、合并、分散、增加、改变、简化等策略，对原有流程进行优化或重新设计，建立起流畅的服务链，产生更有价值的结果，从而获得绩效的巨大改善。

（2）护理流程再造（redesign of nursing procedure）：是指对原有护理工作的薄弱、隐患、不切实际的环节实施流程再造，对不完善的工作流程实施重建，通过对原工作流程进行整合、重组、删减等，提高整体护理效益，提高患者满意度，以及减少医疗意外。

2. 护理流程再造步骤

（1）评估原有护理流程的具体情况；

（2）分析患者需求，建立能满足患者需求的质量目标；

（3）对现有流程分析，寻找问题关键点和解决问题的突破口；

（4）作业流程的重新设计；

（5）实施新的作业流程；

（6）不断改进新流程。

小　结

1. 组织设计的原则　包括统一指挥原则、专业化分工与协作原则、管理层次适宜原则、管理幅度适宜原则、责权对等原则、稳定性与适宜性原则。

2. 工作团队　指由两个或两个以上成员组成的相互影响、相互协调、技能互补以完成特定任务目标、并为目标的实现相互负责的个体组合。

3. 工作团队的类型　包括问题解决型团队、自我管理型团队、交叉职能型团队、虚拟团队和全球团队。

4. 高绩效团队的特征　包括团队目标明确、成员优势互补、团队领导工作有效、团队协作、共同渠道畅通、成员互相信任、团队凝聚力强、肯定与欣赏、团队规模适宜。

5. 护理组织文化的建设过程　包括调查分析、定位设计、渗透引导、规范实施、完善发展。

6. 学习型护理组织的特征　包括拥有一个共同愿景、善于不断学习、扁平式结构、家庭与事业平衡。

7. 护理流程再造　指对原有护理工作的薄弱、隐患、不切实际的环节实施流程再造，对不完善的工作流程实施重建，通过对原工作流程进行整合、重组、删减等，从而提高整体护理效益，提高患者满意度，以及减少医疗意外。

自测题

一、单选题

1. 下列哪项**不属于**组织职能的内容
   A. 确定组织目标
   B. 将必要的业务工作进行分组归类
   C. 与其他管理职能配合并建立组织内的信息沟通渠道
   D. 进行业务控制与管理

2. 关于正式组织特点的描述，下列哪项**不对**
   A. 没有明确的规章制度
   B. 有共同的工作目标
   C. 分工专业化但强调配合
   D. 成员的工作及职位可以相互替换

3. 组织中层次愈少愈好，命令路线越短越好。一般说来，从最高层到基层多少个层次为宜
   A. 0 ~ 1
   B. 1 ~ 2
   C. 2 ~ 4
   D. 4 ~ 6

4. 下列哪项是宽管理幅度的优点
   A. 容易成为决策的"瓶颈"
   B. 上级有失控的危险
   C. 要求和管理人员具备特殊的素质
   D. 迫使上级授权

5. 下列哪项不是直线组织结构的优点
   A. 组织关系简明
   B. 各部门目标清晰
   C. 权利高度集中于最高领导人
   C. 方便评价各部门贡献

6. 三级综合医院病床编设不宜超过多少张病床
   A. 500
   B. 700
   C. 800
   D. 1000

二、名词解释

1．组织　　2．管理幅度　　3．组织文化　　4．护理流程再造

三、填空题

1．组织的基本要素包括：_____、_____、_____和_____四大要素。

2．按照性质和智能，我国的卫生组织大致可分为三类，即：_____、_____和_____。

3．组织文化有以下五大作用：_____、_____、_____、_____和_____。

四、简答题

1．组织结构设计的基本原则有哪些？

2．高绩效团队的特征有哪些？

五、论述题

结合学习型组织的特点，如何建立一个理想的护理学习型组织？

（许丽娟）

第五章　人力资源管理

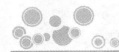
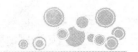

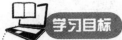 学习目标

◆ 识记
1. 解释人力资源管理、绩效管理的概念。
2. 列举医院护理岗位的设置分类。
◆ 理解
1. 叙述人力资源管理的意义和策略。
2. 总结排班的种类和方式。
3. 归纳绩效管理的原则。
◆ 运用
1. 设计护理人员招募和甄选的方案。
2. 根据医院实际情况分析护理岗位的评价与管理。
3. 根据医院的实际情况分析影响排班的因素和需要临时调配护理人员的情况。
4. 根据医院的实际情况分析可以运用哪些绩效管理的方法和如何进行绩效改善。

　　近20年来人力资源管理发展迅速，管理者认识到在管理的所有对象中，人是最首要的因素。组织成员的职业素质和行为表现是组织实现目标的关键。护理人力资源管理主要通过选择合适的护理人员，给予合适的工作岗位、进行在职教育，通过各种激励措施留住人才，进行绩效评价等管理职能提高护士的专业能力，激发护士的工作积极性，提高工作效率，最终实现组织目标。

第一节　人力资源管理概述

　　护理人力资源管理是通过对医院护理人员进行合理安排和有效利用，做到人尽其才，才尽其用，充分调动员工的积极性，使护理人员的个人潜能发挥到最大限度，减低人员成本，配合其他护理管理职能，提高护理工作效率，实现组织目标的工作过程。护理人员在卫生服务组织中是一支数量多、工作面广、影响面大的队伍。目前护理人力资源短缺、人才浪费与利用不足、高素质护理人才与学科带头人短缺等，已成为阻碍我国护理专业发展的重要因素。如何对现有护理人力资源进行科学的管理，最有效地发挥其作用是亟待解决的问题。护理人力资源管理在护理管理活动中起着举足轻重的作用。

一、人力资源管理的概念

（一）资源、人力资源、人力资源管理的概念

1. 资源（resources）　是指组织或社会用来进行价值增值的财富，包括自然资源和人力

资源。

2．人力资源（human resources）　又称劳动力资源，指在劳动生产过程中，可以直接投入的体力、智力、心力总和形成的基础素质，是一种依附于个体的经济资源，用以反映人所拥有的劳动能力，包括知识、技能、经验、品性与态度等身心素质。

3．人力资源管理（human resources management，HRM）　是有效利用人力资源实现组织目标的过程。人力资源管理概念包括两个主要内容：一是吸引、开发和保持一个高素质的员工队伍；二是通过高素质的员工实现组织使命和目标。

（二）护理人力资源的概念与特征

1．护理人力资源的概念　指经职业注册取得护士职业证书，依照护士条例规定从事护理活动的护士，以及未取得护士执业证书，经过岗位培训考核合格，协助注册护士承担患者生活护理等职责的护士和护理员。

2．护理人力资源的特征

（1）生成过程的时代性和社会性：人力资源是一种社会资源。每个人都通过各种方式与社会发生联系。研究人力资源必须高度关注人力资源的社会性，即关注人力资源管理的具体社会环境。任何人力资源的成长和成熟，都是在一个特定的时代背景条件下进行和完成的，因此又具有时代性。

（2）开发对象的能动性：护理人力资源的主观能动性主要指护理人员根据实际临床工作自主发挥作用，其人力资源作用的发挥取决于实际工作状况。

（3）开发过程的持续性：人力资源是可以不断开发的资源，不仅人力资源的使用过程是开发的过程，而且培训、积累、创造过程也是开发的过程。

（4）特殊资本性：人力资源作为一种经济性资源，与一般的物质资本一样，它具有资本属性。即：①人力资源是公共社会、企业等集团和个人投资的产物，其质量高低主要取决于投资程度。②人力资源也是在一定时期内可源源不断地带来收益的资源。它一旦形成，一定能够在适当的时期内为投资者带来收益。③人力资源在使用过程中也会出现有形磨损和无形磨损。

（5）有生成、利用和闲置过程的消耗性：护理人力资源既有促进组织目标实现的推动作用，同时为了维持其自身的存在，人力资源又必须消耗一定数量的其他资源。因此，有效的人力资源管理应该注重人才的有效使用和开发，降低其消耗性。

（6）可塑性：护理人力资源的可塑性是指在特定的时间和职业范围内，通过工作经验的积累和不同形式的培训教育，护理人员的职业素质和综合素质都会有不同程度的变化，工作效能得到了一定的提高，这种护理人员工作能力从量变到质变的过程体现了人力资源可塑性的特点。

（三）护理人力资源管理的目标

1．通过对护理人员的个体行为的统一规范，促进实现组织目标。

2．有效利用护理人员的工作技能，使医院护理服务能力更有成效。

3．运用科学方法解决护理人事问题，为医院提供训练有素的护理人员。

4．营造良好工作氛围，注重满足护理人员的多层次需要，提高护理人员的工作满意感。

5．提供护理职业发展空间，创造成长条件，让护理人员在组织中得到个人职业生涯的最大发展。

6．适应社会发展和内外环境的变化，不断完善组织的护理人力资源管理模式，提高管理效率。

二、人力资源管理意义

（一）人力资源管理的主要意义

人力资源的开发与管理是当前发展经济、提高市场竞争力的需要，也是一个国家、一个民族、一个地区、一个组织长期兴旺发达的重要保障，更是一个现代人充分开发自身潜能、适应社会、改造社会的重要措施。人力资源的主要意义在于能够通过合理的管理，实现人力资源的精干和高效，取得最大的使用价值；能够通过采取一定措施，充分调动员工的积极性和创造性，可以最大程度地发挥人的主观能动性；能够造就全面发展的人才。

（二）护理人力资源管理的意义

人是最重要的财富和资源，任何组织的发展都离不开对人的管理。护理人力资源管理不仅可以挖掘、选聘、使用和培养最优秀的护理人才，还可充分调动护理人员的积极性，达到人尽其才、提高工作效率、实现组织目标的目的，同时为组织的发展提供人力资源储备。医院要生存、发展，就必须重视对护理人员的管理。

三、人力资源管理的策略

护理人力资源管理，就是通过工作分析、人力资源规划、均衡配置、分层级管理、薪酬管理、激励、人才培养和开发等一系列手段，稳定护士队伍，提高护士的专业素质和核心能力，激发护士的潜能和创造力，全面履行护理工作职责的目的。

（一）提高护理人员的绝对数量

护士绝对数量保障有赖于院领导的大力支持，对于无法短期内实现的目标，应弹性进行护理人员招聘，采用缓期过度的方法进行人员的补充和调整。

（二）合理配置护理人力资源

保证工作的连续性和有效性，降低医院人力成本。管理者应对护理人员进行宏观调控和动态调整，体现分层管理，职责与护理人员学历、能力相对应，调整年龄结构，重视人才培养和使用目标，搭建学科研究平台，开展护理科研，从而达到最优化的组合，利于提高护理工作质量及效率。按需排班，弹性排班，既缓解人才急需的矛盾，又避免人力积压浪费现象。

（三）完善激励机制

表彰先进，树立典型，在团队中形成争先创优的良好风气。在护理团队中创立一种和谐文明、奋发进取的工作氛围。采用多劳多得的支付理念，薪酬与付出按一定比例进行调整。建立人才库，制订进修目标，使人员朝着更高的需要层次前进。

（四）建立规范的培训体系

规范护理培训体系，建立和完善包括岗前培训、继续教育在内的终身培训体系，形成适合护理工作发展的人才培养模式。针对专业特点和对护士知识、技术和能力的要求，进一步调整护理教育的层次结构，稳步扩大护理培训规模，积极发展多层次、多渠道、多规格的在职教育，为护理人员广开学路，不断改善各级护理人员的学历结构和知识结构，建立护理继续教育和科研的专项经费，保证经费落实，为培养高素质护理人才提供保障。

四、护理管理者在人力资源管理中的角色

（一）信息沟通角色

护理管理者应及时将上级指令传达到下级，变为部下的行动。遇到紧急情况或突发事件应迅速将临床信息及部下情况反馈到上级，以便上级决策。同时护理管理者在各部门之间应及时交流信息、进展情况以便更好地协作，并与市场产生联络关系。

（二）协调者角色

护理管理者要善于对护理人员关系方面的问题进行判断和协调，并提出解决问题的建议和方法。

（三）咨询服务者角色

护理管理者要做到对护士人文关怀，与基层护士建立亲密和谐关系，对护理人员实施人性

化管理，不再是一个发号施令者，而是一个善于与员工沟通的咨询服务者。

（四）员工激励者角色

护理管理者必须对所属组织成员进行充分合理的开发、培养、利用和管理，站在护士的角度，充分了解他们的需求，建立科学有效的人力资源管理激励机制，有效调动护士的积极性、创造性，帮助他们去实现追求和理想。

（五）决策者角色

护理管理者需将上级下达的任务转化为部门目标，并有效解决目标实施中出现的问题，帮助解决部下在目标实施中遇到的问题，要善于发现未来可能出现的问题，并将问题转化为机会，作为指导规划的依据。

（六）改革创新者角色

人力资源规划的制订，应坚持"以人为本"的科学发展观，以医院总体的发展方向为指导，以远景规划所指定的目标为方向，立足创新，推动医院快速发展。

第二节　护士岗位管理与评价

岗位管理包括岗位设置、岗位分析、岗位描述、岗位监控和岗位评估等一系列管理过程。岗位设置是首要工作，是设置岗位并赋予各个岗位特定功能的过程，是实现组织战略和业务流程的重要支撑，也是落实部门职责的基础。岗位分析是对某岗位性质进行全面评价获得确切信息的过程，可以为岗位设置提供验证。岗位分析的结果是岗位描述和任职资格，最后是对岗位管理的内容进行岗位评价。本节重点围绕岗位设置及岗位分析、岗位描述与岗位评价进行讨论。

一、医院护理岗位的设置和分类

根据《中华人民共和国护士条例》《中华人民共和国卫生部注册护士管理办法（讨论稿）》文件精神要求，中华人民共和国卫生部护理人力资源配置标准专业委员会于2012年制订了三级综合医院护理人力配置标准，并明确医院护理岗位设置分为护理管理岗位、临床护理岗位和其他护理岗位，详见表5-1。

（一）护理管理岗位

护理管理岗位是从事医院护理管理工作的岗位。按照中华人民共和国卫生部等级医院的标准要求，护理管理层次可以根据医院的规模设置两个或三个层次。我国的三级医院要求三级管理体系，即护理部主任或护理行政主管（executive）、科护士长或管理协调者（coordinator）、护士长或护理管理者（nurse manager）。两级管理体制主要是护理部主任或总护士长、护士长两个层次。

1. 护理部主任岗位职责及任职资格

（1）护理部主任职责：①在院长领导下，全面负责护理工作。制订全院护理工作计划，经院长、副院长审批后实施。检查护理工作质量，按期总结汇报。②负责拟定和组织修订全院护理常规，严格督促执行。检查指导各科室做好基础护理和分级护理工作。③深入科室、对危重患者的抢救工作进行技术指导。④负责拟定护士培训计划及落实措施。组织全院护理人员的业务技术训练，每月组织一次业务学习，每半年进行一次业务技术考核。⑤掌握全院护理人员工作、思想、学习情况。负责院内护理人员的调配，并向院长提出护理人员计、调、奖、惩的意见。对于护理人员发生的差错事故，负责组织有关部门和科室进行调查，提出处理意见。⑥审查各科室提出的护理用品申报计划和使用情况。⑦检查、指导门诊、急诊、病房、手术室、供应室的管理，使之逐步达到制度化、科学化、规范化。督促检查护理人员执行规章制度，提出具体监控办法。⑧负责贯彻并落实护士教学及实习计划。⑨主持召开全院护士长会议，分析护理工作情况，并定期组织护士长相互检查、学习和交流经验，不断提高护理质量，一般每月（季）检查、学习和交流经验一次。⑩组织领导全院护理科研工作及护理新技术的推广。

（2）护理部主任任职资格：国家注册护士，护理专业学士或管理硕士学位；接受过管理方面专业知识和技能的培训和教育；10年以上护理工作经验；5年以上护理管理经验；良好的语言和书面沟通能力；出色的人际交往能力；高度的责任心和敬业精神；良好的组织才能；身心健康，满足岗位需要。护理部主任最好能具备硕士学位和国家级护理机构认可的护理管理证书。

2.科护士长岗位职责及任职资格

（1）科护士长职责：①在护理部主任的领导下和科主任的业务指导下，负责分管科室的护理管理工作；②根据护理部的护理规划，结合具体情况制订本科的护理工作计划，指导各病区护士长组织实施；③教育与指导全科护理人员树立爱岗敬业的事业心，强化质量意识，确保执行医嘱、规章制度和技术操作规程的正确性，严防差错事故的发生；④深入本科各病区参加晨会交班，检查危重患者的护理，组织疑难护理问题的床边查房；⑤对复杂的技术和新开展的护理业务，要亲自指导并参加部分实践；随时了解对护理工作的要求及存在的问题，加强医护合作与沟通；⑥定期组织本科护理人员学习专科护理知识，落实规范化培训与继续教育计划，提高护理人员的素质；⑦负责组织实施护理专业学生及进修人员的临床教学与实习工作；⑧组织护士长和护理骨干开展护理科研，定期组织经验交流与专科护理新技术的研究，培训专科护士，提高专科护理水平；⑨定期深入各病区了解患者的病情、护理工作的要求，督促指导各病区护理工作，并提出改进措施；⑩负责全科护理质量的督导，按照护理部制订的护理质量指标体系及各病区的专科护理质量标准，定期组织检查或随机检查，及时发现问题，指导病区护士长有针对性地整改，确保基础护理质量和专科护理质量的稳定和提高。

（2）科护士长任职资格：科护士长的任职资格因医院要求和地区而异。建议任用的基本条件包括：国家注册护士，护理专业学士或硕士学位；接受过管理专业知识和技能培训教育；5年以上护理实践经验，至少3年以上护理管理经验；具有良好的沟通能力和人际关系能力；高度的责任心；良好的组织能力，身心健康，满足职位需要。最好能具备国家级护理机构认可的护理管理证书。

3.护士长岗位职责及任职资格

（1）护士长职责：护士长对科室主任和护理部主任负责，管理一个或若干个护理单元，为上级护理主管提供相关信息咨询，以作为决策参考依据，同时也将上级要求传达给下属。在小的医疗机构，护士长也可能负责管理整个部门和整套护理服务。护士长的职责如下：①在科护士长领导和科主任的业务指导下，根据护理部及科内工作计划，制订本病房具体计划，并组织实施。②负责检查本病房的护理工作，参加并指导危重、大手术及抢救患者的护理。督促护理人员严格执行各项规章制度和技术操作规程，有计划地检查医嘱的执行情况，加强医护配合，严防差错事故。③随同科主任和主治医师查房，参加科内会诊、大手术或新开展的手术、疑难病例、死亡病例的讨论。④负责本病房护理人员的政治思想工作，教育护理人员加强责任心，改善服务态度，遵守劳动纪律。⑤组织本病房护理查房和护理会诊，积极开展新技术、新业务及护理科研工作。每年开展一项新技术或科研项目。⑥组织领导护理人员业务学习及技术训练，年有计划，月、季有检查。⑦负责管理好病房，包括人员分工、病房环境、患者和陪住、探视人员的组织管理，各类仪器、设备、药品的管理。⑧负责指导和管理实习、进修人员，指定护师或有经验有教学能力的护士担任教学工作。⑨督促检查卫生员（护工）、配膳员做好清洁卫生和消毒隔离工作，预防院内感染。⑩定期召开工作人员、患者及陪护座谈会，听取他们对医疗、护理及膳食等方面的意见，每月至少一次，研究改进病房管理工作。

（2）护士长任职资格：护士长的任职资格因医院要求和地区而异。基本条件包括：国家注册护士，护理专业学士或硕士学位；接受过管理专业知识和技能培训；5年以上护理实践经验；具备护理管理经验；具有良好的沟通能力和人际关系能力；高度的责任心；良好的组织能力；身心健康，满足职位需要。最好具备省级护理行政机构认可的护理管理证书。

（二）临床护理岗位

护士为患者提供直接护理服务的岗位。它分为病房护士岗位和专科护士岗位。

1. 病房护士岗位　主要包括医院各类病房（含监护病房）、急诊、门诊、手术室、产房、血液净化等直接服务于患者的护理岗位。

（1）病房护士的主要工作职责：以责任制整体护理工作模式和护理程序实施护理服务；以患者为中心，落实分级护理制度，正确执行医嘱，完成专业照顾，进行病情观察、协助治疗、心理护理、健康教育等各项护理任务。为患者提供全面、全程、专业和整体的护理服务。护士长要根据护士工作年限、工作经历、学历层次、患者的危重程度、专业能力对护士进行综合评估，合理安排适应护士能力的具体岗位，体现能级原则。

（2）病房护士任职资格：经执业注册取得护士执业证书；在中等职业学校、高等学校完成国务院教育主管部门和国务院卫生主管部门规定的普通全日制3年以上护理、助产专业学习，在教学、综合医院完成8个月以上实习并取得相应学历；身心健康。

2. 专科护士岗位　为保证临床护理质量和患者安全，对临床护理专科及技术要求较高的护理单元，如重症监护、急诊急救、手术室、血液净化等需要设置专科护理岗位。

（1）专科护士的主要职责：负责本专业危重（特殊）患者的护理，参与专科护理实践标准的制订、承担护理单元护理质量管理、专科护理疑难问题会诊、专业护士培训、专业健康教育、专业护理研究等工作。

（2）任职资格：本专科5年（含）以上护理经验，主管护师（含）以上技术职称，经过专科护理培训获得考核认证的注册护士。

3. 临床护理教学岗位

（1）护理教学护士主要职责：负责本科室各层次护理专业学生临床教学工作及科室低层次护理人员培训工作；教书育人，按照培养技术有效落实护理教学和实习任务，评估教学效果，保证教学进展，定期收集学生学习需求，持续改进教学工作保证教学质量；开展临床护理教学研究工作，促进护理教学建设和发展。

（2）教学护士任职资格：护理专业本科毕业，5年（含）以上护理经验，主管护师（含）以上技术职称，良好的沟通表达能力，经过临床护理教学培训，获得培训合格认证的注册护士。

（三）其他护理岗位

指注册护士为患者提供间接护理服务的岗位，主要包括：医院消毒供应中心、医院感染管理部门等。主要工作职责包括：以中华人民共和国卫生部《医院感染管理办法》《医院消毒技术规范》等规章相关要求为依据，落实医院感染和消毒供应工作，对重点科室、人群等实施定期监测，控制并降低医院感染风险。参与及履行医护人员医院感染控制及行为规范培训，提高医护人员的医院感染防护的意识和能力。任职资格要求具备相关工作经验，经过相关专业培训并获得考核认证合格的注册护士。

表5-1　护理岗位分类与职责

护理岗位设置	护理岗位分类	工作职责	任职资格
护理管理岗位	护理部主任岗位	履行医院护理管理职能、以决策者角色参与医院的发展策略和远期规划的制订；在护理临床和护理管理的目标和方向中起领导作用；负责拟定和组织修订全院护理常规；深入科室，对危重患者的抢救工作进行技术指导；负责拟定护士培训计划和落实措施；掌握全院护理人员工作、思想、学习情况；审查各科室提出的护理用品申报计划和使用情况；负责贯彻并落实护士教学及实习计划；主持召开全院护士长会议；组织领导全院护理科研工作及护理新技术的推广。	国家注册护士，护理专业学士或硕士学位；接受过管理专业知识和技能培训；10年以上护理工作经验；5年以上护理管理经验；良好沟通能力和人际关系能力；高度责任心；最好具备硕士学位和国家级护理行政机构认可的护理管理证书。
	科护士长岗位	履行医院护理管理职能；负责所管辖科室的护理质量；负责将医院及上级护理管理部门的目标规划转化为本部门的行动；负责个人及管辖科室护理人员的专业发展、科室临床护理教学等协调处理；参与信息管理等。	国家注册护士，护理专业学士或硕士学位；接受过管理专业知识和技能培训；5年以上护理实践经验，至少3年以上护理管理经验；良好沟通能力和人际关系能力；高度责任心；最好具备省级护理行政机构认可的护理管理证书。
	护士长岗位	在所管护理单元范围内履行护理管理职能。例如：制订本病房工作计划；负责检查本病房的护理工作；负责本病房护理人员的政治思想工作；组织领导护理人员业务学习及技术训练等。	国家注册护士，护理专业学士或硕士学位；接受过管理专业知识和技能培训；5年以上护理实践经验；具备护理管理经验；良好沟通能力和人际关系能力；高度责任心；最好具备省级护理行政机构认可的护理管理证书。
临床护理岗位	病房护士岗位	以责任制整体护理工作模式和护理程序实施护理服务；完成各项护理任务。	获得护士资格证书；普通全日制3年以上护理、助产专业学习，完成8个月以上实习并取得相应学历；身心健康。
	专科护士岗位	负责本专业危重（特殊）患者的护理，参与专科护理实践标准的制订、专业护士培训、专业护理研究等工作。	本专科5年（含）以上护理经验，主管护师（含）以上技术职称，经专科护理培训获得考核认证的注册护士。
	临床护理教学岗位	负责本科室各层次护理专业学生临床教学工作及科室低层次护理人员培训工作；教书育人；开展临床护理教学研究工作。	本科毕业，5年（含）以上护理经验，主管护师（含）以上技术职称，获得临床教学培训合格认证的注册护士。
其他护理岗位	医院消毒供应中心、医院感染管理部门等	根据相关规章落实医院感染和消毒供应工作，对重点科室、人群等实施感染控制及行为规范培训。	具备相关工作经验，经过相关专业培训并获得考核认证合格的注册护士。

二、护理人员的岗位分析与岗位描述

（一）岗位分析

岗位分析是人力资源管理的一个主要环节，是人力资源管理所有职能（即人力资源获取、整合、保持与激励、控制与调整、开发等）的基础和前提。岗位分析可以为人力资源规划、人员招聘、员工培训与发展、绩效管理、薪酬管理等工作提供科学的依据，保证事得其人、人尽其才、人事相宜。被称为"人精灵"的美国沃顿商学院人力资源中心主任彼得·卡佩里（Peter Capelli）认为，组织价值中有多达八成的部分来自人力资源价值的量化。岗位分析过程的各个步骤如图 5-1。

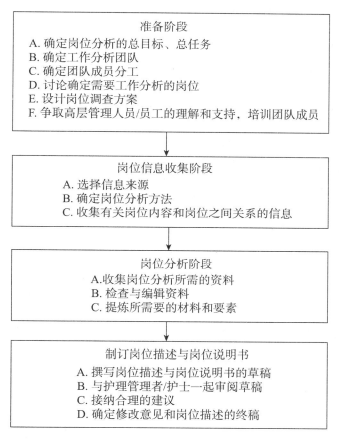

准备阶段
A. 确定岗位分析的总目标、总任务
B. 确定工作分析团队
C. 确定团队成员分工
D. 讨论确定需要工作分析的岗位
E. 设计岗位调查方案
F. 争取高层管理人员/员工的理解和支持，培训团队成员

岗位信息收集阶段
A. 选择信息来源
B. 确定岗位分析方法
C. 收集有关岗位内容和岗位之间关系的信息

岗位分析阶段
A. 收集岗位分析所需的资料
B. 检查与编辑资料
C. 提炼所需要的材料和要素

制订岗位描述与岗位说明书
A. 撰写岗位描述与岗位说明书的草稿
B. 与护理管理者/护士一起审阅草稿
C. 接纳合理的建议
D. 确定修改意见和岗位描述的终稿

图 5-1　岗位分析图

1. 岗位分析的意义　组织的工作涉及人员、岗位和环境三方面的因素。岗位分析以人力资源的有效利用为目的，分析组织工作所涉及的人员、事务、物质三种因素，进而形成经济有效的系统。护理岗位分析有以下几方面的意义：

（1）有利于选拔和任用合格的人员：通过岗位分析，提出有关人员的生理、心理、技能、文化和思想等方面的要求，选择工作的具体程序和方法，并在此基础上，确定选人、用人的标准。

（2）有利于制订有效的人事预测方案和人事计划：每一个单位对于本单位或本部门的工作职务安排和人员配备，都必须有一个合理的计划，并根据工作发展的趋势作出人事预测。岗位分析的结果可以为有效的人事预测和计划提供可靠的依据。

（3）有利于设计积极的人员培训和开发方案：可以根据岗位分析的结果，实际工作需要和聘用人员的不同情况，有区别、有针对性地设计和制订培训方案。

（4）为考核和升职提供标准和依据：根据岗位分析的结果，可以制订护理人员工作考核、评定、职务提升等各项工作的客观标准和考核依据，也可以作为职务提升和工作调配的条件和要求。

（5）有利于提高工作效率：通过岗位分析，可以明确工作的任务要求，建立规范化的工作程序和结构，使工作职责明确，目标清楚；也可以明确关键的工作环节和工作要领，充分地利用和安排工作时间，合理地运用技能，增加工作满意度，提高工作效率。

2．岗位分析的结果

（1）职务说明书：职务说明常与职务要求细则编写在一起，统称职务说明书。职务说明书的编写是在职务信息收集、比较、分类的基础上进行的，是岗位分析的最后一个环节。职务说明书是对职务性质、类型、工作环境、资格能力、责任权限以及工作标准的综合描述，用以表达职务在单位内部的地位以及对工作人员的要求。

（2）工作岗位设置：在组织中设置什么岗位、多少岗位，每个岗位上安排多少人，安排什么素质的人等，都直接依赖岗位分析的结果。一般来说，工作岗位的设置应做到因事设岗、规范化、整分结合、最少岗位数、人事相宜等原则。

（3）通过岗位评价确定岗位等级：通过岗位分析，可以提炼出评价工作岗位的要素指标，形成岗位评价的工具，也可以确定工作岗位的价值等级。根据工作岗位的价值，可以明确求职者的任职实力。根据岗位的机制和护理人员的认识实力的匹配，可以在人力资源管理实践中。根据岗位价值或任职实力发放薪酬、确定培训需求等。

（4）定员定编：根据岗位分析，可以确定工作任务、人员要求、工作规范等；再根据工作任务、人员素质、技术水平、劳动力市场等，可以有效地将人员配置到相关的工作岗位上去。

（二）岗位描述

岗位描述（job description）又叫职位界定或职位描述，指对岗位的性质、任务、责任、工作内容、处理方法等与工作相关的环节所做的书面记录。

1．岗位描述的内容

（1）岗位名称：即指岗位所从事的是什么工作。

（2）岗位活动和程序：包括所要完成的工作任务、工作职责、完成工作所需要的资料、机器设备与材料、工作流程、工作中与其他工作人员的正式联系以及上下级关系。

（3）工作条件和物理环境：包括正常的温度、适当的光照度、通风设备、安全措施、建筑条件，甚至工作的地理位置。

（4）社会环境：包括工作团体的情况、社会心理气氛、同事的特征及相互关系、各部门之间的关系等。此外，应该说明企业和组织内以及四周的文化和生活设施。

（5）职业条件：由于人们经常根据职业条件来判定和解释职务描述中的其他内容，因而这部分内容非常重要。职业条件说明了工作的各方面特点，工资报酬、奖金制度、工作时间、工作季节性、晋级机会、进修和深造的机会、该工作在本组织中的地位以及与其他工作的关系等。

（6）特殊状态的应对：包括一般事故和紧急事故的处理，应急预案的启动。

2．岗位描述的作用　恰当的岗位描述是人力资源管理的基础，其作用主要体现在以下几个方面。

（1）根据岗位描述所界定的任职要求进行人员的招聘、选拔和任用；

（2）基于岗位描述的职责进行岗位价值评估，进而确定岗位的薪酬水平；

（3）基于岗位描述的职责提取岗位绩效指标，以对任职者的绩效进行管理；

（4）根据岗位描述的任职要求分析任职者的培训需求，进行培训管理。

三、医院护理人员的配置

护理人员配置（nursing staffing）是以组织护理服务目标为宗旨，根据护理岗位数量填补适当护理人员，保证护理人员、护理岗位、护理服务目标合理匹配的过程。医院合理配置和管理护理人员，不仅能做到人尽其才，才尽其用，提高工作效率，保证组织任务的完成，还可以为组织的发展提供人力资源的储备，适应不断变革的形势需要。人员配置是护理管理者的重要职责，在整个管理过程中极为重要。

（一）护理人员配置的依据和方法

1. 护理人力资源配置的主要依据

（1）我国卫生行政主管部门的相关政策和规定。

（2）国家卫生人事制度改革和各地卫生部门的要求。

（3）社会对护理服务的需求，及医疗卫生的业务服务范围。

（4）护理单元承担护理工作量的大小。

（5）护理群体素质的数量和质量标准。

（6）组织支持系统和资源保障情况及其他有关因素。

2. 护理人力资源配置的方法

（1）以经济、法律、行政政策为依据进行人员配置的宏观预测。

（2）运用护理任务定性、定量指标分析作为护理人员数量规划制订的依据。

（3）运用直接或间接的护理工作量综合平衡各护理单元的微观人员配置。

（二）护理人员配置原则（图5-2）

1. 满足患者需要原则　患者的护理需要是配置护理人员数量与结构（年龄、学历、职称等）的主要依据，同时还要根据医院的类型、等级、规模、科室设置、仪器设备、建筑布局、护理工作量等实际情况进行综合考虑。

2. 科学配置原则　护理管理部门应在分析护理业务范围、种类和服务对象需求的基础上确定护理人员配置数额。基本方法有：

（1）比例配置法：按照医院规模和床位数，根据中华人民共和国卫生部的床位与人员比例要求进行护理人员配置。

（2）分类法：按照患者分类、病种分类等测算护理人力需要。

（3）工时测定法：通过对护理工作量和消耗时间之间相互关系的研究确定护理人员数量。

3. 结构合理原则　护理单元整体效率不仅受个体因素影响，还直接受到群体结构的影响。人力资源的优化配置是取得良好组织整体效应的关键。护理单元或部门的群体结构是指本部门不同类型护理人员的配置及其相互关系。结构合理化要求护理人员在专业结构、知识结构、智能结构、年龄结构、生理结构等方面形成一个合理的整体护理群体，创造护理人员能级对应、优势互补的群体工作氛围。

4. 经济效能原则　人力资源管理的出发点及最终目的都是提高组织效率。因此，在护理人力资源配置过程中，管理者要合理排列和组合护理人力资源，重视护理人员的能级对应，做到人尽其才，才尽其用。此外，根据护理工作任务和工作量的变化及时调整人员配置也是提高工作效率、降低人员成本的途径。

5. 个人岗位对应原则　护理人员的个体素质包括个人的年龄、性格、智能、气质、价值观、工作动机、专业技术水平、工作经验等。这些因素不仅对部门的护理工作有直接的影响，而且个人素质各要素之间也存在一定的制约关系。管理者在分析个人特点与岗位要求的基础上实现个体与具体岗位的最佳组合，也是有效利用护理人力资源、调动护理人员工作积极性的配置原则之一。

6. 动态调整原则　随着科学技术和医疗护理技术的飞速发展，患者对医疗护理质量的要求也在不断提高。因此，护理人员的配置也随着时代的发展进行动态调整，不断引进具有新观念、新知识、新技术的护理人员，在用人的同时加强对护理人员的规范化培训和继续教育，以适应医院发展的需要。

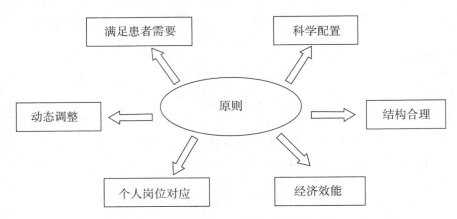

图 5-2　护理人员配置的原则

四、护理岗位评价与管理

2012 年中华人民共和国卫生部下发的《关于实施医院护士岗位管理的指导意见》中要求从护理岗位设置、护士配置、岗位培训、绩效考核、职称晋升、专业发展等方面制订和完善制度框架，实现护士从身份管理转变为岗位管理，形成一个科学的护士管理制度体系，探索出适应医院护理事业发展的岗位管理方法和评价标准。确保岗位管理内容本身的有效性，是该制度得以有效落实的基本保障，因此岗位评价至关重要。

（一）护理岗位评价

1. 岗位评价的概念　岗位评价也称工作评价、岗位价值评估或职位评价（job evaluation），根据职位分析的结果，按照一定的标准，对工作的性质、强度、责任、复杂性及所需的任职资格等因素的差异程度进行综合评估的活动。

2. 岗位评价的过程　在进行岗位评价前，往往需要先进行岗位分析，得出岗位说明书：通过工作分析，对岗位进行清晰描述，包括岗位的目的、职责、权限、工作关系、在组织中的位置等信息，同时对岗位所需要的任职资格标准进行分析，明确岗位所需要的教育水平、经验、专业知识和技能的广度和深度等。有了岗位说明书，岗位的评价才能够在一个比较客观的基础上开展。

首先，应组建专门的职位评价团队，包括高层管理者、中层管理者、组织成员骨干和普通代表，如院长、主任、护士长、专业组长、辅助护士等。然后，选定适宜的对象作为评价者，在取得评价者的合作后，对其进行关于岗位评价的培训，了解评价的目的、方法、标准等，使其充分理解所评价职位的信息，有助于评价结果的有效性。最后，参考工作分析的结果即医院护理工作描述或岗位说明书，运用选定的评价方法对每个职位进行测评，得出与该职位对应的量化结果，根据将所有结果综合分析和排序后的结果，确立医院护理职位的结构并明确各护理职位之间的相对价值。岗位评价的流程如图 5-3。

3. 岗位评价的方法

（1）定性分析法：包括排序法和分类法。前者以岗位说明书为基础将工作排序，后者以设定的标准对工作进行比较，从而得出职位顺序，如科护士长＞病房护士长＞责任护士＞办公室护士＞治疗护士＞辅助护士。此类方法是较为原始的评价方法，也最为简单。

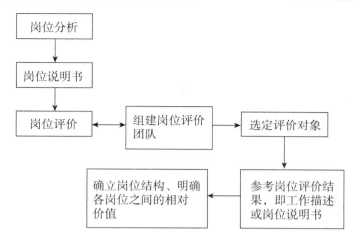

图 5-3　岗位评价流程图

（2）因素分析法：也称要素比较法。它首先对各工作职位价值进行因素分解，选定共同因素进行明确定义，如劳动强度、工作职责、工作风险、复杂性等。利用所选的因素对具有代表性的关键职位直接复制并进行评价，然后将其余职位与之前评价的代表性职位逐一比较后赋值，最后将各工作职位的各个因素值汇总，得出该职位的总值。

（3）点数法：也称积点法、因素计分法。首先选定岗位主要影响因素，并采用一定点数（分值）表示每一因素，然后按预先规定的衡量标准，对现有岗位的各个因素逐一评比、估价、求得点数，经过加权求和，最后得到各个岗位的总点数。此方法的特点在于需要与员工进行充分的沟通，以理解因素达成共识。这一工作评价方法适用于人力结构较为复杂的大型医院。

（二）护理岗位管理

护理岗位管理指以护理工作中的岗位为对象，科学地进行岗位设置、岗位分析、岗位描述、岗位监控和岗位评估等一系列活动的管理过程。根据《中华人民共和国护士条例》《中华人民共和国卫生部关于实施医院护士岗位管理的指导意见》文件精神要求，以实施护士岗位管理为切入点，从护理岗位设置、护士配置、绩效考核、职称晋升、岗位培训等方面制订和完善制度框架，建立和完善调动护士积极性、激励护士服务临床一线、有利于护理职业生涯发展的制度安排，努力为人民群众提供更加安全、优质、满意的护理服务。

1. 基本原则

（1）以改革护理服务模式为基础：医院要实行"以患者为中心"的责任制整体护理工作模式，在责任护士全面履行专业照顾、病情观察、协助治疗、心理护理、健康教育和康复指导等职责的基础上，开展岗位管理的相关工作。

（2）以建立岗位管理制度为核心：医院根据功能任务、医院规模和服务量，将护士从按身份管理逐步转变为按岗位管理，科学设置护理岗位，实行按需设岗、按岗聘用、竞聘上岗，逐步建立激励性的用人机制。通过实施岗位管理，实现同工同酬、多劳多得、优绩优酬。

（3）以促进护士队伍健康发展为目标：遵循公平、公正、公开的原则，建立和完善护理岗位管理制度，稳定临床一线护士队伍，使医院护士得到充分的待遇保障、晋升空间、培训支持和职业发展，促进护士队伍健康发展。

2. 工作任务

（1）科学设置护理岗位：按照科学管理、按需设岗、保障患者安全和临床护理质量的原则合理设置护理岗位，明确岗位职责和任职条件，建立岗位责任制度，提高管理效率。医院护理岗位设置分为护理管理岗位、临床护理岗位和其他护理岗位。根据岗位职责，结合工作性质、工作任务、责任轻重和技术难度等要素，明确岗位所需护士的任职条件。

（2）合理配置护士数量：按照护理岗位的职责要求合理配置护士，不同岗位的护士数量和能力素质应当满足工作需要，特别是临床护理岗位要结合岗位的工作量、技术难度、专业要求和工作风险等，合理配置、动态调整，以保障护理质量和患者安全。病房护士配备应当遵循责任制护理工作模式的要求，普通病房实际护床比不低于 0.4 ∶ 1，每名护士平均负责的患者不超过 8 个，重症监护病房护患比为 2.5 ～ 3 ∶ 1，新生儿监护病房护患比为 1.5 ～ 1.8 ∶ 1。门（急）诊、手术室等部门应当根据门（急）诊量、治疗量、手术量等综合因素合理配置护士。根据不同专科特点、护理工作量实行科学的排班制度。医院应当制订护士人力紧急调配预案，建立机动护士人力资源库，及时补充临床护理岗位护士的缺失，确保突发事件以及特殊情况下临床护理人力的应急调配。

（3）完善绩效考核制度：医院应当建立并实施护士定期考核制度，以岗位职责为基础，以日常工作和表现为重点，包括护士的工作业绩考核、职业道德评定和业务水平测试。考核结果与护士的收入分配、奖励、评先评优、职称评聘和职务晋升挂钩。实行岗位绩效工资制度，护士的个人收入与绩效考核结果挂钩，以护理服务质量、数量、技术风险和患者满意度为主要依据，开展内部竞争机制，同工同酬、多劳多得、优绩优酬。工作业绩考核主要包括护士完成岗位工作的质量、数量、技术水平以及患者满意度等情况；职业道德评定主要包括护士尊重关心爱护患者，保护患者隐私，注重沟通，体现人文关怀，维护患者权益的情况，其中护理管理岗位还应当包括掌握相关政策理论、管理能力、德才兼备的情况；业务水平测试主要包括护士规范执业，正确执行临床护理实践指南和护理技术规范，为患者提供整体护理服务和解决实际问题的能力。完善护士专业技术资格评价标准，更加注重工作业绩、技术能力，更加注重医德医风，更加注重群众满意度。

（4）加强护士岗位培训：建立并完善护士培训制度，根据本医院护士的实际业务水平、岗位工作需要以及职业生涯发展，制订、实施本医院护士在职培训计划，加强护士的继续教育，注重新知识、新技术的培训和应用。加强新护士培训，实行岗前培训和岗位规范化培训制度。加强专科护理培训，开展对护士的专科护理培训，重点加强重症监护、急诊急救、血液净化、肿瘤等专业领域的骨干培养，提高专业技术水平。对从事护理管理岗位的人员，应当按照要求参加管理培训，包括现代管理理论在护理工作中的应用、护士人力资源管理、人员绩效考核、护理质量控制与持续改进、护理业务技术管理等，提高护理管理者的理论水平、业务能力和管理素质。

（5）保障合同制护士权益：医院应当根据核定的人员编制标准，落实护士编制。医院落实国家有关工资、奖金、岗位津贴、福利待遇及职称晋升等规定，保证聘用的合同制护士与编制内护士享有同等待遇；合同制护士同样享有参加继续教育权利。医院应当根据服务规模、床位数量和床位使用率等因素，动态调整护士配置数量并落实护士编制，保证医疗护理质量。

第三节　招聘与甄选

人员招聘是组织寻找、吸引那些有能力、有兴趣的人员到组织任职，并从中选出适宜人员予以录用的过程。招聘工作是人力资源管理工作的基础，它不仅决定组织绩效，影响组织气氛，还是衡量人力资源管理部门成绩的主要依据之一。人员招聘过程主要通过护理人力资源规划、工作分析、招聘测试（甄选）、录用等过程。

一、护理人力招募

（一）人力资源规划和工作分析

招募的前提是进行人力资源规划、工作分析及工作描述。工作分析和工作描述详见第二节。人力资源规划工作的步骤见图5-4。

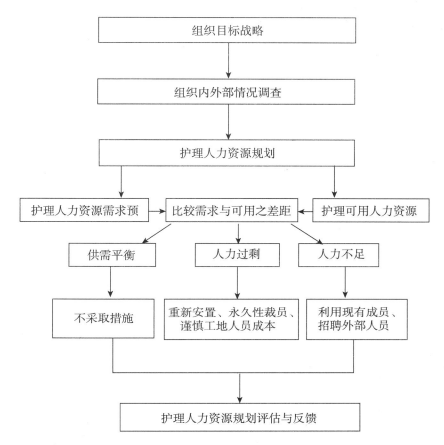

图 5-4 护理人力资源规划的制订程序

1. 组织内外部情况调查阶段　这个阶段主要是对组织所处的社会环境状况、组织的战略目标、组织结构和组织内部的人力资源利用状况进行调查，以取得第一手信息资料，为人力资源规划的制订打下良好的基础。组织外部的情况调查，主要是对社会环境状况的调查，如组织所在的国家或地区在政治、经济、文化、人口、法律、教育方面的状况，以及当地的市场竞争状况、劳动力市场的政策、结构、劳动力的择业期望与倾向等。

对组织内部的情况调查，是人力资源规划情况调查的重要组成部分，包括调查组织的战略目标、任务、结构、管理机制、管理风格、组织氛围、组织文化、分配方案等。另外，还要调查组织内部现有的人力资源状况，包括人力资源素质结构、人员的损耗与流动、人力成本、人力资源政策、人员的需求与价值观、人员的潜能等。在对组织内部的情况进行调查时，要特别注意对组织内部的人力资源状况进行调查。人力资源的状况直接关系到人力资源的需求与供应状况，对于人力资源规划的制订有着直接的影响。人力资源素质结构、人员的损耗与流动、人员的潜能等与组织的人力资源需求和供应预测密切相关，一定要认真地进行调查研究，为人力资源规划的制订做好基础。

2. 护理人力资源需求预测阶段　根据组织的结构状况和未来的发展目标，同时，结合组织内外部情况调查所获得的信息，对组织未来的人力资源需求进行预测。

3．护理人力资源供给预测阶段　首先对组织内部的人力资源利用状况进行调查分析，然后根据组织内、外部人力资源供给状况以及结合第一阶段获取的信息，对组织未来的人力资源供给进行预测。

4．制订护理人力资源规划阶段　通过分析组织人力资源的需求和供应后，便可以确定组织未来人力资源的剩余和缺额，在此基础上，制订出具体的、切合实际的人力资源规划。这是制订人力资源规划中非常重要的一个阶段。

本阶段制订的人力资源规划，是人力资源管理和开发的总体规划，在这个总体规划的基础上，要制订出各项具体的业务计划和相应的资源政策，以便在组织内部实施。

5．实施护理人力资源规划阶段　一个好的规划只有在实践中才能得到检验，在实施过程中，要对制订的人力资源总体规划和各项具体业务计划进行检验，为人力资源规划修订做好准备。

6．护理人力资源规划的评估与反馈阶段　由于组织所处环境是一个动态环境，组织内外都存在着许多不确定因素，因此，组织的人力资源规划也必须进行不断地变更。另外，在人力资源规划的制订过程中，由于种种主客观条件的限制，对于组织的人力资源需求和供应预测不准确，造成人力资源规划在实施过程中，出现了许多问题，需要对人力资源规划进行修订。

（二）招募途径

可以通过互联网、员工推荐、医院网站、校园招聘、专业招聘机构等进行招募，每一种招募途径的优缺点见表5-2。

表5-2　不同招募途径的优缺点

招募途径	优点	缺点
互联网	可触及大量人员，可立即获得反馈	产生许多不合格的求职者
员工推荐	医院员工可以提供关于工作组织的信息，能获得优秀的候选人，好的推荐可以提升推荐者的声望	可能不会增加员工的多样性
医院网站	辐射范围广；能够瞄准特定群体	产生许多不合格的求职者
校园招聘	大量的候选人集中在一起	仅仅限于初级职位
专业招聘机构	非常熟悉该行业面临的挑战和要求	对特定组织没什么承诺

二、护理人力甄选

招募工作吸引来一批候选人之后，人力资源管理的下一个步骤就是甄选，即对求职者进行筛选以确定这项工作的最佳人选。管理者需要仔细甄选，因为错误的招聘可能会产生重大影响。护理人力甄选主要包括候选人资格确认、招聘考核、招聘面试、录用体检、录用决策及评价几个环节。

（一）候选人资格确认

医院人力资源部门和护理部根据候选人递交的求职申请及相关材料，对候选人个人情况和任职资格进行初步审核确认，剔除不符合岗位要求的候选人，符合条件的候选人则进入到下一步程序。

（二）招聘考核

考核的内容主要包括理论知识考核、工作相关技能考核等。理论知识考核主要是通过笔试完成，以了解候选人对专业知识深度和广度的掌握程度；工作相关技能考核时通过基本操作完成，以了解候选人的实际操作水平和能力，主要是基础护理和专科护理操作技能。如果招聘护理管理人员，除了上述考核内容，还有必要进行护理管理相关知识和技能的考核。

（三）招聘面试

面试主要了解候选人专业技术能力、个人特点和个人发展潜力三方面的信息。通过面试，主考人员可以对候选人的专业知识、语言表达能力、沟通能力、思维判断能力、应激能力、反应能力以及心理素质等有一个初步的了解，以考察候选人对护理岗位的适合程度。面试表格的设计应有针对性，简单明了，易于操作。

（四）录用体检

通过对候选人的资格确认、理论知识考核、工作相关技能考核、面试等综合分析后，医院人力资源部门要对具有合格资格的候选人进行录用体格检查，其目的是确认候选人的身体状况是否符合岗位要求，健康检查也是护理人力资源甄选的一个必要步骤。

（五）岗位能力测试

又称真实工作预览或临床岗位胜任试用，主要目的是将拟聘用人员放在实际护理岗位上进行能力考察，以提高招聘工作的有效性。根据医院和岗位的具体要求设定岗位能力测试时间，一般为 3 ～ 6 个月。

（六）录用决策及评价

录用决策主要是对上述甄选人才的过程中产生的信息进行综合评价分析，确定每一个候选人的素质和能力是否符合护理岗位的需要，与人力资源计划阶段制订的标准进行比较，对护理岗位要求的能力和候选人具备的能力进行比较，对二者的一致性进行判断，录用最合适的护理人员。最后对整个招聘工作的过程进行评价和总结。

第四节 护理人员的使用与调配

护士排班主要是指在现有护士资源的基础上，充分考虑护理工作的任务、内容、程序、人力和时间等影响因素，编制出系统、科学的护士排班方案，旨在降低医院人力资源运营成本，同时有效减轻护士的工作压力、提高其工作效率和质量。护理管理者只有制订出科学合理的排班方案，才能充分调动护士的工作积极性和提高护理工作质量。

一、影响排班的因素

根据护理排班的原则，做到科学、合理、公正、有弹性地排班，对每个护理管理者来说都是具有挑战性的。护理管理者在实施护理排班过程中应注意影响排班的若干因素。

（一）医院的政策

排班与人力编制有密切关系，中华人民共和国卫生部在医院分级管理文件中规定各级人员编制的比例，但有的医院的人力配置政策，没有按护理工作量和患者对护理需要考虑护理人员的编制人数。还有的医院根据专科分工、新技术新业务的开发程度、医院特色等来进行人员编制。

（二）护理人员素质

护理人员的教育层次、工作能力、临床经验、心理素质及健康状况均会影响排班。

（三）排班方式

不同的排班方式在人力资源安排方面也会有差异，如周班制、双班制、三班制或是轮班制等。

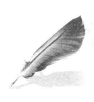

（四）护理分工方式

不同的护理分工方式，人力需要和安排方法则不同。如个案护理、责任制护理、整体护理需要人力较多，而功能制护理则节省人力。

（五）护理单元的特殊需要

医院监护病房、手术室、门诊部及不同的病房等护理单元，因各有其工作的特殊性，无论在排班的方法或人员编制要求方面，都会存在差异。

（六）工作时段的特点

每天 24 小时的护理工作量不同，不同的工作时间段护理工作量也不同。如白天工作量大，夜班工作量相对减轻；晨起、中午和傍晚的工作量也较大，所需人员也有相应的变化。

二、排班原则

（一）满足护理需要原则

各班次的护理人力在质量和数量上要能够完成所有当班护理活动，从整体角度满足患者需要。此外，还要从人性化管理和管理的服务观点出发，在具体安排时要注意考虑不同年龄护理人员的特点和个人需求，在两者不发生冲突的情况下，应做到合理调整和安排，尽量为护士提供方便。

（二）护理人员结构合理原则

科学合理地对各班次护理人员进行搭配是有效利用人力资源，保证临床护理质量的关键。护理人员合理搭配的基本要求是做到各班次护理人员的专业能力和专科护理水平相对均衡，尽量缩小各班次护理人员在技术力量上的悬殊；保证每个护理班次都有能够处理护理疑难问题的资深护理人员，做到新老搭配、优势互补，保证各班护理质量，保证患者安全。

（三）效率原则

有效的护理人力管理是在保证护理质量的前提下把人员的成本消耗控制在最低限度。在排班时，护士长应结合本单元的护理工作量对护理人员进行合理组织和动态调整。护理人员调整参照指标包括病房当日实际开放床位数、病危人数、等级护理工作量、手术人数、治疗业务配合需求、当班护理人员实际工作能力等。

（四）各班次工作量均衡原则

病房的护理工作量以白天多、夜晚少，工作日多、节假日少为特征，管理者应根据患者需要的时间规律，合理安排人力，保持各班工作量均衡。

（五）公平原则

受到公平对待是每个人的基本需求，也是成功管理的关键，是否受到公平对待对加强组织凝聚力，调动护理人员工作积极性具有直接影响，值得管理者引起重视。护士长应根据护理工作需要，合理安排各班次和节假日值班护理人员，做到一视同仁。

（六）按职上岗原则

护士长应结合护理人员的专业技术职称进行工作安排。高职称护理人员应承担专业技术强、难度大、疑难危重患者的护理工作，低年资护士承担常规和一般患者的护理工作。这样可以从职业成长和发展规律的角度保证护理人才培养和临床护理质量。

三、排班种类与方式

（一）护理人员排班类型

1. 集权式排班   排班者为护理部主任或科护士长。优点是管理者能够掌控全部护理人力资源，可以依据各病区工作需要，灵活调配合适人员。如某病区护理工作量增加、护士休产假、病假等。缺点是对护理人员的个别需要照顾少，可能会降低工作满意度。

2. 分权式排班　排班者为病区护士长。护士长在广泛征求病区护理人员意见的基础上进行排班，是目前国内最常用的排班方式。优点是护理管理者能充分了解本部门的人力需求状况，进行有效安排，并且能够照顾护理人员的个别需要。缺点是受到病区护士长职责范围的限制，无法调派其他病区的人力，排班花费的时间也较多。

3. 自我排班　由病区护理人员自己排班。优点是可以提高护理人员的工作积极性，护理人员调班少，可以融洽护士长与护理人员的关系，提高团体的凝聚力，护士长节省排班时间。缺点是无法调派其他病区的人力。

（二）护理人员排班的基本方法

在护理实践中，排班的方法多种多样，各个医院可以根据自身的政策、护理工作模式、护理人员的数量与综合素质、各个科室患者的特点和护理工作量等灵活安排。

1. 周排班法　排班以周为周期的方法称为周排班法。一般由护士长根据病房护理工作情况进行安排。周排班的特点是对护理人员的值班安排周期短，有一定灵活性，护士长可根据具体需要对护理人员进行动态调整，做到合理使用护理人力；另外夜班、节假日班等可由护理人员轮流承担。周排班班次轮转较为频繁，费时费力。

2. 周期性排班法　又称循环排班。一般以四周为一个排班周期，依次循环。其特点是排班模式相对固定，每位护士对自己未来较长时间的班次可以做到心中有数，从而提前做好个人安排，为满足护理工作的同时兼顾护士个人需要提供了方便。周期性排班省时省力，适用于病房护理人员结构合理稳定，患者数量和危重程度变化不大的护理单元。

3. 自我排班法　是一种班次固定，由护理人员根据个人需要选择具体工作班次的方法。自我排班能较好地满足护理人员的个人需求，但因多数护理人员更愿意上白班，不愿意节假日和晚上值班。这种情况需要由护士长做好协调工作，薪酬的分配也要有所区别。自我排班法适用于护理人员整体成熟度较高的护理单元。

4. 整体护理排班　指按整体护理工作模式进行排班。主要服务理念是以患者为中心，护理工作方式围绕全面、整体、连续提供优质护理进行。临床护理工作和治疗护理措施以患者疾病情况和个人特点为依据，以责任护士全面负责制和护理程序方式提供护理服务。主要特点是从工作模式上保证了服务的整体性、全面性和连续性。

5. 弹性排班　是在周期性排班的基础上，根据临床护理人力和收住患者的病情特点、护理等级比例、床位使用率进行各班次护理人力合理配置。增加工作高峰时间人力，减少工作低峰时间人力，以达到人力资源的充分利用，缓解人力不足和避免人力浪费。

6. 小时制排班　是国外医院使用较为普遍的排班方法，护理人力在各班次较为均衡。为保持护理工作的连续性特点，根据各班次工作时间的长短，一般采用每日三班制。将一天 24 h 分为 8 h 制（早班、中班、夜班各 8 h）、10 h 制（每周工作 4d，每天工作 10 h）、12 h 制（白班、夜班各 12 h。以 7d 为一周计算，每周工作 3d，休 4d，工作连续性更好）和 24 h 制。

7. APN 连续性排班　为保证向患者提供优质护理服务，护士对患者病情的全面整体连续掌握十分必要，借鉴国外排班模式，2010 年以来我国许多医院根据需要开始探索 APN 排班模式。这种排班是将一天 24 h 分为连续不断的 3 个班次，即 A 班（早班，8：00—15：00 或 7：30—15：30）、P 班（中班，15：00—22：00 或 15：30—22：30）、N 班（夜班，22：00—8：00），并对护士进行分层级管理，各班时间可根据不同科室具体专科患者及护理特点进行调整。其优点是：①减少了交接班次数及交接班过程中的安全隐患；②加强了 P、N 班薄弱环节中的人员力量，降低了安全隐患；③在 A 班和 P 班均由高年资护士担任责任组长，对疑难、危重患者的护理进行把关，充分保证了护理安全；④有利于护士更好地安排自己的工作、生活，避开上下班的高峰；⑤增强了护理工作的连续性，有利于服务患者。主要不足：①夜班时间较长，护士可能疲劳；②不适用于护理人力资源不足的科室。

8. 功能制护理排班　指按功能制护理工作模式进行排班。即根据工业流水作业方式对护理人员进行分工，如"办公室护士""总务护士""治疗护士""巡回护士"等，再将护理工作时间分为白班、早班、中班、前夜班、后夜班等，各班护士根据分工不同承担相应的工作，如治疗班、护理班、抽血班等。其优点是分工明确，工作效率高；缺点是岗位和职责不分层级，班次不连续，交接班频繁，不利于护士全面掌握患者的整体情况。

表5-3　不同排班方法的优缺点比较

排班方式	优点	缺点
周排班法	周期短，有一定的灵活性；护理管理者可根据具体需要对护理人员进行动态调配，合理使用护理人力。	较为频繁的班次轮转、排班费时费力。
周期性排班法	省时省力；排版模式相对固定，护士对自己未来的班次做到心中有数。	
自我排班法	护士合理安排工作与生活，一定程度上做到两不误。既满足护士的需求，又不影响护理质量的人性化排班。	无法调派其他病区的人力，排班花费的时间较多，同时给管理者带来一些问题。
整体护理排班	能从工作模式上保证服务的整体性、全面性和连续性。	要求责任护士的业务知识和技能水平高，并受过专门训练；人力需要多，经费消耗大。
弹性排班	增加了工作高峰时间人力，减少了工作低峰时间人力，达到了人力资源的充分利用，缓解了人力不足和避免了人力浪费。	在一定程度上造成护士生活的不便。
小时制排班	分段性；护理人力在各班次较为均衡。	
APN连续性排班	①减少了交接班次数及交接班过程中的安全隐患；②加强了P、N班薄弱环节中的人员力量，降低了安全隐患；③在A班和P班均由高年资护士担任责任组长，对疑难、危重患者的护理进行把关，充分保证了护理安全；④有利于护士更好地安排自己的工作、生活，避开上下班的高峰；⑤增强了护理工作的连续性，有利于服务患者。	①夜班时间较长，护士可能疲劳；②不适用于护理人力资源不足的科室。
功能制护理排班	分工明确，工作效率高。	岗位和职责不分层级，班次不连续，交接班频繁，不利于护士全面掌握患者的整体情况。

四、护理人力的临时调配

护理人力使用中，需要根据患者数量的动态性变化、护理工作量动态性变化、护士特有生理特征的动态性变化、突发公共卫生时间等情况，适时调整护士岗位人员。

（一）科室临时的护理人力调配

护理人力相对短缺，影响科室正常开展工作时，如科室突然接收大量急诊患者，或者科室在短期内大量减员等，应实施护士人力调配。

（二）护理部贮备应急人力

应急急救队应时刻处于待命状态，保持通讯工具通畅，因故离开本地必须提前报告护理部。发生突发公共卫生事件、大型医疗抢救，如批量外伤、疾病暴发流行及其他特大意外事件，护理部接到通知后立即上报分管院长，同时启动应急急救队，以确保紧急情况下护理人员迅速调配到位。

（三）护士人力调配依照层级原则实施

当科室出现护理人力资源相对短缺，影响科室正常开展工作时，首先由科护士长在本病区内协调解决，以保证护理工作的正常运行。科内不能协调解决人力资源情况，由护理部协调解决。护理部安排护理人力资源库中的机动人员对繁忙科室进行支援。

（四）特殊情况处置

夜班、节假日期间，接收批量急诊或危重症时，值班护士通知总值班、总护士长和科室护士长，赶赴现场指挥、参加处置和护理。如情况复杂，总值班护士长通知护理部、分管院长现场指挥，并实施应急护理人力资源调配。

（五）弹性排班的应用

病区内根据护理工作量、患者数量、危重患者数实施分层次护士弹性排班。设立护理组长，增加夜班和休息日护士配置人数，各班次人员和数量安排遵循护理工作量、患者数量、危重患者数、专科疾病护理要求的弹性调整原则，增加护理高峰时段的护士人数，改进排班模式，增设早晚班、延时班等，加强基础和专科护理工作的落实，提高护理质量。

（六）实施动态人力管理

护理部掌握全院护理人员的工作动态，根据各科室的情况来掌握每个护理人员在岗情况。护理部组织护理专家组会诊，亲临病区确需调配护理人员资源应急，护理部立即调配轮转护士参加应急工作。

（七）提高护理人员业务素质和能力

各科室要加强护理人员的业务学习，不断提高业务素质，增强对各项工作制度的落实要求，熟练掌握各项急救护理技术。

第五节　护理人员绩效管理

护理人员的绩效管理是护理改革的重要内容之一，同时也是护理人力资源管理的一个重要组成部分。它对于提高护理质量，调动护理人员工作的积极性和主动性，提高工作效率有极其重要的作用。如何科学有效地进行绩效管理，是新时期护理管理者面临的挑战。

一、绩效管理的概念及目的

（一）绩效管理的概念

绩效管理（performance management）是指组织管理者与被管理者就工作行为与工作结果达成一致，有利于组织目标实现的相互沟通的过程。

（二）绩效管理的目的

绩效管理的最终目标是提高护理人员的工作绩效，实现医院的管理目标，提高员工的满意感。此外，有效的绩效考评还是人事管理活动的一个组成部分。绩效管理的目的：

1. 人事决策　医院护理人员的晋升、晋级、培训、人事调整、奖惩、留用、解聘等护理人事管理决策都以绩效评价结果为依据。科学合理的绩效评价机制，有利于护理管理者对护理人员作出公正的评价，为医院和部门正确识别人才和合理使用护理人员提供了客观依据。

2. 诊断　绩效评价结果的分析能帮助管理者确认护理人员的职业素质与护理岗位任职要求之间的差距。在掌握个人或护理单元绩效结果的基础上，管理者可利用决策树方法将护理人员存在绩效问题的原因进行分析归类，诊断导致绩效不良的主客观因素。问题诊断主要包括与绩效直接相关的组织因素、管理者因素、环境资源、部门管理因素、护理人员个人因素等方面，目的是寻求提高组织和个人绩效的措施和方法，促进绩效持续改进。

3. 激励　奖优罚劣是管理中起重要作用的激励和约束机制，对调动护理人员的积极性具有促进作用。绩效评价结果可以帮助护理管理者确认护士对组织的贡献大小，以此作为组织奖惩决定的依据。对成绩优异的护理人员给予奖励，进行成就激励，可以使组织期望行为得到强化和巩固；对绩效低劣者给予批评惩罚，进行危机激励，可以促进其及时改进不良工作表现。

4. 教育和管理　绩效考核的教育作用是在绩效诊断的基础上确定培训需求，制订有针对性的培训计划，通过知识、技能等相关培训，达到组织期望的绩效水平。绩效评价的主要目标是促进与维持组织成员绩效的高水平。绩效评价的管理是管理者结合岗位要求和个人特点，对绩效水平持续达不到组织要求的人员采取调整、培训、转岗、留聘等多种措施，促进绩效改进的过程。

二、绩效管理原则

护理人员绩效管理需要获得的信息包括：被评价人员在工作中取得了哪些成果；取得这些成果的组织成本投入是多少；取得这些成果对组织的经济收益和社会收益带来多大影响。换言之，就是考核和评价护理人员工作的效果、效率、效益。在进行护理人员绩效评价时应遵循以下基本原则。

（一）评价标准基于工作的原则

护士绩效考评标准应根据工作内容来建立，用来评价护理人员业绩的标准必须与其工作相关，制订标准的依据是具体的岗位职责。另外，制订评价标准时应尽量使用可衡量的描述，以便提高评价标准的可操作性。

（二）评价标准公开化原则

护理人员工作评价标准应尽量客观，经有关专业人员审定后应在事前公之于众，使护理人员明确组织对他们的期望行为和业绩的水准，帮助他们找准自己努力的方向。

（三）评价标准化原则

绩效评价的标准化有几层含义：①是指在同一管理者领导下从事同种护理工作的人员应使用同一评价方法进行评价；②评价的间隔时间应该是基本相同的；③重视评价反馈并有效落实；④提供正式的评价文字资料，被评价人应在评价结果上签字。

（四）评价激励原则

绩效评价的目的是激励下属更加努力工作。对工作出色的护理人员要进行成就激励，以巩固和维持组织期望的业绩；对工作表现不符合组织要求的护理人员要给予适当批评、教育或惩罚，帮助其找出差距，建立危机意识，促进工作改进。通过绩效评价，使护理人员之间拉开距离，以此作为人事或管理部门使用、晋升、奖惩、培训的依据。

（五）评价结果公开化原则

大多数护理人员都渴望知道自己的业绩和组织对自己工作的评价，好的评价体系会随时向护理人员提供持续性的反馈信息，为其把工作做得更好提供参考依据。

（六）评价面谈原则

评价面谈为管理者和下属双方提供了一个交流沟通的机会，无论护理管理人员工作多么繁忙，都必须进行绩效评价面谈。评价面谈一般包括三方面内容：①讨论被考评人的工作业绩；②帮助被考评人确定改进工作的目标；③提出实现这些目标所采取的措施和建议。

三、绩效管理的基本方法与绩效改善

（一）绩效管理的方法

护理人员绩效管理方法的选择取决于绩效考评目的。为了达到评价目的，评价方法必须具备可靠性和有效性。选择评价方法主要考虑的因素包括体现组织目标和评价目的；评价能对护理人员的工作起到正面引导和激励的作用；使用的评价方法能客观真实地评价护理人员的工作；评价方法简单、有效，易于操作；评价方法节约成本。

1. 绩效评价表　是一种根据限定因素对员工表现进行考核的工作效率衡量方法。具体操作是根据评定表上所列出的指标（评价要素），对照被评价人的具体工作进行判断并记录。护理人员所选择的指标一般包括两种：一是与工作相关的指标，如工作质量、工作数；二是与个人特征相关的指标，如积极性、主动性，适应能力、合作精神等。除了设计评价指标外，还应对每一项指标给出不同的等级，描述各种指标的比重。对各项指标和等级定义描述得越确切，其评价结果就会越完善可靠。当每一个评价者对每个指标和等级都按同样的方法解释时，就会取得整个组织评价的一致性。制订绩效评价指标的基本原则包括评价指标明确具体、可衡量、切实可行等。

2. 排队法（排序法）　是评价者把同一部门或小组中的所有人员按照总业绩的顺序排列起来进行比较的评价方法。如病房中绩效成绩最好的护士排在最前面，最差的排在最后面。排序评价法的特点是简单、省时、省力、便于操作。其主要局限是当护士业绩水平相近时难以进行排序。

3. 强制分配法　是将工作单元或小组的所有人员分配到一种近似于正态频率分布的有限数量的类型中去的一种评价方法，如将占病房护士总数 5% 的最好护士放在优秀等级组中。其次 20% 的护士放在良好等级的小组中，而次之的 50% 放在中间的平均水平等级组中。再次的 20% 放在低于平均水平等级组中，剩下的 5% 在最低的等级组中。强制分配法基于一个有争议的假设，即所有组织和部门中都有优秀、良好、合格、较差表现的员工分布。

4. 描述法　是评价者用陈述性文字对组织人员的能力、工作态度、业绩状况、优势和不足、培训需求等方面作出评价的方法。这种方法侧重于描述组织成员工作上的突出行为，而不是日常业绩。描述法的使用与评价者的写作技巧和能力关系较大。描述法由于没有统一的标准，在进行护理人员之间的比较时有一定难度，使用时应视评价目的和用途结合其他方法同时进行。但也有一些管理者认为，描述法不仅是最简单的评价方法，而且是对员工评价的最好方法。

5. 关键事件法　是将被评价人员在工作中的有效行为和无效、错误行为记录下来作为评价依据的方法。当护士的某种行为对部门或组织的工作、效益产生无论是积极还是消极的重大影响时，护理管理者应当及时把它记录下来。这样的事件称为关键事件。使用这种方法进行的绩效评价应贯穿于整个评价阶段，而不仅仅集中在工作的最后几周或几个月里。在绩效评价后期，评价者应综合这些记录和其他资料对护士业绩进行全面评估。

6. 目标考核法　是在目标管理的管理制度下对员工进行考核的方法。运用目标考核法可以将评价关注的重点从护理人员的工作态度转移到工作业绩方面，评价人的作用则从传统评价法的公断人转变为工作顾问和促进者；被评价护理人员在评价中的作用也从消极的旁观者转变成积极的参与者。

7. 360 度绩效评价方法　又称为全视角评价，是由被评价者的上级、同事、下级、客户（包括内部和外部客户）和被评价者本人从多个角度对被评价者工作业绩进行全方位衡量并反馈的方法。由于此种评价方法强调反馈，以达到促进行为改进，提高绩效为目的，因此，360度绩效评价法又称为 360 度绩效反馈评价、全方位反馈评价或多源反馈评价。

（二）绩效改善的实施

一个有效的绩效评价系统一般由三部分组成。确定绩效标准，界定绩效的具体考核指标以及各指标的内容和权重；评价绩效，即确定出有效、可操作性强的考评方案并实施的过程；反馈绩效，即部门或管理人员与被考评者沟通和应用绩效考评结果的过程。

1. 确定绩效标准　绩效考核的标准一般包括两方面，一方面应明确被评价者应该做什么，这类指标包括工作职责、工作的质和量以及一些相关指标。另一方面是明确被评价者做到什么程度，相应的指标有具体的工作要求和工作表现标准。由于各项评价指标对工作的影响存在程度上的差异，因此，应对每项岗位职务的各项评价指标给予不同的权重数，以反映各个工作要素的相对重要程度。

2. 实施绩效考核

（1）制订绩效评价实施计划，落实评价人员，确定评价对象和时间；

（2）选择科学、实用、操作性强的评价工具；

（3）将被评价对象的实际工作表现与所制订标准进行比较；

（4）评价信息的收集、处理、分析、综合总结，将评价结果向相关领导和部门报告。绩效评价不是一朝一夕的工作，而是一项长期复杂的工作过程。管理者对护理人员的绩效评价应注重将定期正式的综合评价、部门的过程或阶段性评价与经常性的日常工作表现等方面结合起来，强调平时护理活动中护理人员在工作中的自我约束和规范，从而更准确、客观、公正地评价每一位护理人员。

3. 绩效评价结果反馈及应用　一旦绩效评价工作结束，管理者就应将人员的整体评价结果提供给人力资源部门作为组织决策的依据，同时将个人的评价结果告诉被评价者本人。反馈绩效的目的是让被考评者了解自己的工作情况，促进管理者与护士一起分析工作中存在的不足及确定改进措施。反馈时管理者必须传递表扬和建设性批评两方面的信息，这对护理管理者和护士来说都是一个考验。因为信息反馈方式不当或提法不妥，将会给被评价者带来消极的影响，对今后的工作极为不利。管理者的重点是既强调护士工作表现中的积极方面，又必须就护士在工作中需要改进的方面进行讨论，并共同制订改进计划，以提高今后的工作绩效。

1. 人力资源管理概述主要介绍了人力资源管理的概念、意义、策略。

2. 医院护理岗位主要分为护理管理岗位、临床护理岗位和其他护理岗位三种；医院人力资源的配置依据是国家政策相关规定、医院规模级别及社会需求等方面。

3. 护理人员的招聘与甄选主要通过护理人力资源规划、工作分析、工作说明、发布招募信息、进行理论考核、技能考核、面试、实际岗位能力测试、体检录用、评价等过程实现。

4. 护理人员的排班方法有周排班法、周期性排班法、自我排班法、整体护理排班、弹性排班、小时制排班、APN连续性排班、功能制护理排班等。

5. 护理人员绩效管理具有人事决策、诊断、激励、教育和管理等目的；绩效管理的原则包括评价标准基于工作原则、标准公开化原则、评价标准化原则、评价激励原则、评价结果公开化原则、评价面谈原则等；绩效管理的基本方法包括绩效评价表、排队法、强制分配法、描述法、关键事件法、目标考核法、360°绩效评价法等。

一、单选题

1. 护理人力资源作用的发挥取决于护士个体的实际工作状况,这种情况称为人力资源的
   - A. 主观能动性特点
   - B. 可变性特点
   - C. 组合性特点
   - D. 消耗性特点
   - E. 可塑性特点

2. 以下哪项属于护理工作描述的内容
   - A. 文化程度
   - B. 工作经验
   - C. 生活经历
   - D. 工作态度
   - E. 工作流程

3. 护士长在排班时将不同技术水平的护士进行搭配属于遵循
   - A. 满足需求原则
   - B. 结构合理原则
   - C. 效率原则
   - D. 公平原则
   - E. 按职上岗原则

4. 以绩效评价结果为依据,对组织成员做出是否留用的决定,属于绩效评价的
   - A. 人事决策作用
   - B. 诊断作用
   - C. 激励作用
   - D. 引导作用
   - E. 教育和管理作用

5. 由被评价人自己、上级、同事、下级、服务对象进行评价的方法称为
   - A. 绩效评价表法
   - B. 排序法
   - C. 比例分布法
   - D. 描述法
   - E. 360 度绩效评价法

二、名词解释

1. 人力资源管理　　2. 岗位设计　　3. 岗位描述　　4. 集权式排班
5. 360° 绩效评价

三、填空题

1. 护理人力资源管理工作包括_____、人与人的匹配,以及_____。
2. 护理人员绩效评价的作用有_____、_____、_____、_____、_____。
3. _____是指通过观察和研究,对某工作岗位的性质进行全面评价获得确切信息的过程。
4. 采用特定的工具和方法对组织成员的工作效果进行考核评价称为_____。

四、简答题

1. 护理人力资源具有哪些优点?
2. 实施护理人员招聘的前提是什么?应该如何进行?
3. 护理人力资源配置时应遵循的原则有哪些?

五、论述题

结合本章所学内容,论述绩效考核常用测评方法。

(杨秀木)

第六章　护理职业生涯培育与发展

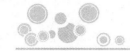
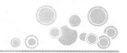

识记

列举职业生涯规划的方法与护理职业发展方向。

理解

1．理解职业生涯发展理论。

2．理解职业生涯规划的方法及步骤。

3．陈述护理人员发展生涯管理与培训。

4．理解职业倦怠与管理。

运用

根据职业生涯规划理论与方法设计护理职业生涯发展规划与培训计划。

职业生涯规划（career planning）始于 20 世纪 60 年代，最早由美国麻省理工学院教授施恩（E.H.Sichein）对职业生涯进行了系统研究。职业生涯规划是组织、部门管理者和个人通过一系列职业生涯规划活动，实现个人和组织目标共同发展的动态过程。职业生涯规划和职业发展管理是组织中人力资源管理的重要任务。

第一节　护理人员职业规划与发展

一、护士职业生涯规划

（一）概述

1．职业　职业（career）是一个人在他（她）生涯历程中选择从事工作的行为过程。

2．职业生涯　职业生涯是指一个人在其一生中所承担工作的相继历程，主要指专业或终身工作的历程，职业生涯是个体获得职业能力、培养职业兴趣、进行职业选择、就职到最后退出职业劳动的完整职业发展过程。护士职业生涯是指护理人员在从事的护理专业领域内的行为历程。

3．职业生涯规划（career planning）　又称职业生涯设计，是指个人对未来发展的主客观因素进行分析、判断和测定，确定自己的事业奋斗目标，并制订实现这一目标的工作、教育和培训计划，对每一步骤的时间、顺序和方向做出合理安排，以实现自我价值的过程。

（二）职业生涯发展理论

1．孔子人生七阶段法　早在两千多年前的春秋战国时期，我国古代思想家孔子就对人生生涯划分了不同阶段，应该是最早、最原始的生涯规划理论。孔子人生七阶段法详见表 6-1。

表6-1　孔子人生七阶段法

年龄阶段	发展阶段	主要特征
0～15岁	从学前期	已开始学习。
15～30岁	立志与学习时期	与从学前期相比，此时的学习更与志向相结合。
30～40岁	自立时期	懂理，独立于社会。
40～50岁	不惑时期	不被外界事物所迷惑，办事不犹豫。
50～60岁	知天命时期	认识自然规律，知道自己的人生使命。
60～70岁	耳顺时期	冷静地倾听别人的意见，明辨是非，分别真假。
70岁以上	从心所欲不逾矩时期	言行自由，自觉遵循客观规律，自觉遵守道德规范。

知识链接

儒家文化对职业生涯规划的启迪

《礼记·曲礼上》记载："人生十年曰幼，学。二十曰弱，冠。三十曰壮，有室。四十曰强，而仕。五十曰艾，服官政。六十曰耆，指使。七十曰老，而传。八十、九十曰耄，……百年曰期，颐。"从中反映了人生不同阶段及其表现。

儒家思想是中国文化的根，儒家文化把人生发展定义为"修身、齐家、治国、平天下"。在学习西方职业生涯规划理论与工具的同时，不能忽视了仁爱、责任、担当、感恩、厚德、忠义等中国传统文化思想。中国悠久灿烂的传统文化形成了中国人独有的做人处事态度与方式，形成了独有的价值观和使命感，职业生涯规划应该汲取传统文化精髓，强调人才的修德与立志的重要性。

2. 格林豪斯职业生涯发展理论　美国心理学博士格林豪斯（J. H. Greenhaus）从人生不同年龄段职业生涯发展所面临的主要任务角度对职业生涯发展进行研究，将职业生涯发展划分为五个阶段，包括职业准备阶段（0～18岁）、职业探索阶段（18～25岁）、职业生涯初期（25～40岁）、中期（40～55岁）和后期（55岁直至退休）。

3. Super 生活/生涯彩虹图理论　唐纳德·舒伯（Donald Super）是最为重要的"过程取向"理论家之一。他从人们的自我概念、年龄和生活角色来看待生涯发展。Super 认为，人在漫长的生涯过程中拥有多种生活角色，每个人在人生不同时期担当着一个或者多个角色，对每个人而言，每种生活角色的强度会随着时间的变化而变化，各种生活角色的结合及其强度变化构成每个人特有的生涯基础，就是 Super 生活/生涯彩虹图理论（The Life/Career Rainbow）（图 6-1）。

在生涯彩虹图中，纵向层面代表的是纵观上下的生活空间，由孩子、学生、休闲者、公民、工作者、退休者、配偶（或伴侣）、持家者、父母（或祖父母）九个不同的角色组成。彩虹图能很好展示生涯过程中各个角色的变化及角色之间相互作用和影响。某个角色成功，可促进其他角色成功，反之，一个角色失败，也可能导致另一角色失败。这就要求每个人在生涯中要妥善处理生活、家庭、工作和事业几方面的辩证关系。

4. 施恩职业锚理论　职业锚是由美国著名职业指导专家施恩（Edgar. H. Schein）提出的。职业锚（career anchor）又称职业定位，是指在职业生涯发展的探索过程中，人们根据个人的

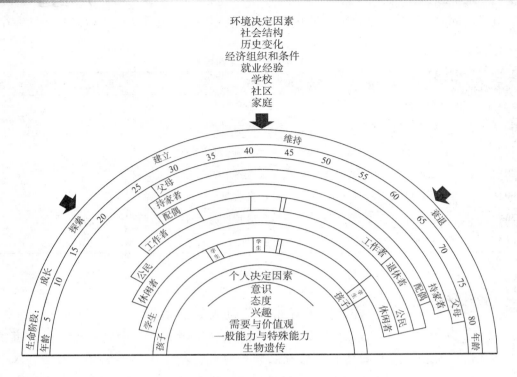

图 6-1　Super 生活 / 生涯彩虹图

能力、动机、天分、需要、态度和价值观等逐渐形成较为明显的与职业有关的自我概念和明显占主导地位的职业定位,是人们通过实际工作经验达到自我满足和补偿的一种长期的职业定位。职业锚是个人同工作环境互动作用的产物,也是员工的动机、需要、价值观和能力相互作用和逐步整合的结果。在实际工作中职业锚不是固定不变,而是不断变化调整,所以职业锚很难预测。

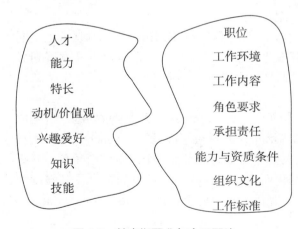

图 6-2　帕森斯职业与人匹配论

5. 帕森斯职业与人匹配论　该理论由美国波士顿大学的帕森斯(F. Parsons)教授提出,是用于职业选择的经典理论之一,也称作特质因素论,指的是人们依据人格特性及能力特点等条件,寻找具有与之对应因素的职业。分为因素匹配和特性匹配两种类型(图 6-2)。

（三）职业生涯规划的意义

通过职业生涯规划拟定,明确个人职业发展目标,使之不懈努力奋斗,按照计划达成一个个目标,不断促进个人成长。职业生涯规划的意义:①有利于正确认识自己,作出合适的选择;②有利于确定个人职业发展目标和方向;③有利于明确奋斗目标,增强个人职业发展动力;④有利于引导个人发挥潜能,提高职业竞争力;⑤有利于促进个人职业发展和组织目标实现。

（四）职业生涯规划的原则

职业生涯规划是一个复杂、系统、动态的过程,在制订规划过程中应根据自身实际情况和环境因素的变化进行动态调整,应遵循一定的规律和原则(图 6-3)。

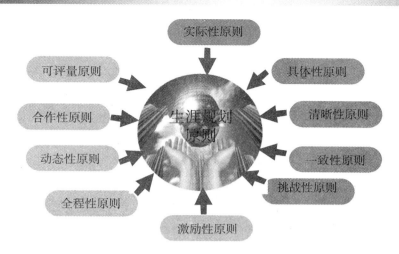

图 6-3　职业生涯规划原则

（五）职业生涯规划的注意事项

1. 个人目标与组织社会需要有效结合　在设计个人职业生涯发展目标时，不仅要分析个人的能力、兴趣、爱好、特长、个性特征等主观因素，还应分析所处环境、具备的客观条件和组织需要等客观因素，个人发展离不开组织环境。只有找准个人和组织需要最佳的结合点，才能找到自己恰当的职业定位，才能将个人优势在组织和社会需要的岗位上得到充分发挥，才能保证个人和组织共同发展达到双方利益的最大化。

2. 短期目标与长期目标有效结合　长期目标是职业生涯发展的总体方向。短期目标是实现长期目标的基础。目标的选择是职业发展的关键，明确的目标可以成为个人追求成功的行为动力。只有长期目标与短期目标协调一致和有效结合才有利于个人职业生涯目标的实现。

3. 稳定性与动态性有效结合　职业生涯是一个漫长过程，每一个目标实现需要一定时间，人才成长需要经验积累和知识积淀，职业生涯发展需要一定的稳定性。同时，人的发展目标并不是一成不变的，当内外环境条件发生改变时，目标或措施要有弹性或缓冲性，能够依据环境的变化或需要做出动态调整。

4. 可行性与挑战性有效结合　可行性是指目标设计符合自身和环境的实际情况，实现目标的措施和步骤具体，清楚明了，切实可行。规划还要在可行性的基础上具有一定挑战性，才能激发个人内在动力并在成功之后获得更大的成就感。

5. 动机与方法有效结合　有了明确的发展目标和职业发展动机，还须运用生涯理论与设计方法进行科学合理的设计和选择发展方案，克服职业发展障碍，保证职业发展计划落实，不断提高个人职业素质。

（六）职业生涯规划的方法及步骤

职业生涯规划包括自我评估、环境评估、目标设置、计划行动和评价反馈五个步骤。

1. 自我评估　自我评估（self-assessment）是职业生涯规划者对自己的知识、能力、价值观、愿望、行为和个性特点等有关职业发展的因素所作的分析、判断和评价。

（1）自我评估的内容：包括生理自我、心理自我、理性自我和社会自我评估。

（2）自我评估的方法

1）橱窗分析法：橱窗分析法（图6-4）是自我分析的重要方法之一，坐标橱窗图根据"自己知道 - 不知道"和"别人知道 - 不知道"两个维度，把"自我"分成了四部分。在进行自我分析时主要是要了解橱窗3"潜在我"和橱窗4"背脊我"这两部分，"潜在我"是影响一个人未来发展的重要因素，每个人都具有巨大的开发潜能。许多研究表明，人类平常只发挥了极小部分的大脑功能，95%以上的功能都没有发挥出来，开发的空间非常广阔。因此，了解和认

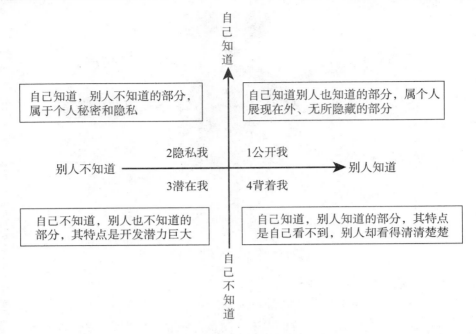

图 6-4 运用橱窗分析法进行自我分析

识"潜在我"是自我认识的一个非常重要内容,了解"潜在我"的主要方法有积极性暗示法和光明思维法。对于"背脊我",则要求个人需要有诚恳的态度和博大的胸怀,诚恳地、真心实意地去征询和接受他人的意见和看法,有则改之,无则加勉,从而帮助自己全面、正确地认识和评价自我。

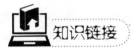 知识链接

自我评估练习

活动(目标)

第1步:我现在处于什么位置?(了解目前职业现状)

思考一下你的过去、现在和未来。画一张时间表,列出重大事件

第2步:我是谁?(考察自己担当的不同角色)

利用 3 cm × 5 cm 卡片,在每张卡片上写下"我是谁"的答案

第3步:我喜欢去哪儿?我喜欢做什么?(这有利于未来的目标设置)

思考你目前和未来的生活。写一份自传来回答三个问题:你觉得已经获得了哪些成就?你未来想要得到什么?你希望人们对你有什么样的印象?

第4步:未来理想的一年(明确所需要的资源)

考虑下一年的计划。如果你有无限的资源,你会做什么?理想的环境应是什么样的?理想的环境是否与第3步相吻合?

第5步:一份理想的工作(设立现在的目标)

现在,思考一下通过可利用资源来获取一份理想的工作。考虑你的角色、资源、所需的培训和教育

第6步:通过自我总结来规划职业发展(总结目前的状况)

例:是什么让你每天感到心情愉悦?

2）心理测试法：心理测试法是运用已标准化的测试工具对人的智力、性格、气质、潜能、态度和兴趣等心理因素进行有效测试，如霍兰德职业兴趣测试，斯特朗 - 坎贝尔兴趣调查表等。

2. 环境评估　自我评估达到"知己"，对环境进行评估达到"知彼"，知己知彼方能百战不殆。环境为每个人提供了活动的空间、发展的条件和成功的机遇。个人如果能够有效利用内外环境，就有助于事业的成功。影响职业发展的环境因素主要包括社会环境、行业环境和组织环境。

（1）社会环境：一个社会的大环境对职业的类别和职业发展前景有着极大的影响，从而也影响到个人职业生涯的规划和发展。社会环境评估内容主要包括社会经济环境、政治环境、文化环境、科技环境等多种因素影响。

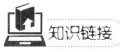 知识链接

《中国护理事业发展规划纲要（2011—2015 年）》
部分规划目标参考

纲要提出"十二五"期间，护理人才队伍建设目标要求：到 2015 年，全国护士队伍中，大专以上学历护士应当不低于 60%；三级医院中，大专以上学历护士应当不低于 80%。

建立专科护理岗位培训制度。

临床专科护理：争取到 2015 年全国建立——

10 个国家级重症监护培训基地；

10 个国家级急诊急救护理技术培训基地；

5 个国家级血液净化护理技术培训基地；

5 个国家级肿瘤护理专业培训基地；

5 个国家级手术室护理专业培训基地；

5 个国家级精神护理专业培训基地。

"十二五"期间为全国培养 2.5 万名临床专科护士。

探索建立长期护理服务体系。

"以机构为支撑、居家为基础、社区为依托"的长期护理服务体系，包括老年照护（养老 / 老年产业）、姑息治疗、临终关怀等，护理服务延伸到家庭和社区。

新建、改扩建和扶持一批护理型医院，承接康复期、老年慢性病和姑息治疗的患者。

社区护理、老年护理、居家护理等护理延伸服务将成为未来护士职业生涯的又一种选择。

（2）行业环境：行业环境分析评估主要包括行业特点、发展现状、未来发展趋势等相关因素。美国劳工统计局统计分析报告（Dohm & Shniper，2007），2006—2016 年预计就业人数增加最多的职业中排在第一位的是注册护士，且 Dohm 和 Shniper 指出，到 2016 年，有 4 种挣钱最多的职业，即注册护士、大学教师、计算机软件工程师和会计 / 审计。在 2014 年"100

种最好的工作"调查报告中开业护士和注册护士分别名列第 4 位和第 6 位，说明未来护理具有很好的发展前景。

（3）组织环境：评价一个单位或组织是否优秀，最核心的不是它能够给你什么，而是它所提倡的价值观和行为，以及是否有利于个人成长的发展平台和环境。包括组织文化、决策模式、员工的道德感、行业地位、晋升制度、教育培训机会、薪酬等。

总之，护理人员在制订职业发展规划时环境评估要注重分析环境的发展变化、职业与环境的关系、个人在环境中的地位、个人对应环境的条件、环境对自己职业发展有利和不利的因素等。全面系统分析组织发展战略、护理人力资源需求、护理组织队伍群体结构、组织护理人员的人力资源管理政策等。只有知己知彼，才能作出正确的选择，把握适合自己职业发展的机遇，实现自我价值和人生目标。

3. 目标设置　职业生涯规划的核心就是确定职业生涯目标。根据自我评估和环境评估分析，明确职业发展选择的方向和最终达成的目标。按照个人观念、知识储备、能力差距等不同条件状况需要将终极目标分解细化到不同阶段去分期完成，按照时间长短可分为人生目标、长期目标、中期目标、短期目标（表6-2）。

表6-2　职业生涯规划目标及任务

目标类型	目标任务
人生目标 （时间长至40年左右）	职业生涯最终目标，设定整个人生的发展目标。如规划成为临床护理专家、医院护理院长、护理博士生导师等不同发展方向的不同层级职业定位。
长期目标（5~10年）	主要设定较长远的目标。如规划30岁时完成研究生学历，成为一名护士长或专科护士，规划40岁时成为科护士长或护理部主任或临床护理专家等。
中期目标（3~5年）	应既有激励价值，又要现实可行的目标与任务。如规划几年内完成科研多少项或撰写论文多少篇等。
短期目标（1~2年）	必须清楚、明确、现实和可行。主要是确定近期目标，规划近期完成的任务。如对专业知识的学习，2年内掌握哪些业务知识等。

在确定目标时，可以采用逆向思维法，即先把总体方向确定下来，然后据此反推，具体做法是从人生总体目标——长期目标——中期目标——短期目标。

目标设置的基本要求为符合社会与组织需求，适合自身优势，目标高低恰到好处，长短配合适宜，一个时期目标不宜过多，目标具体可行。职业生涯设计涉及横向、纵向多层面、多角度的多种变化，所以，目标设定应该体现多层次、分阶段、主次衔接的综合目标方案。

4. 计划行动　目标设立后，需要根据目标要求制订具体行动计划，包括配合目标达成的各项具体内容、方法措施、时间安排、考核指标等。计划方案应具体详细，可操作性强。行动是实现最终目标的关键。职业目标的实现依赖于个人各种积极的具体行为和有效策略与措施，包括积极的工作态度、工作表现，积极的个人发展的前瞻性准备，建立良好的人际关系，积极参加各种学习培训等，只有对照职业生涯目标规划方案扎扎实实一步一个脚印朝前迈进，才能最终到达目标的终点，实现人生奋斗目标和自我价值。

5. 评价反馈　评价反馈是对自己职业生涯进行及时有效的信息收集和分析，评估职业生涯规划执行的情况和效果，并据此对原规划进行修正和调整的过程。有效的评估反馈能使偏离控制目标的行为或现象得到及时矫正和制止，使控制活动更大程度地接近和达到目标。同时不断地评估和修正还可以增强个人实现职业目标的信心。

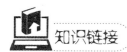知识链接

天壤之别

从前，一座山上有两个相同的石头，几年之后却发生了截然不同的变化，一个石头受到许多人的膜拜和敬仰，一个石头却遭到人们的冷落。

遭冷落的石头极不平衡地问："大石头，几年前我们同为这座山上的石头，今天为什么会发生这么大的差距呢？真是天壤之别呀！我实在太痛苦了！"

大石头说："小石头，你还记得吗？几年前，有位雕刻家来到山上，你害怕一刀刀割在身上的痛。你要求他只把你简单雕刻一下就可以了，而我那时只想象着未来的模样，不在乎割在身上一刀刀的痛，所以才有了今天的不同。"

不同的付出有不同的回报，惧怕痛苦的石头最终被冷落，而承载了苦难的石头却受人敬仰。宝剑锋从磨砺出，钻石千刀出光芒。

二、护士职业生涯发展与管理

（一）护士职业生涯发展路径

职业生涯路径（career path）是指一系列的工作职位。双重或多重职业生涯路径有利于为科研人员和专业技术人员提供更多的职业发展机会。护士职业生涯路径包括临床护理、护理管理、护理教育和其他护理。几种路径之间可以交叉和重叠，如临床护理与管理、临床护理与教育等（图6-5）。

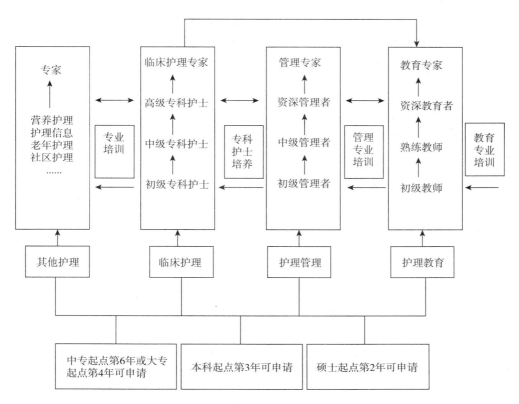

图6-5　护士职业生涯发展路径图

1. 护理管理　护理管理是护理工作的重要组成部分，护理管理人员组织和引领护理团队推动护理学科的建设和发展。医院护理管理岗位包括护士长、科护士长、护理部副主任和主任、护理分管院长等，每个职位均有相应的职责和履职条件。具有管理型职业锚的人员可以选择护理管理路径作为自己职业生涯发展方向。

2. 临床专科护理　技术型和研究型人才选择临床专科护理路径作为自己职业生涯发展方向不失为一个正确选择。我国护理学已经成为一级学科，在中华人民共和国卫生部《中国护理事业发展规划纲要（2011—2015）》的贯彻实施下，临床专科护理和专项技术也得到了很大发展，如ICU、急诊急救、手术室、血液净化、肿瘤等专科护理和PICC、伤口、造口等专项护理技术护士资质培训，培养了大批专科护士服务临床，促进临床专科护理发展，也为临床护理人员职业发展创造了更多机会。

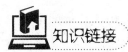

临床护理专家（CNS）

　　20世纪下半叶，护理的发展越来越专业化和专科化，许多国家如美国、英国、澳大利亚等兴起了高级护理实践（advanced nursing practice，ANP）活动。1992年美国护士会提出APN定义：具有研究生学位，能进行全面的健康评估，能高水平地独立工作，拥有诊治和治疗的专家技能，能够处理个人、家庭和社区实际或潜在的各种复杂的反应，能制订临床决策管理急、慢性疾病，促进健康的注册护士。高级护理实践护士（advanced Practice Nurse，APN）在美国包括开业护士（nurse practitioner，NP）、高级助产士（certified nurse midwife，CNM）、高级麻醉护士（certified registered nurse anesthetist，CRNA）、临床护理专家（clinical nurse specialist，CNS）等。其中，临床护理专家发展速度最快。

　　CNS一词首次出现是在1938年，当时纽约哥伦比亚大学教育学院用它来描述那些因为具有丰富知识和特有的临床干预能力而受到尊重的护士。20世纪下半叶，许多国家陆续开始了CNS的培养，并逐步建立了完善的CNS制度，包括培训形式、入选条件、培训目标、名称、课程设置、资格认证、管理及使用等几个方面。

　　1980年，美国护士协会（American Nurse Association，ANA）对CNS的定义：在硕士或博士水平通过学习和有监督的实践，成为某一确定知识领域和所选临床护理领域的专家。并确定了CNS必须符合的两个标准：第一，获得硕士或者博士学位，具有某一特殊领域的护理相关知识和临床实践经验；第二，符合专家团体认证的资格要求或者完成认证过程。CNS被普遍认可的4个角色职能是：临床专家、教育者、咨询者和研究者。

3. 护理教育　中华人民共和国卫生部发展纲要指出，在"十二五"期间将进一步加快护理教育的改革与发展，密切医疗卫生机构与护理教育机构的联系与合作，适应护理专业实践发展的需要。大力培养临床实用型人才。近十余年来，我国护理高等教育取得了很大的发展，护理本科、硕士、博士各级高层次护理人才的培养，推动了护理学科的发展。

4. 其他护理

（1）护理信息：随着护理信息化建设的快速发展，催生了既有护理专业知识又有信息专业知识的护理信息专门人才，承担护理与信息相互交流沟通的桥梁，共同促进护理信息的建设和发展，为护理人员职业发展增添了新的途径和舞台。在国外和台湾已有护理信息师职位。

（2）社区护理：是护理服务的拓展和延伸，主要包括疾病预防保健、健康教育、慢病管理、康复护理和老年照护等。"十二五"期间将逐步建立和完善"以机构为支撑、居家为基础、社区为依托"的长期护理服务体系，提高对长期卧床、晚期姑息治疗和老年慢性病患者等人群提供长期护理、康复、健康教育、临终关怀等护理服务。

（3）老年护理："老吾老以及人之老"。随着人口老年化的加剧，社会对老年护理的需求越来越大。政府对老年产业的发展也越来越重视。到 2015 年，通过开展试点，探索建立针对老年、慢性病、临终关怀患者的长期医疗护理服务模式，大力发展老年护理、临终关怀等服务。老年护理是一个朝阳产业，为更多愿意奉献老年护理事业的广大护理人员提供了发展的机会。

（二）护士职业生涯发展管理

1. 护士职业生涯规划管理角色与责任　护士职业生涯管理是使每位护理人员的职业发展目标与岗位需求和医院发展需要有机结合，使医院和个人都得到最大限度发展。在职业生涯计划、指导、开发和实施中，医院、管理者、个人分别承担不同的责任，如表6-3。

表6-3　护士职业生涯规划管理责任

角色	管理责任
医院	建立有效的组织成员职业生涯发展管理机制
	确定组织发展目标
	制订组织职业需求规划，提供职业发展机会和选择
	帮助护士开展职业生涯规划与开发
	提供职业培训和教育机会
	建立科学合理的护理人员职位晋阶制度
管理者	引领团队建立正确的人生观和价值观
	营造以能力为基础的职业生涯发展组织氛围
	提供开发任务和支持
	开展职业培训和教育
	进行职业指导和定期评价反馈
个人	接受自己职业生涯的责任
	评估自己的兴趣、技能和价值观
	搜寻职业生涯信息和资源
	建立目标和职业生涯计划
	执行职业生涯计划措施
	使用开发机会
	跟踪职业生涯计划实施

2. 职业生涯顶峰管理　职业生涯顶峰（plateauing）指员工已不太可能再得到职务晋升或承担更多的责任。处于职业生涯中期的员工最有可能达到职业顶峰，如"中年员工"发生的"中年危机"表现为工作积极性不高、工作效率低、工作绩效不佳等。主要原因：①能力不够；②对成就感的需求不强烈；③分配不公或加薪水平不合理；④缺乏培训；⑤组织的低成长性导致发展机会减少。

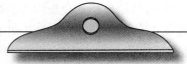

中年员工问题

　　某医院护士王某，45岁，从事临床护理工作23年，一直工作表现积极，责任心强，工作认真负责，对患者态度好，具有强烈的事业心和敬业精神，多次被评为优秀护士。勤奋好学，几年前通过自考获得护理本科毕业，临床经验较丰富，发表文章5篇，3年前晋升为副主任护师。自晋升后，王某给护士长提出要求，上临床眼睛有点老花，只负责科室换药室工作，从此，护士长安排的教学任务不愿承担，科室安排外出培训不愿去，科室其他活动也不愿参加，近2年文章也不写。同事们都感觉小王变了。

　　案例分析提示：
　　王某这种现象属于职业生涯顶峰的表现。

　　组织干预：
　　即组织帮助中年员工渡过中年危机的方法。

　　1. 训练中年员工去帮助年轻员工　这对双方都有好处，中年人的一个非常重要的心理需要是想为这个世界留下点不朽的东西，为自己的组织做出不可磨灭的贡献，让她做青年员工导师，体现成就感和价值感。

　　2. 解决或防止中年员工的知识老化问题　培训、周期性地改变员工的工作或工作内容，为员工创造一个有利于相互经常交流信息的工作环境，提倡参与式的领导方式等。

　　3. 管理人员的开发　管理人员的开发是一项很重要的活动，因为内部提升是管理人才的主要来源。为管理人员提供其工作所必需的领导技能，完成其职业生涯的发展，是管理人员开发的目的。

　　（1）管理人员职业生涯四阶段（表6-4）

表6-4　管理人员职业生涯四阶段

年龄阶段	职业生涯阶段	主要任务
22～30岁	职业生涯早期	学习、了解、锻炼
30～40岁	职业生涯中长期	职务轮换、增长才干、寻找最佳贡献区
40～55岁	职业生涯中后期	创新发展、辉煌贡献
55～65岁	职业生涯后期	总结、教授经验

　　（2）管理人员开发过程：管理人员的开发过程包括两项基本任务。一是管理人员的规划与预测，二是管理人员的需求与开发。具体包括：①根据组织战略与经验需要，确定管理人才的需求；②根据职位要求，确定管理人才的任职资格；③现有人才清理盘点，确定现任职人员以及可能成为的候选人；④根据标准，对现有的候选人进行人才评价，找出差距；⑤确定管理者职业生涯路径；⑥开发管理人员安置图；⑦制订管理人员的开发方案；⑧执行管理开发方案并反馈结果。

　　（3）管理人员开发技术：开发技术主要包括在职体验、岗位轮换、角色轮换、辅导与实践、案例研究、管理游戏、行为模拟、大学研修等。以加强自我认识和环境认识，提高决策及行为技巧。

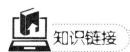

知识链接

管理人员开发常见活动

1. 管理难对付的下属　参加一组特别下属的管理，如特别聪明、掌握先进技术、非常有才智的人才，还有那些不服从管理的人员和工作表现不好的人等。

2. 承担较大范围的工作任务　将参加者安置在一个要求管理更多资源（如人、财、物等）的职位，比现任职位高一个层级，比如上挂锻炼。或者，也可增加职责或下属人数以增大其管理范围，即增加责任和权限。

3. 参与处理难题　通常选择组织的一个重大问题，包括问题分析、评估、评价、处置方案拟订、行动实施、效果评价等。

4. 在直线与职能之间转换　可在直线或职能之间互换锻炼。如科间轮换或科间到职能或部门轮换等。

5. 领导某项活动启动　制订一个行动计划和启动开展一项新技术、服务活动或组织单位的其他活动等，包括计划制订、执行和效果评价反馈等。

第二节　护理人员专业培训与晋升

一、护理专业教育培训

（一）岗前培训

按照员工培训制度要求，组织为新进人员或角色转换新上岗人员进行上岗前相关培训活动，以帮助他们适应角色转换和岗位工作要求。

1. 新护士岗前培训

（1）培训目的：通过岗前规范化培训，使新护士树立"以患者为中心，以质量为核心"的职业服务理念，树立职业责任、质量、安全、规范、法律意识和职业防护意识。规范护理执业行为，锻炼和培养新护士语言沟通技巧与解决实际问题能力，熟练掌握常用技术操作，为适应临床护理工作夯实基础，保障护理工作和患者生命安全。

（2）培训方法：方法和形式可多种多样，包括理论讲座、操作培训、模拟情景演练、案例分析、拓展训练等。一般采用脱产培训一周。

（3）培训内容：①介绍医院概况、护理概况、组织文化及未来发展愿景，让新护士了解医院，热爱医院，憧憬未来，充满希望；②进行医德医风、职业道德教育，牢固树立专业思想，全心全意为患者服务；③学习相关法律、法规、医院规章制度和各级各类护理人员职责，做到有章可循、有责可依；④学习院内感染相关知识和职业防护知识；⑤常用急救技能培训；⑥护理文书书写规范；⑦人际沟通技巧等。

2. 护士长岗前培训　护士长是医院护理管理系统中最基层的管理者，在科内起着承上启下的关键作用，在医院中处于多层次、多方位、多角度、多类型的人际关系中，扮演着举足轻重的角色。为了促进新护士长适应角色转变，提高护士长管理理论水平和组织协调沟通能力，增强护士长发现问题、分析问题和解决实际问题能力，尽快成为一名合格的护理管理者。应对新上岗护士长进行岗前培训。培训内容一般包括护士长的基本素质、管理基本职能、护士长职责、护理质量安全管理重点及方法、护士长领导艺术与管理技巧和人际沟通技巧等。

（二）护士规范化培训

对护士进行规范化培训以树立高尚的护理职业风范和正确的职业价值观，规范护士职业行为，巩固护士专业知识，提高护士业务技能，适应临床护理岗位工作需要。

1. 培训对象　主要针对毕业后1～2年内的低年资护士。

2. 培训内容　①重在强化"三基"培训，即护理的基本理论、基本知识和基本技能。熟悉常规护理工作流程，熟练完成常用护理技术操作，对临床常见病、多发病实施有效的整体护理。②培养"三严"工作作风，即严格要求、严谨态度、严肃作风。加强职业素养培训，树立"以患者为中心"的责任制整体护理服务理念。③医院规章制度、护理工作制度与职责、护理法律法规和护理人文知识培训等。

3. 培训方式　一般具有本科及以上学历者培训时间为1年，专科学历护士培训时间为2年。以临床实践能力培养为重点，采用临床科室轮转实践、专题学术讲座、病案讨论、护理查房、技能培训、自主学习提高等培养方式。

4. 培训考核　考核内容包括医德医风、法律法规、规章制度、服务质量、专业理论、操作技能等。考核方法采用理论考试和技术操作考核。职业态度和服务效果评价主要通过问卷调查或指导老师和护士长评价等形式进行考核。

（三）护士分层培训

分层培训教育是指按照不同年龄、等级、能力进行划分的培训教育方式。美国护士主要按教育程度、工作经历及担任不同级别的职务分5个等级，针对不同级别护士开设专门的教学活动项目。新加坡根据不同的培训基础及能力测试后将护理人员分为3个等级，针对不同等级的护理人员采取不同的培训及考核方法达到逐级提升。目前我国护理提出岗位管理、绩效考核、分层培训和使用等系列管理体系。多数医院按照学历、任职年限、职称、核心能力、培训达标等综合因素将护士分为N层，一般分为3～5层。根据不同层级护士需求、水平达标情况和工作需要制订相应培训计划和方案。

（四）护理管理培训

国家卫计委《中国护理事业发展规划纲要（2011—2015)》中提出了"建立护理管理岗位培训制度"。强调建立和完善护理管理岗位培训制度，以适应现代医院和临床护理工作发展的需要。由卫计委统一制订培训大纲和培训要求，建设国家级和区域性培训基地，负责培训全国三级医院护理部主任和师资骨干队伍。培养和建设一支政策水平较高、业务能力突出、管理素质优良的护理管理队伍。护理管理培训包括现代管理基本理论、护士人力资源管理、绩效考核、护理质量控制与持续改进、护理业务技术管理等，不断提高护理管理者的理论水平、业务水平和管理能力。

（五）专科护士培训

国家卫计委在十二五规划中指出，加强专科护理培训。建立专科护士培训基地，要根据临床专科护理发展和专科护理岗位需要，开展对临床专科护士规范化培训。重点加强ICU、急诊急救、血液净化、手术室、肿瘤等专业领域的骨干培训，提高专业技术水平。

二、护理人员专业晋升

（一）职称晋升

职称晋升是我国人力资源部门对各类专业技术人员能力评价的一项管理制度。根据不同专业不同层级技术水平和条件要求，通过相应考试或评审办法，实现每个人职业生涯从初级——中级——高级不同层级的发展变化。我国护理人员职称晋升条件包括任职年限、学历层次、业务技术水平、学术科研水平、外语和计算机等相关要求，晋升方式包括考试、答辩和评审等多种形式。护理专业职称由低到高包括护士——护师——主管护师——副主任护师——主任护师。护理职称制度对提升我国护理专业地位发挥着积极的作用，对促进护理发展是一个很好的政策。不足之处是指标有限，不能让更多符合条件的人才得到晋升机会和认可。

（二）岗位分级与晋阶

职称晋升制度存在局限性，如指标太少，聘用人员的发展不能通过人力资源管理部门解决，职称不完全代表实际能力和水平，护理管理者无法对管理对象进行主动控制和动态评价管理等。岗位分层级管理可通过医院内部管理机制进行随时调控和动态把握。

岗位分层级与专业晋阶制度在中国香港和台湾地区运用比较多。近年来，国家卫计委在《中国护理事业发展规划纲要（2011—2015）》中明确提出"建立公立医院护理管理制度框架，稳定和发展临床护士队伍，以实施岗位管理为切入点，对护士的合理配置、绩效考核、职称晋升、岗位培训实施科学管理，建立有效的激励和约束机制，实现公立医院护理管理的科学化、专业化、精细化"。岗位管理与分层级培训与使用是优质护理的重要内涵之一，是实施科学化护理管理的重要举措，是建立有效护理管理的长效机制。

护士分层没有统一标准。一般根据学历、任职年限、职称、培训达标情况、技术水平、学术水平、临床科研教学水平等由低到高把护士分为 N 个层级。一般分为 4 ～ 5 级。科学设置护士分层、培训与考核进阶体系，有利于调动护士积极性，激励护士服务临床一线，促进护士职业生涯发展。

三、专科护士的管理与使用

（一）实行岗位培训制度

《中国护理事业发展规划纲要（2011—2015）》提出"建立专科护理岗位培训制度"。在完善医院护理岗位设置的基础上，确定临床专科护理岗位，坚持"以用为本"，以岗位需求为导向，建立和完善专科护理岗位培训制度。卫计委制订统一的培训大纲和培训标准，加强培训基地建设，省级以上卫生行政部门负责实施专科护士培训工作。"十二五"期间全国拟培养 2.5 万名临床专科护士。

（二）实行资质准入制度

对 ICU、手术室、急诊急救、血液透析等专科护士必须经过各种专科系统培训，提高专科业务技术水平，逐步达到持证上岗。

（三）分层级使用与晋升

按照层级管理要求进行分层使用和培训，每年根据专科岗位及分层培训要求，拟订专科培训计划及考核目标，并定期进行能力和水平测试，考评结果记入个人技术档案，并与个人晋升、晋级、合同续聘相联系。逐步建立临床护理专家（CNS）制度。

第三节　护理人员离职管理

护士短缺是护理管理者面临的一个全球性问题。稳定护士队伍，减少护士流失是值得研究和重点关注的问题。

一、护士离职的概念

很多学者从不同角度定义了员工离职。行为论认为离职是员工离开组织的行为（Ann Denvir & Frank Mc Mahon，1992）。过程论认为离职是员工替换的过程（William H. Pinkovitz & Joseph Moskal & Gary Green，1997）。护士离职则是护士离开医院的行为。按照离职原因可以将离职分为自愿离职和非自愿离职。自愿离职是指由于个人意愿的主动离职，而非自愿离职则指被解雇或被迫离职的情况，包括策略性裁员、因违规违纪被解雇或合同到期等。

离职率的计算公式：离职率 = 当期离职人数 / [（期初在职人数 + 期末在职人数）/2] ×100%。

二、护士离职的影响因素

（一）个人因素

1. 年龄和工作年限　从近年对护士离职倾向的研究结果看，年龄与离职意愿呈负相关，年龄越小，离职意愿越高。低年资护士由于临床工作经验不足、角色适应不良、职业认同感低、工作压力大等问题，会产生离职意愿并采取行动。离职意愿与工作年限呈负相关。对于年龄较高的临床护士随着工作年限增长和工作经验积累，专业水平提高，学术地位巩固，夜班时间相应减少，收入却随着职称和工龄的上升而提高，所以离职意愿随着工作年限的增加而降低。年资越高稳定性越好。

2. 学历　高学历护士容易缺乏职业价值感和成就感，如果护理管理者重视不够、缺乏培养和使用计划等，则很容易造成高学历护理人才的流失。

3. 职业承诺　职业承诺是指个人对某种职业责任的允诺，是个人内心与自己所从事职业签署的"心理合同"。涉及个人对职业认同和情感依赖、对职业的投入和对社会规范的内化而导致的不愿变更职业的程度。由规范承诺、情感承诺和代价承诺组成。职业承诺对离职行为有良好预测作用。职业承诺与离职意愿呈负相关。

4. 家庭和角色冲突　家庭冲突主要是离职前的工作地不在父母或配偶或孩子的居住地，期望与家庭团圆是他们离职的一大促进因素。角色冲突是护士主要的工作压力源之一，是离职意愿的一个值得关注的预测因子。有研究显示，护士工作家庭冲突与离职意愿呈正相关。主要是护士工作量大、夜班轮换和人际关系等原因，使得护士回家后，难以满足家庭中的角色需求，导致工作能力下降、压力增大和行为冲突等，往往工作和家庭不能同时兼顾，从而促使离职意愿的产生。

（二）组织因素

1. 工作环境　主要包括工作物理环境和人文环境。如工作环境条件、人际关系、工作负荷、职业防护、组织文化等。

2. 职业发展　组织是否能满足个人职业发展的需要，为个人职业发展创造条件，提供支持和发展机遇，体现不同层级人才的价值，使个人有成就感。护士职业发展的制约，最终将导致工作满意度下降，离职意向增加。

3. 组织公平　组织公平（organizational justice）包括分配公平、职务晋升公平、学习培训公平等，分配公平是指人们感到个人之间在报酬数量和报酬分配上的公平性。护士感到雇佣关系不公平时，会表现出愤恨情绪和低组织承诺，从而产生离职倾向和行为。

（三）社会因素

1. 职业环境　2007 年和 2012 年国际护士会均提出了"营造优良执业环境，提供优质护理服务（Positive Practice Environment：Quality Workplace = Quality Patient Care）"。目前，我国医疗卫生行业的职业环境不佳，护理人员面临工作负荷大、工作责任重，特别是心理压力越来越大。近年来频发的医患纠纷更让护理人员工作如履薄冰，尽管每项操作都要严格"三查七对"，但内心里每个护士都担心会在忙乱中出差错。缺乏社会理解与包容，医患关系十分紧张的职业环境严重影响个人职业体验和职业信念。

2. 职业尊重　护理职业越来越被社会所需要，护理作为一门一级学科，专业发展水平越来越高，社会地位也逐渐发生变化。由于社会对护理的偏见仍然存在，部分护理人员自我职业价值感与理想信念不足，从而产生职业认同感、职业价值感和职业尊重缺乏等不良心理情绪，并对护理工作产生不满而选择离开。

三、护士离职的危害

临床护理人员离职率高已成为全球性的问题，临床护士的离职对于护理事业发展是一个不容忽视的问题。护士离职直接导致了人力与物质资源浪费和护理人才流失，造成许多负面影响，包括造成更多护士的离职意愿、教育经费及卫生资源浪费等。

（一）组织人力成本投入增加

护士离职影响最直接结果就是增加人力成本。有人对护士离职成本（nurse turnover costs）研究证实，每个流失护士所造成的后果，需要高昂的费用来弥补，包括重新招聘、职业培训、其他人员替代工作等。护士离职成本分为两类：直接成本和间接成本。直接成本包括：培训成本（包括理论培训和实际操作培训所耗费新老员工的人员费用和物品费用等）和替换成本（广告成本、招聘成本、入职测试的成本、办理入职所需成本等）。间接成本包括空置成本、人力资本投资成本（之前对员工进行人力资本投资无法取得回报的成本）、学习曲线损失成本（新老护士绩效间差异造成患者收治不及时或医疗服务质量下降带来的时间、医疗材料或财务上的损失）和效率成本（护士离职前的低效成本、优秀技术和经验流失的成本、优秀护士频繁离职对其他护士带来士气上的打击和组织凝聚力下降造成的效率损失）等。

（二）护理人才流失和人力资源浪费

一项调查显示，自愿离职员工中 92% 的人在之前岗位上得到的评价是优良以上。护士离职研究也验证了这一观点：绝大部分自愿离职的护士都是业务优秀的护士。因为，无论护理人员是向上还是向下流动，优秀的人员才具有竞争优势。所以，护士离职不仅是加剧人员不足，更是护理人才的流失，对组织中的优秀护士流失则是优秀技术和经验的流失。如果护理人员选择离开护理职业，则是护理人力资源的浪费，也是国家护理教育经费及卫生资源的浪费。培养一个成熟的专业技术人才不是一件容易的事情。

（三）影响护理质量安全

护士离职另一个重要的直接结果就是导致护理质量下降，护士离职造成其他护士工作负荷增加，护士缺乏造成患者护理服务质量下降，护士离职前的低效率和替换新护士绩效差异等多种因素直接和间接影响了护理质量和护理安全。

（四）团队稳定负面效应

临床护士流失会带来许多负面效应，优秀护士频繁离职对其他护士带来士气上的打击和组织凝聚力下降，动摇军心和降低士气。导致在职护士思想情绪不稳定，使更多的在职人员产生离职想法，影响团队的凝聚力和战斗力，影响护理队伍的稳定和发展。

四、护理人员的压力与职业倦怠

（一）概述

职业倦怠（job burnout）又称"工作倦怠""工作耗竭""职业枯竭"，最早被临床心理学家 Freudenberger 作为一个术语来专指服务于助人行业中的个体，在面对过度工作要求时产生的身体和情绪的极度耗损状态。职业倦怠是服务于助人行业的从业者因为不能有效地应对工作上持续不断的压力而产生的一种包括情绪衰竭（emotional exhaustion）、去个性化（depersonalization）和个人成就感低落（reduced personal accomplishment）在内的综合症状。情感耗竭是指个体感到情绪和生理的资源被掏空耗尽，是职业倦怠的核心成分；去个性化是指个体对工作的各个方面产生消极、冷漠或过度疏离的态度和反应，代表职业倦怠的人际关系维度；个人成就感降低是指个体感到无能力，缺乏工作效率和工作成就感，代表职业倦怠的自我评价维度。

（二）护理人员压力与职业倦怠原因分析

职业倦怠是个体不能顺利应对工作压力时的一种极端反应，是个体伴随于长时期压力体验下而产生的情感、态度和行为的衰竭状态。

1. 个人心理与应对能力　个人的心理特质和压力应对能力不同会产生不同的反应。自我效能感越高的个体工作倦怠感越低，积极情绪的人工作倦怠感低，消极情绪的人工作倦怠感高。面对问题时选择解决问题和求助这两种应对方式的人个人成就感高，职业倦怠感低，而倾向于选择自责、幻想、退避应对方式的人，个人成就感降低，易发生职业倦怠。

2. 职业环境压力　首先，护理工作本身就是一种压力情境，护士每天要面对个性不同的患者，繁杂的工作任务，患者家属的过分要求与社会的过高期望等。二是工作责任压力，护理工作关系到人的生命安危，不能出半点差错，沉重的责任压力也随时伴随着每个护士，责任感越强的护士压力越大。三是职业发展压力，每个护士的职业生涯将经历学历、职称、职位等的升迁，要经历无数次的各种培训和考试，繁重的学习压力和职业发展的压力也会给不同的护士造成不同的影响。四是社会环境压力是造成护士压力最大的因素之一，包括整个社会对护理的认同，对护士理解、尊重、宽容和爱戴等因素。这些环境因素都可成为压力源导致护士职业倦怠的产生。

3. 角色压力　也是引起护士职业倦怠的重要因素，由于护士在医院内要努力扮演好护士角色，在家庭还要承担起子女、贤妻、良母的角色，多重角色常常使护士感到缺乏自信和角色不胜任。角色压力越大，护士职业倦怠越严重。

（三）护理人员压力与职业倦怠的影响

1. 损害护士身心健康　职业倦怠会产生一系列健康问题，长期受到工作的巨大压力，造成生理和心理耗竭，因此，易引发各种生理和心理上的疾病，影响护士的身心健康。

2. 加重护理人员流失　职业倦怠会直接和间接影响护士产生离职意愿，是导致护理人员离职的重要因素，严重影响护理队伍的稳定。有研究发现，情感耗竭对于个体离职意向具有直接的作用，情感耗竭、去个性化和个人成就感低落3个因素还通过护士感知自尊的间接作用对离职意向产生影响，大大影响护理队伍的稳定性和护士的安全感。

3. 降低护理质量安全　职业倦怠是护士在长时期压力体验下而产生的身心疲惫状态。因此，职业倦怠会影响护士的工作热情和工作效率，直接影响了患者的满意度，患者对服务满意度的下降，增加了护士的工作难度和心理压力，进一步加重了护士的职业倦怠。

（四）职业倦怠干预

1. 改善社会环境，提高职业地位　医院、政府和各类媒体应积极正面宣传护理工作和护士形象，大力支持护理事业的发展，提高护士的社会地位和职业认同，让全社会都理解、支持和重视护理工作，对护士给予更多的尊重、关爱和包容。

2. 改善职业环境，减轻工作压力　医院应加强护士数量配置，以足够人员保证护理工作需要，减轻护士工作负荷和责任压力。护理管理者要积极改善护士工作环境，提高护理人员的待遇，努力创造一个轻松、愉快的学习工作氛围。多关注护士的工作压力及身心健康，及时给予工作和生活上的帮助，从根本上解决引发护士职业倦怠的原因，维护护士的身心健康。

3. 培养健康人格，提高工作应变能力　培养健康的人格及工作态度，鼓励护士在工作之余，以积极的方式放松身心。组织心理学、伦理学、行为学等心理讲座培训，学会控制自己情绪，对待负面情绪要进行合理分析、排解，并采用恰当的方法处理好自己的情绪。

加强护士业务技能培训，提升业务技术水平，提高护士面对各种应急突发事件的应对能力，用积极的态度，沉着、冷静应对突发事件。培养成功体验感和自我成就感，是保证护士心理健康的关键。

4. 建立职业规划，促进职业发展　护理管理者应指导护理人员制订职业发展规划，确定个人职业发展目标。创建公平合理的职业发展机遇，营造以能力为基础的职业生涯发展组织氛围，做到人尽其才，才尽其用，人岗匹配。建立正确的人生观、价值观和积极的组织文化，营造积极向上、不断进取的组织氛围；为护士职业发展创建各种培训机会。帮助护士实现个人发展目标，增强护士的成就感和职业自豪感。

五、护士离职的防范策略

护士离职对护理队伍、组织和专业乃至社会都会造成许多不利影响，如何降低护士离职率是组织决策人员、护理管理者和全社会需关注的重要问题之一。

（一）待遇留人，提高护士薪酬

按照赫茨伯格（Herzberg）双因素理论，良好的保健因素可以提高员工的满意度，从而调动员工工作热情。医院应尽力提高护士的薪酬和福利待遇，建立公平合理的薪酬分配机制，逐步完善岗位管理和绩效考核制度，在护士绩效分配中体现工作数量、质量、岗位风险和责任能力等要素，充分体现护士的劳动价值和创造价值，做到同工同酬，从而减少护士的不满意。

（二）事业留人，提供发展平台

满足职业发展需要是提高护士职业承诺的重要因素之一。各级护理管理者应根据不同层级护士发展需求，创建多种发展平台和晋升通道，为护士争取更多的学习培训机会和发展机遇，辅导和帮助不同层级护士成长。建立能级进阶和使用制度，充分发挥不同层级人员在不同岗位上的作用，特别对于高学历、高层次和具有特长的护士应给予充分重视，安排与其能力相适应的工作以发挥其优势。加快专科护士的培养和护理专业化建设，提高护理人员工作的自主性和独立性，增强责任感和成就感，激发她们的工作热情和激情，从而满足她们实现自我价值的愿望。

（三）感情留人，创建良好人文环境

改善工作环境和人际关系，提升护士组织归属感和增强队伍凝聚力，消除护理工作特性对组织承诺造成的消极影响，缓解护士的情感耗竭，主要是加强护理人员配备，减轻护士工作量和工作压力。注重人性化管理，创建良好的护理人文工作环境。管理中加强对护士的人文关怀，注重倾听护士的心声，了解护士的生活、工作和思想动态，为她们解决实际困难，让护士能够感到组织的关怀。注意针对处于不同发展阶段的人群特点，传达个性化的组织关爱，调动护士工作的积极性和创造性，尤其是对年轻护士，医院更应关注她们的生活，培养其对医院的情感认同。同时，护理管理者应注重管理艺术和管理技巧，应用人性化管理方法，多激励少批评，尊重、关爱每一位护士，营造一个团结和谐温暖的工作环境，建立融洽的人际关系，增进团队凝聚力，让护士在轻松、身心愉悦的环境中工作，提高护士组织承诺，稳定护理队伍。

（四）文化留人，营造积极的医院文化

美国管理学家法兰西斯说："能用钱买到一个人的时间，用钱买到劳动，但却不能用钱买到热情，买到主动和一个人对事业的奉献。所有这一切，企业家可以通过企业文化做到。"医院文化中的价值观、群体意识、工作作风和行为准则等在有形和无形中直接影响组织中个人的世界观和价值取向。在医院组织文化建设中，围绕"以患者为中心，以质量安全为核心"的服务理念，突出救死扶伤和崇高的人道主义精神，探究和崇尚科学的智慧性，甘冒风险、不顾危险的奉献性；永远与生命和鲜血同在的热情性；协同作战的团结性等都是医院文化的重要特征。医院管理者应注意培养进取、创新、敬业、奉献的团队精神，营造积极向上、崇尚学习的团队氛围，培养良好的组织文化，增强工作的责任心与使命感，发挥其工作自主性，能够从根本上提高组织承诺。

总之，造成护理队伍不稳定的原因多方面，要从根本上解决护士离职问题，需要全社会的理解和各级政府、主管部门的重视、支持，提高护理行业地位。医院管理者更应重视护理工作，为护理人员提供更多的发展机会和空间，创建各种平台发挥她们的最大潜能，满足实现其自我价值的愿望。临床护理人员也应树立正确的价值观和人生观，调整心态，积极适应工作需要，只有这样护理队伍才得以稳定，护理事业才得以发展。

小结

1. 职业生涯发展理论　中国古代的孔子人生七阶段法。现代职业生涯理论有格林豪斯的职业生涯发展理论、Super 生活/生涯彩虹图理论、施恩的职业锚理论和帕森斯职业与人匹配论。

2. 职业生涯规划原则　主要包括实际性、具体性、清晰性、一致性、挑战性、激励性、全程性、动态性、合作性和可评量原则。

3. 职业生涯规划的方法和步骤　主要包括自我评估、环境评估、目标设置、计划行动、评估反馈。

4. 护士职业生涯发展路径　主要有护理管理、临床专科护理、护理教育、护理信息、社区护理和老年护理。

自测题

一、单选题

1. 美国波士顿大学的帕森斯（F. Parsons）教授提出的职业生涯理论是
   A. 职业锚理论
   B. 生涯彩虹图理论
   C. 职业与人匹配论
   D. 职业生涯发展理论

2. 自我评估橱窗分析法中影响一个人未来发展的重要因素是
   A. 潜在我
   B. 公开我
   C. 背脊我
   D. 隐私我

3. 职业生涯规划的核心是
   A. 确定职业生涯目标
   B. 自我评估
   C. 措施执行
   D. 评价反馈

4. 个人职业承诺与离职意愿相关性呈
   A. 正相关
   B. 不相关
   C. 低相关
   D. 负相关

5. 护士离职不良影响最直接的结果是
   A. 护理学科发展
   B. 增加人力成本
   C. 护理队伍稳定
   D. 组织绩效变化

二、名词解释

1. 职业生涯规划　　2. 职业锚　　3. 职业倦怠

三、填空题

1. 施恩职业锚类型根据技术才能、管理才能、创造力、自治与独立和安全分为_____、_____、_____、_____、_____。

2．职业生涯规划包括＿＿＿＿＿＿、＿＿＿＿＿＿、＿＿＿＿＿＿、＿＿＿＿＿＿、＿＿＿＿＿＿＿评估反馈五个步骤。

四、简答题

1．简述帕森斯职业与人匹配论。

2．简述护理管理者在护理人员职业生涯发展中的责任。

3．简述新护士岗前培训的主要内容。

4．简述护士离职的危害。

5．简述职业倦怠干预措施。

五、论述题

按照职业生涯规划的方法和步骤，结合自我实际进行分析评估，制订一份自我职业生涯发展规划。

（刘继终）

第七章 领 导

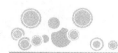

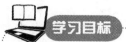 学习目标

◈ 识记

1．领导、影响力、授权、激励等的概念。

2．影响力的类型及构成因素。

3．授权的原则。

◈ 理解

1．领导和管理的区别与联系。

2．领导理论的发展历程及各阶段领导理论的特点。

3．授权的意义。

4．各个激励理论所体现的管理思想。

◈ 运用

能够将激励的策略和艺术运用到临床管理实践中。

第一节 领导概述与领导理论

在管理过程中，领导是连接计划、组织、人力资源管理和控制的纽带，也是实现组织目标的关键环节之一。领导者不仅要对组织的发展作出决策，适当授权，还要沟通协调组织成员的各种关系，正确激励下属。不同的领导会有不同的管理风格，不同的组织类型和下属也需要采取不同的领导方式。

一、领导和领导者的概述

（一）领导的概念

由于领导（lead）在管理活动中的特殊地位，引起了学者们的广泛重视，不同的研究者给出了不同的定义。美国学者拉尔夫·M·斯托格迪尔（Ralph M．Stogdill）1950 年提出，领导是对组织内群体或个人施加影响的活动过程。美国管理学家乔治·R·特里（George R．Terry）1960 年提出，领导是影响人们自动为达到群体目标而努力的一种行为。美国学者约翰尼·L·罗伯茨（Johnnie L. Roberts）等认为，领导是在某种条件下，经由意见交流的过程所产生的一种为达到某种目标的影响力。

作为管理职能之一的领导，是指管理者通过影响下属达到实现组织和集体目标的行为过程，其目的是使下属心甘情愿地为组织目标而努力。此定义说明领导的三个属性：①领导是一个管理的过程；②领导的本质是人际影响，领导行为的行使必须在组织或群体中；③领导的目的是群体或组织目标的实现。领导是一种人际交往的过程，因此领导者在引导下属实现组织目标的同时，也要注意满足下属的需要，并为他们提供施展才华的机会。

（二）领导活动的影响因素

领导活动一般包含以下五个要素：

1. 领导者　领导者是领导活动中最主要的主体，是在领导组织中担负一定的领导职务、拥有组织赋予的权力、肩负着率领和组织追随者实现领导目标的领导责任人。领导者是领导活动的核心，对领导活动的成败起着关键作用。

2. 追随者　领导活动的目标通过追随者的执行实现，而追随者的存在是相对于领导者而言。有效的追随者应该努力与他们的领导者建立起真正的关系。这种关系中更多的是互相尊重，而不是权力与服从。

3. 领导环境　指领导者自身因素以外，影响领导活动的所有条件，包括自然条件和政治、经济、文化、科技等社会条件，还有组织状况、追随者的综合素质等。领导环境是领导活动顺利进行的前提，因此领导者不仅要认识和利用环境，更要适应和改造环境，使环境有利于领导目标的实现。

4. 领导手段　是指领导者在领导活动中，为了实现领导目标，采用的基本工具，它作用于追随者，是联系其他领导要素的基本手段。它既包括领导观念、领导原则、领导战略、领导政策、领导艺术等主观因素，也包括领导组织、领导制度以及科学技术等客观因素。

5. 领导目标　领导目标是领导活动所要达到的目的，是领导活动中不可缺少的基本要素，是领导活动的开始和结束。领导目标贯穿于领导活动始终，是领导活动的基本动力。

（三）领导与管理

在相当长的时间里，领导与管理在使用时没有什么分别，直到现代科学划分比较严密后，人们对管理的研究逐渐细致，慢慢将管理和领导区分开来。

1. 领导与管理的联系　领导是管理的职能之一；领导和管理具有复合性，即主体身份复合和行为性质复合；领导和管理是相辅相成的，领导离不开管理，没有具体的管理活动，领导目标就不可能实现。管理也离不开领导，没有领导，管理就会失去方向。

2. 领导与管理的区别　领导和管理的区别具体表现在以下五个方面：①目标不同：领导的目标主要是抽象的、宏观的社会目标，集中表现为战略性，而管理的目标主要是具体的、微观的工作目标，主要表现为战术性；领导的意义在于对路线、方针、政策的引导和确定，而管理则是在路线、方针、政策已经确定的前提下，采取各种有效措施，使既定的方针政策得以落实。②基本职能不同：领导的基本职能主要是制订决策和推动决策的执行，实现最大的效益。重点是以人为中心，处理好人际关系，发挥人的积极性和创造性。管理的基本职能是计划、组织、人力资源管理、领导和控制，使人、财、物等各种资源得到合理配置，充分提高管理效能。③活动方式不同：领导职能是制订战略决策，因此领导活动不拘泥于程式化的领导方式，而具有一定的灵活性和随机性。管理是贯彻实施领导决策，必须具备规范性、程序性和模式化的基本特点。④实践对象不同：领导活动的实践对象是特定的组织成员，通过影响力激励组织成员，实现组织目标。而管理活动的实践对象是特定的规则、程序和组织的各类资源，通过资源的合理配置来实现组织目标；⑤评价标准不同：领导活动的评价标准是领导效能，既包括领导活动的效益和效率，也包括领导活动中的用人效能、时间效能和整体贡献效能等。管理活动的评价标准一般是效益和效率，可以采用较为客观的、数据化的测评方法来评价。

（四）领导者的概念

1. 领导者的概念　领导者（ledaer）是一种社会角色，是指在正式的社会组织中，经合法途径被任用而担任一定领导职务、履行特定领导职能、掌握一定权力、承担某种领导责任的个体和集体。

2. 领导者与管理者　从上述领导与管理活动的联系和区别可以看出，管理者与领导者也是既有联系，也有区别。二者的联系是：两者都是通过一定的方法，使他人共同实现目标；都拥有改变他人行为的力量。二者的区别是：领导者是经上级任命或者由群体内部自然产生，领导者运用其影响力、人际关系、领导才能，指导、帮助下属完成组织目标，并不需要以正式职位和合法权力为基础。管理者的合法权力，来自管理者所担任的职务。领导者注重制订长远目标，管理者注重日常工作的维持。理想情况是管理者就是领导者。但实际情况并非如此，并不是所有的领导者必然具有完成其管理职能的能力。同时，有些具有职权的管理者可能得不到部下心甘情愿的服从，也就谈不上真正意义的领导者。

表7-1   领导者与管理者的特征区别

领导者特征	管理者特征
个人的影响力	职位的影响力
灵魂（soul）	想法（mind）
远见的（visionary）	理性的（rational）
积极的（passionate）	折中的（consulting）
创造性的（creative）	固执的（persistent）
灵活的（flexible）	问题解决型（problem solving）
鼓舞的（inspiring）	现实的（tough minded）
大胆的（courageous）	条框的（structured）
富有想象力的（imaginative）	深思熟虑的（deliberate）
试验的（experimental）	权威的（authoritative）
创新的（innovative）	分析式的（analytical）
推动变革的（initiates change）	稳定的（stabilizing）

二、领导的作用及效能

（一）领导的作用

领导在引导、鼓励和影响组织中个体和群体，为实现组织目标而努力的过程中，发挥以下作用：

1. 指挥作用   指挥是组织中领导者的一项基本工作，是指在组织决策方面起指向和决断作用，为组织认清环境、指明方向、统一认识。实现正确指挥，领导者必须用好手中的权力。要大胆谨慎，坚持原则；要善于学习，建立威信，创出成绩，使指挥有权威。

2. 协调作用   由于个体在世界观、价值观及知识结构上的差异性，在实现组织目标的过程中，人与人之间，部门与部门之间发生矛盾和冲突不可避免。因此领导者的任务之一就是协调各方面的关系和活动，以保证组织目标的顺利实现。协调需要遵守的原则有及时性原则，即发现问题和矛盾及时解决；关键性原则，即抓住重大和根本问题，标本兼治；激励性原则，合理使用激励手段，预防问题发生；沟通和信息传递原则，即及时准确全面地传递信息，促使沟通建立。

3. 激励作用   领导者在组织活动过程中要充分了解员工的需要，有针对性地为他们解决困难，满足他们的需要，提高工作兴趣，运用领导艺术，采用正确的激励手段，激发和鼓舞员工的工作热情，让每个人的工作潜能得到最大程度的发挥，获得最大的工作满足感，调动工作积极性，实现组织目标。

（二）领导的效能

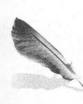

1. 领导效能（leadership effectiveness）的概念   是领导者在实施领导活动过程中，实

现领导活动目标的能力与所获得的领导效率、领导效果、领导效益以及所引起的组织状态、组织环境和组织关系的有效变化的系统综合。领导效能是组织领导活动的出发点和归宿，是评价领导活动优劣的综合尺度。

2. 领导效能的测评　领导效能的测评是特定的测评主体根据一定的标准，遵循一定的原则，按照一定的程序，通过一定的方法，对领导者实施领导活动的能力与效果进行综合测试与评价的过程。

（1）领导效能测评的内容：测评内容通常包括领导者的德、能、勤、绩 4 个方面。

（2）测评程序：一般包括宣传与组织准备、内容确定和方法设计、自我总结和群众评议、综合分析并得出结论、结论反馈与复核修正、结果公布与资料存档几个步骤。

（3）测评方法：测评方法可以采用调查研究、民意测验、目标测评、比较测评、模拟测评等方法。

三、领导基本理论及其发展

领导作为管理的一个重要职能，引起人们的广泛关注，长期以来，人们对于领导及其效能问题，有各种解释或理论。很多学者从不同的角度对领导展开研究，有的研究领导者个性特征，有的研究领导者的行为，也有的研究领导环境对领导方式的作用。领导理论按照其发展阶段大致分成 3 种类型：特征领导理论、行为领导理论和权变领导理论。

（一）特征领导理论

早期的领导理论研究重点放在领导者的个人特征上。许多专家假设领导者的素质是天生的，他们做了成千上万次研究探索领导者的特性，有身体方面的，有能力方面的，更多的是个性和社会方面的特征，但领导者特征被证实很难捉摸。

1. 吉赛利的领导品质论　美国心理学家吉塞利（E.Ghiselli）对领导的研究历时 20 多年，通过对美国具有代表性的 306 位中级管理人员进行研究来确定领导者的素质特征，按重要性对个人性格与管理成功的关系进行了分类。他重点研究了 13 种特性，以及这些特性在领导才能中体现的价值，研究结果如表 7-2 所示，表中 A 表示能力特征，P 表示个性特征，M 表示激励特征。

表7-2　领导者个人特征价值表

重要特征	重要性价值	个性特征
非常重要	100	督察能力（A）
	76	事业心、成就欲（M）
	64	才智（A）
	63	自我实现欲（M）
	62	自信（P）
	61	决断能力（P）
	54	对安全保障的需要少（M）
	47	与下属关系亲近（P）
次重要	34	首创精神（A）
	20	不要高额金钱报酬（M）
	10	权力需求高（M）
	5	成熟程度（P）
最不重要	0	性别（P）

2. 斯托格笛尔的领导个人因素论　美国管理学家斯托格笛尔（R. M. Stogdill）在全面研究了关于有效领导者应具备的素质要求的文献后，认为领导者的先天特性应该包括有良心、可靠、勇敢、责任心强、有胆略、力求革新进步、直率、自律、有理想、有良好的人际关系、风度优雅、胜任愉快、身体强壮、智力过人、有组织能力、有判断能力。

3. 鲍莫尔的领导品质论　美国的经济学家鲍莫尔（W. J. Baumol）提出，作为一名领导者应具备的 10 种品质：合作精神、决策能力、组织能力、精于授权、善于应变、敢于求新、勇于负责、敢担风险、尊重他人和品德高尚。

单纯的特征并不能够完全准确、充分地来解释领导者。特征理论对领导行为的解释力和预测力十分有限。这些特征与实际的领导事例之间没有明显的关系。因为特征理论不仅忽略了对领导行为的关注，也忽略了另一个重要因素即情景因素。

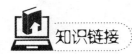

（二）行为领导理论

20 世纪 50 到 60 年代，行为科学家和心理学家将研究的重点转向了对领导行为的研究，行为领导理论（behavioral pattern theory）的重点在于分析领导者的行为和领导风格对组织成员的影响，由此确立最佳的领导行为和风格。行为领导理论将领导者的行为划分为不同的类型，分析各类领导行为的特点与领导有效性的关系，并将各类领导行为、领导方式进行比较。

1. 勒温的领导方式论　是德国心理学家勒温（P. Lewin）在 1939 年通过不同的工作作风对下属群体行为影响的试验研究基础上提出的。该理论根据领导者在领导过程中表现出来的工作作风将其分为专制型、民主型和放任型。① 专制型领导（authoritarian leadership）：这种领导方式的特征是，所有政策均由领导者决定；所有工作进行的步骤和技术，也由领导者发号施令行事；工作分配及组合多由领导者单独决定；领导者对下属较少接触，如有奖惩，往往对人不对事；②民主型领导（democratic leadership）：这种领导方式的特征是，主要政策由组织成员集体讨论决定，领导者采取鼓励与协助态度；通过讨论，使其他组织成员对工作全貌有所认识，在所设计的完成工作的途径和范围内，下属对于进行工作的步骤和采用的技术，有相当的选择机会；③放任型领导（laissez-faire leadership）：这种领导方式的特征是，组织成员或群体有完全的决策权，领导者放任自流，只负责给组织成员提供工作所需的条件和咨询，而尽量不参与，也不主动干涉。工作进行全依赖组织成员、个人自行负责。

勒温进行了不同领导方式对群体绩效影响的一系列研究，结果发现，从产量上看，专制型领导最高，但下属缺乏责任感；从质量上看，民主型领导工作效率最高，而且成员间关系融洽，工作主动积极；从绩效上看，放任型领导最差，只达到社交目标而没有达到工作目标。勒温认为，只要应用的环境恰当，3 种领导方式都可以取得良好的工作效果，在实际工作中单纯使用一种领导方式并不常见，大多数领导者采取的领导方式是多种领导方式的混合。

2. 领导行为连续统一体　由美国管理学家坦南鲍姆（Robert Tannenbaum）和施密特（Warren H. Schmidt）提出，它很好地说明了领导风格的多样性和领导方式所具有的因情况而异或者说随机制宜的性质，参见图 7-1。

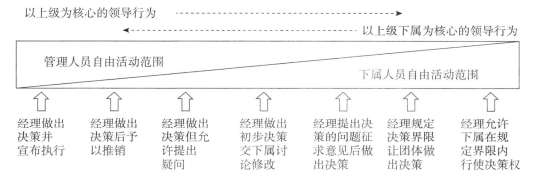

图 7-1　专制 - 民主连续统一体模型

在图 7-1 的两端分别是民主和独裁两种极端的领导行为。从左至右，领导运用职权逐渐减少，下属的自由度逐渐加大，以工作为重逐渐转变为以关系为重。随着领导者授权程度以及决策方式的不同，就形成了一系列的领导方式。坦南鲍姆与施密特认为，说不上哪种方式是正确的，哪种方式是错误的，应当根据具体情况考虑各种因素，选择适当的领导方式。

3. 领导行为四分图　1945 年美国俄亥俄州立大学的学者斯托格笛尔（R. M. Stogdill）和沙特尔（C. L. Shartle）对大型组织的 1000 多种领导行为做了一系列深入研究后，不断提炼概括，归纳出两类主要领导行为，一类是任务型领导，另一类是关系型领导。任务型领导以工作任务为中心，注重利用各种组织资源实现组织目标。总是把焦点放在完成工作任务上，严格要求下属维持一定水平的工作绩效，强调组织目标的按期实现。关系型领导关心和强调下属个人需求，尊重下属的意见，给下属较多的工作主动权，注意建立同事之间、上下级之间的互信氛围。上述两种不同的领导行为，互相结合形成 4 种基本的领导风格，即领导行为四分图，也称二维构面理论（two dimension theory）（图 7-2）。许多研究发现，高任务高关系的领导风格，相对于其他 3 种领导风格更能使员工在工作中取得高绩效并获得工作满足感。

4. 管理方格理论　在领导行为四分图理论的基础上，美国德克萨斯大学的工业心理学家布莱克（Blake）和莫顿（Mouton）于 1964 年出版了《管理方格》一书，书中提出管理方格理论（managerial grid theory），并构造了管理方格图（图 7-3）。横坐标表示管理者对生产的关心程度，纵坐标表示对人

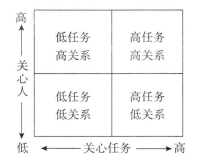

图 7-2　领导行为四分图

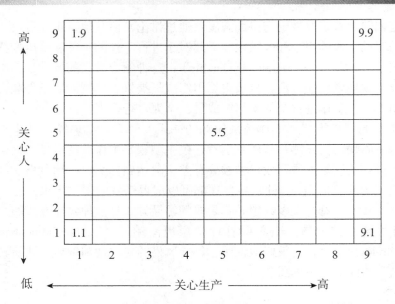

图 7-3　管理方格图

的关心程度。纵横坐标共组成 81 种领导风格，其中 5 种典型的领导风格是：

（1）团队型领导：即 9.9 型管理。这种类型的领导者既十分关心生产，又十分关心人。他们总是努力寻找解决问题的最佳方法，使关心生产和关心人协调一致，统筹解决。他们的目标是使组织不断得到改善，使组织中的人不断发展。

（2）任务型领导：即 9.1 型管理。这种类型的领导者非常关心生产，但不太关心人。他们主要借权力组织人们完成任务，独断专行，压制不同意见。这种领导在短期内可能提高生产率，但由于不关心人，不注重提高职工的士气，因而生产效率不能持久。

（3）俱乐部型领导：即 1.9 型管理。这种类型的领导者只关心人，而不关心生产。他们高度重视友好的人际关系，以多方面满足人们的需求来换取人们的拥戴，但这种领导行为在激烈竞争的现代社会难以立足，因为它不利于生产效率的提高。

（4）中间型领导：即 5.5 型管理。这种领导者推崇折中，而不用恰当的方法解决问题。也就是处理生产与人的矛盾上，不去寻求对生产和人都有利的优化策略，而是寻找两者可以妥协的地方，如将生产目标降到人们乐意接受的程度。因此，这种领导行为虽然既要求完成必要的任务，又要求保持必要的士气，但工作效率与人们的积极性都有较大的局限。

（5）平庸型领导：即 1.1 型管理。这种类型领导者既不关心生产，又不关心人的情感与福利，缺乏主见，逃避责任，与世无争，最低限度地完成任务。

布莱克和莫顿认为，团队型最佳，其次是任务型，再次是中间型、俱乐部型，最差的是平庸型。管理方格理论为管理者正确评价自己的领导行为，培训发展管理人员，掌握最佳的领导方式提供了有效的指南。

领导行为理论虽然在特征理论的基础上有较大的发展，但仍然有局限性。人们发现领导者的成功远比仅仅具有某些特征和表现某些行为更为复杂，领导行为理论忽视了环境因素对领导有效性的影响，科学家们开始进行环境因素对领导有效性影响的研究，形成了权变领导理论。

（三）权变领导理论

权变理论最早诞生于 20 世纪 60 年代，在 70 年代逐渐成体系。其基本观点是不存在一成不变、普遍适用的最佳管理理论和方法，领导者应根据组织所处的内外环境而随机应变。

1. 费德勒的权变理论　美国华盛顿大学心理学家和管理学家费德勒在大量研究的基础上提出了有效领导的权变理论（contingency model）。他指出，任何领导方式均可能有效，其有效性完全取决于与所处的环境是否适应。权变理论认为，没有能适用于一切环境的唯一最佳领导风格，对应的环境不同，领导风格的有效性不同。为了确定领导风格，费德勒使用了被称为"你最不喜欢的同事"（LPC，Least Preferred Co-worker）的问卷。他认为领导风格有两种，即关系导向型和任务导向型。一个领导者如果能对其不喜欢的同事仍能给以好的评价，即被认为是对人宽容、体谅、提倡人与人之间关系友好，是关心人（关系导向）的领导者。如果对其不喜欢的同事评价很低，则被认为是惯于命令和控制，不关心人而更多关心任务（任务导向）的领导。

在分析领导风格的基础上，费德勒对领导情境进行了研究，他认为影响领导有效性的情境因素有三种：①上下级关系：是指领导者对下属的信任、信赖和尊重程度，或是下属爱戴、信任、情愿追随领导者的态度；②工作任务结构：主要是指执行工作任务的标准化程度、对工作任务描述的明确程度以及对工作过程的控制程度；③领导者职权：指与领导者利用来自组织职位所赋予的权力（如招聘、解雇、训导、晋升、加薪等），可使下属成员遵从他指挥的程度。

表7-3 费德勒的权变模型

上下级关系	好				差			
任务结构	明确		不明确		明确		不明确	
职位权力	强	弱弱	强	弱弱	强	弱弱	强	弱弱
情境类型	1	2	3	4	5	6	7	8
领导所处的环境	有利				中间状态			不利
有效的领导方式	任务型				关系型			任务型

费德勒发现，三种环境因素的重要性并不相同，对环境控制影响最大的是上下级关系，其次是任务结构明确性，职权大小最不重要。根据三个主要因素，费德勒分析了对领导效果最有利和最不利的环境因素，三个条件都具备是最有利的环境，三个条件都不具备则是最不利的环境，并列出了8种环境类型（表7-3）。不同的环境类型适合的领导风格不同，二者良好匹配，才能取得有效的领导。

2. 情境领导理论（situational leadership theory） 又称领导生命周期理论（life cycle theory of leadership），由管理学家赫尔塞和布兰查德提出。该理论的主要观点是依据下属的成熟度水平，选择正确的领导风格，会取得领导的成功。这是一个重视下属的权变理论。成熟度是指个体对自己的直接行为负责任的能力和意愿，包括工作成熟度和心理成熟度。工作成熟度是指一个人从事工作所具备的知识和技术水平。工作成熟度越高，在组织中完成任务的能力越强，越不需要他人的指导。心理成熟度是指从事工作的动机和意愿。人的心理成熟度高的个体，不需要太多的外部鼓励，他们靠内部动机激励。赫尔塞和布兰查德定义了成熟度的四个阶段：第一阶段是这些人对执行某任务既无能力又不情愿。他们既无法胜任工作又不能被信任；第二阶段是这些人缺乏能力，但却愿意从事必要的工作任务。他们有积极性，但目前尚缺乏足够的技能；第三阶段是这些人有能力却不愿意做领导希望他们做的工作；第四阶段是这些人既有能力又愿意做领导希望他们做的工作。

根据下属的成熟程度，情境理论确定了4种相对应的领导风格：①命令型：是一种高任务与低关系组合的领导方式，适用于下属成熟度很低的情形。需要为下属确定工作任务，并以命令方式告诉他们做什么、怎么做、何时何地做。②说服型：是一种高任务与高关系组合的领导方式，适用于下属成熟度达到第二阶段的情形。需要领导者对下属的工作任务作出决策，但在决策下达过程中宜采取说服的方式让下属了解所作出的决策，并在任务执行中给予大力支持和帮助，使其高度热忱、充满信心地参与预期行动。③参与型：是一种低任务与高关系组合的领导方式，适用于下属成熟度达到第三阶段的情形。这时需要让下属参与作出决策，领导者则从中给予支持和帮助。④授权型：是一种低任务与低关系组合的领导方式，适用于下属成熟度达到第四阶段的情形。领导者很少下达命令，也很少给予支持，而是让下属自己决定和控制整个工作过程，领导者只起监督作用。

在实际工作中要根据下属的成熟程度，采取适宜的领导方式。只有领导方式适应了下属的成熟程度，领导的有效性才成为可能。在管理工作中要创造条件，让下属在工作过程中更快地趋向成熟，把使用与培养结合起来，注重人力开发。

3. 路径 – 目标理论（path–goal theory）　是由加拿大多伦多大学教授埃文斯（M.Evans）首先提出，由其同事豪斯（Robert House）等人予以扩充和发展。该理论认为为了达到组织目标，领导者必须采用不同类型的领导行为以适应特殊环境的需要。路径 - 目标理论是以期望理论和领导行为四分图为依据的。它的基本要点是要求领导者阐明对追随者工作任务的要求，帮助追随者排除实现目标的障碍，使他们能顺利达成目标，在实现目标过程中满足追随者的需要和成长发展的机会。路径 - 目标理论认为，"高工作"与"高关系"的组合不一定是有效的领导方式，应补充环境因素，该理论认为，主要有 4 种领导方式可供领导者在不同环境下选择使用：①指导型：让下属明确任务的具体要求、工作方法、工作日程，决策都由领导者作出；②支持型：与下属友善相处，领导者平易近人，关心下属的福利，公平待人；③参与型：与下属商量，征求下属的建议，允许参与决策；④成就导向型：提出有挑战性的目标，要求下属有高水平的表现，鼓励下属并对下属的能力表示充分的信心。

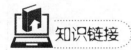知识链接

迪士尼乐园在法国的失败

1992 年 4 月，欧洲迪士尼乐园在巴黎郊外开放了，迪士尼的高层人士对它的前景十分乐观，因为迪士尼在佛罗里达、加利福尼亚，甚至东京都获得了极大的成功。不过事情的发展刚好相反，到 1993 年 9 月，巴黎乐园已亏损 96 亿美元，处于奄奄一息的状态，这是怎么回事呢？

原来，在美国成功并不等于在法国也会成功。首先欧洲此时正值严重的经济衰退期，游客变得十分节俭，迪士尼的票价是 4225 美元，比美国的票价还高。迪士尼宾馆一个房间一晚上是 340 美元，相当于巴黎最高档的宾馆价钱，这也把许多欧洲人挡在了门外。

其次，美国人和欧洲人在文化上也存在差异，如乐园内不准饮酒的规定，就引起午餐和晚餐都要喝酒的欧洲人的不满（这项规定后来取消了）。迪士尼公司认为周一会比较轻松而周五会比较繁忙，因此也相应安排好员工。但在实际情况却恰恰相反，周一游客很多而员工少，周五游客很少而员工多，搞得一团糟。乐园想在高峰时多雇些员工，低峰时再让他们回去，这又违反了法国关于非弹性劳动时间的规定。"我们听说欧洲人不吃早餐，因此缩小了餐厅规模，"一位管理人员回忆，"你猜发生什么事？每一个人都需要早餐，我们要在只有 350 个座位的餐馆提供 2500份早餐，队伍长得吓人。"

迪士尼公司的决策者们由于忽视了环境的不同对公司的影响，因此造成了巨大的损失。

路径 - 目标理论提出领导方式要适应情境因素，并提出影响领导方式选择的情境因素有两类：一类是追随者的个人特点，另一类是工作场所的环境特点。个人特点主要包括追随者的能力、控制点、需求和动机几方面，如追随者认为自己能力很强时，指导型的领导对追随者的满足感就不会有积极的影响。当追随者是内控型的人时，他认为自己的能力和意志能控制事物的发展，则较喜欢参与式的领导方式。环境特点主要包括任务结构、组织的正式职权体系和工作群体的特点。当任务结构明确时，就不需要采用指导型领导方式；如果正式职权都规定得很明确，则下属会更欢迎非指导型的领导方式；如果工作群体不能为个人提供支持，则支持型的领导方式就更有效。

（四）领导理论的新进展

随着人们知识水平的提高，对世界的认识也不断地清晰、全面起来，对领导的研究也一直持续不断在深入，近些年来，一些学者从领导不同角度提出了一些新的观点。

1．变革型领导理论　变革型领导往往出现在动荡、困难重重和快速变革时代，他们通常更能激励下属作出超过预期的绩效。变革型领导注重变革、创新和开创新事业，其领导过程是有系统、有目的、有组织地寻求变革和系统分析，以把资源投入生产率更高的领域。他们试图通过行动来实现他们为组织未来所设计的前景，以激发组织活力。通常他们必须直面应对冷漠、对变革的抵制以及雇员间因各种原因导致的紧张关系；同时，他们还需承受外界环境对组织构成的巨大压力。因此这些领导者必须具备某些特殊素质，如倡导变革、有胆有识、信任他人、追求价值、终身学习、缜密思考、创造前景等。

2．转换型领导理论　转换型领导理论是把领导者和下属的角色相互联系起来，并试图在领导者和下属之间创造出一种能提高双方动力和品德水平的过程。拥有转换型领导力的领导者通过自身的行为表率，对下属需求的关心来优化组织内的成员互动。同时通过对组织愿景的共同创造和宣扬，在组织内营造起变革的氛围，在富有效率地完成组织目标的过程中推动组织的适应性变革。转换型领导包含个性化关怀、动机激励、智能激励、理想的影响力四个要素。

3．魅力型领导理论　"魅力"一词源于希腊语"神灵的礼物"，被用于描述少数人所拥有的能使他人着迷的一种成熟而稳定、具有感召力的天赋。在社会学和政治学领域，魅力用来描述领导者的人格力量，即领导者特有的品质、气质、知识和能力在社会和群体中释放出来的感召力、吸引力和凝聚力。魅力型领导者是有激情、有动力的人，能勾画出一幅吸引人的未来图景，通过这一远景，在追随者中激起高度兴奋，并与他们建立起特别牢固的情感依附关系，使得追随者付出更大努力来面对组织或社会的挑战。

4．基于价值观的领导理论　基于价值观的领导理论认为被领导者对领导者所信奉的并已融入企业文化的价值观的共享和认同度越高，领导行为就越有效。有一系列的行为对于形成组织共同的价值观非常有效，这些行为被称为基于价值观的领导行为：①清楚地表达组织愿景；②向下属展示领导者自身良好的素质、对愿景的不懈追求和牺牲精神；③传达对下属的较高期望，表达对他人的高度信任；④树立追求组织愿景的个人榜样；⑤用智慧的手段将富有创造性的人团结在自己周围。

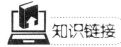

谷歌的十大价值观

1．以用户为中心，其他一切水到渠成。

2．心无旁骛，精益求精。

3．快比慢好。

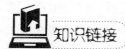知识链接

4. 网络的民主作风。

5. 获取信息的方式是多种多样的，不必非要做在台式机前。

6. 不做坏事也能赚钱。

7. 信息永无止境。

8. 信息需求，没有国界。

9. 没有西装革履也可以很正经。

10. 没有最好，只有更好。

第二节　权力与影响力

一、权力与影响力的概念与类型

（一）权力的概念与类型

1. 权力的概念　虽然国内外学者就权力并未形成一个公认的经典概念，但人们对权力的内涵和本质上的理解基本一致，大部分学者都赞同"权力具有强制性属性"的观点。权力可以定义为即个人或组织拥有的，能够结合自身需要或目的去影响、制约或支配其他人或其他组织的行为和利益的一种强制性的力量或能力。

2. 权力的类型

（1）法定权：法定权是指做出决策并使其决策能够得到遵守的合法权力。领导者在组织中职位越高，其相应的职位法定权力就越大。这种权力的影响力大小与组织成员的接受程度相关。组织成员通常会服从组织规则、服从领导指示，并获得相应的组织回报。

（2）奖励权：奖励权是指下属遵从组织与领导的决定和命令而给予其奖赏的权力。奖励权来源于组织内部正式领导者对资源的控制与分配，高层级领导者通常拥有更大的资源控制与分配权，因此他们所掌握的用于奖励的资源就更多。

（3）惩罚权：惩罚权是指领导者对有不服从行为的下属进行惩罚的权力。这种权力产生作用的基础是下属的畏惧心理。惩罚权通常表现为领导者对下属进行威胁或警告，即下属不服从领导者的要求，很有可能就面临领导者的惩罚。在现代领导活动中，除非必需，否则应尽量避免使用惩罚权，因为它很可能导致出现负面效果。

（4）专长权：专长权的来源是指在组织中领导者所掌握的与工作相关的知识和技能。如果领导者掌握解决核心问题的专业知识，他就能对下级、同级甚至上级产生非同一般的影响。知识是日新月异的，专长权也会随着时间的变化而变化。领导者需要不断更新自己的专业知识，才能够维持并巩固自己的专长权。

（5）感召权：感召权源自于领导者个人的地位和声望。在实际工作中，一个不断获得事业成功，品德高尚的领导者会自然而然地获得感召权力。正直的品格是领导者感召权不可或缺的特质基础。

（二）影响力的概念与类型

1. 影响力的概念　领导者要实现组织目标，必须注重"影响"下属的个体或群体的行

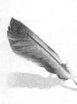

为。所谓影响力（power）是指一个人在与他人交往中，影响和改变他人心理行为的能力。

2. 影响力的类型 领导者的影响力根据其性质可以分为权力性影响力和非权力性影响力。由合法权力产生的影响力属于权力性影响力，由领导者自身素质和行为对他人产生的影响，称为非权力性影响力。

（1）权力性影响力：是指领导者运用上级授予的权力强制下属服从的一种能力。这种由组织赋予领导者的影响力对被领导者具有强迫性和不可抗拒性，常以奖惩等方式起作用。这种影响力主要由以下3种因素构成：①职位因素：权力性影响力以法定权力为基础，是组织赋予领导者的职位权力，如奖惩权、物资分配权、人事安排权等，具有强制下级的力量，是对领导者产生的敬畏感。领导者的职位越高，权力越大，下属对他的敬畏感就越强，其影响力也越大。任何人只要处于领导职位，都能获得相应的职位影响。②传统因素：几千年的社会生活，下级服从上级，群众服从领导的传统惯例使人们认为领导者比普通人强，有权、有才干，从而产生服从感。这种影响力随领导者的确立自然形成，不同程度影响着人们的思想和行为。③资历因素：资历指领导者的资格和经历。反映领导者过去历史状况。资历越深的领导者，担任现职的影响力越大。

（2）非权力性影响力：是指由领导者自身素质和现实行为形成的自然性影响力。这种影响力具有自然性、非强制性，往往潜移默化地起作用。这种影响力由以下4种因素构成：①品格因素：一个人的品格主要包括道德、品行、修养、个性特征、工作生活作风等方面。领导者的品格反映在他的一切言行中。高尚的道德品质会使领导者有较大的感召力和吸引力，使下属产生敬爱感，成为人们可以模仿的"榜样"。优秀品格是领导者应具备的基本素质，也是构成领导影响力的主要组成部分。②能力因素：领导者的能力主要反映在工作成效和解决实际问题的有效性方面。一个才能出众的领导者，不仅为成功达到组织目标提供了重要保证，还能增强下属达到目标的信心，使下属产生敬佩感，从而自觉接受领导者的影响。③知识因素：知识本身就是科学赋予人的一种宝贵的力量，领导者掌握的丰富知识和技术专长更易于赢得被领导者的信任和配合。由知识构成的影响力是超出权力之外的影响力，是一种威信，可增强下属对领导的信任感。④感情因素：感情是指人们对客观事物的心理反应。领导者和被领导者之间建立了良好的感情基础，可以使相互之间产生亲切感，增大相互之间的影响力。如果领导者和下属之间关系淡漠或紧张，就会增大与下属的心理距离，从而产生心理对抗和负影响力。领导者应通过情感沟通，去获得最大的影响力。

二、权力与影响力的意义

（一）权力的意义

人们为了更好地生存与发展，必须有效地建立各种社会关系，并充分地利用各种价值资源，需要人对自己的价值资源和他人的价值资源进行有效地影响和制约，这就是权力的根本目的。通常情况下，在一般的集体中，人们所投入的价值资源并不是由所有人来共同进行支配，所产出的价值利益也不是由所有人来共同进行分配，而是由一个人（领导者）或若干人（领导集体）按照相应的法律、制度、规章或伦理道德，根据集体的基本意志或利益要求，对投入的价值资源或产出的价值利益进行支配。为了充分利用集体的各种价值资源，使集体的公共价值资源能够充分代表集体的意志或集体的利益价值观，从而产生最大的价值增长率，就必须推选一些领导能力强、道德品质好、利益相关性强的人来支配这些公共价值资源，并赋予相应份额价值资源支配资格，这种资格就是权力。

（二）影响力的意义

由于追随者的需求决定其动机，动机决定行为，而行为又最终影响目标的达成，领导影响力的发挥正是领导者依靠自身掌握的资源，从追随者利益入手影响其动机，同时，通过影响行为的运用，从人际关系、权力配置与沟通方面对这种影响成果加以保证的过程。因此，影响力是领导活动必不可少的前提与保障。理查德·哈格斯（Richard Hughes）认为，影响力涉及目标行动者的态度、价值观、信念或行为的改变。权力可能会改变人们的行为，但是改变不了人们的态度、价值观和内心的认同感。

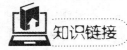知识链接

佛塔上的老鼠

一只四处漂泊的老鼠在佛塔顶上安了家。

佛塔里的生活实在是幸福极了，它既可以在各层之间随意穿越，又可以享受到丰富的供品。它甚至还享有别人所无法想象的特权，那些不为人知的秘籍，它可以随意咀嚼；人们不敢正视的佛像，它可以自由休闲，兴起之时，甚至还可以在佛像头上留些排泄物。

每当善男信女们烧香叩头的时候，这只老鼠总是看着那令人陶醉的烟气，慢慢升起，它猛抽着鼻子，心中暗笑："可笑的人类，膝盖竟然这样柔软，说跪就跪下了！"

有一天，一只饿极了的野猫闯了进来，它一把将老鼠抓住。

"你不能吃我！你应该向我跪拜！我代表着佛！"这位高贵的俘虏抗议道。

"人们向你跪拜，只是因为你所占的位置，不是因为你！"野猫讥讽道，然后，它像掰开一个汉堡包那样把老鼠掰成了两半。

三、权力与影响力在护理管理中的应用

（一）权力在护理管理中的应用

1. 破除对职位权力的迷信　护理管理者应意识到到护理工作的复杂性和艰巨性，要充分鼓舞护理工作者的工作热情，而不能单纯依靠职位权力来影响下属。职位权力有一定的强制作用，出于对权力的畏惧心理，下属不得服从管理者的工作安排，这种工作状态缺乏激情和热情，更缺乏创造力。

2. 正确认识权力的来源　护理管理者要清醒地认识到权力的来源有两个方面，一方面是职位带来的，如法定权、奖励权和惩罚权，这个权力是上级赋予的，是伴随着职位而来的，一旦离开管理职位，职位权也随之失去。另一方面来自于领导者本身，如专长权和感召权，又叫做个人权力，与职位权不同，个人权力不随职位的升迁而改变。

3. 正确地使用权力　护理管理者在行使权力过程中，不仅要依靠职位权力来影响下属，更要靠个人权力来影响下属，护理管理者在工作中要注意不断学习，提升自己的专业素质和道德修养，这样下属才能从心里认同管理者，才能真正被激励。

（二）影响力在护理管理中的应用

1. 多用非权力性影响力，慎用权力性影响力　权力性影响力的核心是权力的拥有，其特点是对他人的影响带有强制性，以外推力的形式发挥作用；在这种影响力作用下，被影响者的心理与行为主要表现为被动服从。因此，权力性影响力对下属的心理和行为的影响是一种外在的因素，其影响程度有限。非权力性影响力对他人的影响不带有强制性，无约束力，这种影响力以内在感染的形式潜在地发挥作用，被影响者的心理和行为表现为主动随从和自觉服从。

2. 根据组织文化不同，分别使用两种影响力　护理管理者在工作中要根据组织文化不同

灵活运用两种影响力。如果组织的凝聚力比较强，下属的工作热情比较高，可以多用非权力性影响力。如果组织中人际关系紧张，成员间彼此缺乏互助，此种环境下可以多用权力性影响力。

3. 重视主导性的非权力性影响力的作用　在领导者的影响力中，非权力性影响力占主导地位，起决定性作用。非权力性影响力制约着权力性影响力。当领导者的非权力性影响力较大，其权力性影响力也会随之增强。因此，提高领导者影响力的关键在于不断提高其非权力性影响力。

第三节　授权与分权

一、授权与分权的概念与意义

（一）授权的概念与意义

1. 授权的概念　授权（delegation）是指在不影响个人原来的工作责任的情形下，将自己的某些责任分派给另一个人，并给予执行过程中所需要的职务上的权力，即领导者授予下属一定的权力和责任，使下属在一定的监督下，有一定的自主权，去完成被授予的任务。护理管理者可以通过适当授权来增加自己的工作时间。

2. 授权的意义

（1）对领导者的意义：减轻不必要的工作负担，使其从繁琐的事务中解脱出来，能够集中精力研究、解决组织中的主要问题和关键问题；激发下属的工作热情，发挥下属的潜力和创造力，培养下属的工作能力；密切上下级关系，加强协作，团结共事。

（2）对下属的意义：下属拥有完成工作的自主权、行动权和决策权；使下属感到自己被信任，会积极把握机会，发挥自身才干，增强责任感、义务感和成就感。

（3）对组织的意义：授权使领导和下属之间的沟通渠道缩短且通畅，提高工作效率；有利于寻求一个合适的管理幅度，提高管理效率；加强组织的整体力量，增强组织的群体合力。

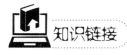 知识链接

子贱问政

子贱是孔子的学生，他曾奉命担任某地方的官吏。他到任以后，经常弹琴自娱，不问政事，但他管辖的地方却百业兴旺，人民安居乐业。卸任的官员对此百思不得其解，因为他在任时每天勤勤恳恳，从早忙到晚，此地依然没有像现在一样井井有条。于是他请教子贱："为什么你逍遥自在，不问政事，却能把这个地方治理得这么好？"子贱笑道："你只是靠自己的力量来处理政务，这自然十分辛苦，而我却是靠下属的力量来治理此地。"

（二）分权的概念和意义

1. 分权的概念　分权就是将权力进行合理分解，使其分散，发挥相互牵制和约束作用，防止某一机关或某一个人的独断专行，以保障领导集团的总体利益和各成员的应有权利。

2. 分权的意义

（1）有利于调动下属的积极性：通过组织设计，将权力分配给下级管理者，可以充分调

动下级管理者的工作积极性和主动性，提高管理工作的效率。

（2）有利于基层迅速正确地做出决策：分权可以使基层管理者能够有充分的自主权和决策权，再加上基层管理者对具体的事务性工作更加熟悉，因此他们可以迅速正确地作出决策，而不用把时间浪费在等待上级的命令上。

（3）有利于领导者集中力量抓重大问题：基层领导者有了决策权，一些常规问题就可以自行解决，使得上级领导者能够集中力量抓重大问题。

（三）授权与分权的区别与联系

分权是在组织设计时，考虑到组织规模和组织活动的特征，在工作分析、职务和部门设计的基础上，根据各管理岗位工作任务的要求，规定必要的职责和权限。授权则是担任一定管理职务的领导者在实际工作中，为充分利用专门人才，将自己手中的权力下放。授权和分权都是将权力下放，授权属于任务性、临时性的权力下放，权力可以随时收回，是每个阶层的管理者都应掌握的一种领导艺术。分权属于制度性、长期性、系统性地将权力下放，权力较长时间停留在中下层管理者手中。分权一般是组织最高层管理者的职责。作为权力下放的两种途径，分权与授权互相补充，组织设计中难以详细规定每项职权的运用，难以预料每个管理岗位上工作人员的能力，同时也难以预测每个管理部门可能出现的新问题，因此，需要各层次领导者在工作中通过授权来补充。

二、授权、分权与集权在护理管理中的应用

（一）授权在护理管理中的应用

护理管理工作琐碎繁杂，作为护理管理者一定要学会适当授权，不事事亲历亲为，才能集中精力抓住重点工作，保证护理工作任务的圆满完成。授权要符合管理活动的规律，把握原则的正确授权能提高工作效率，更好地完成工作。护理管理者在授权时需要遵循下列原则：

1. 因事择人，视能授权原则　一切以被授权者的才能大小和工作水平高低为依据"职以能授，爵以功授"，这是古今中外的历史经验。而"因人设事""以功授权"，必然延误工作。因此授权前，授权者要对被授权者进行严格考察，力求将权力和责任授给最恰当的人。

2. 责、权统一原则　管理者授权时，必须对被授权人明确其权力和责任范围，使授权人有一定的职、权、责。被授权者只能在其职责范围内行使权力，不得越界；而且在其职责范围内的问题不得上推下卸。管理者对被授权者的工作不得过多干涉。

3. 统一指挥原则　授权后，管理者要纵观全局，掌握大方向，对被授权人进行监督、指导，对整个组织系统实行统一的协调和控制，及时纠正局部存在的问题，确保整体目标的实现。

4. 目标明确原则　授权本身要体现明确的目标。分派职责时要同时明确下属要做的工作是什么，达到的目的标准是什么，对于达到目标的工作应如何奖励等。只有目标明确的授权，才能使员工明确自己所承担的责任，盲目授权必然带来混乱不清。

5. 量力授权原则　主要指管理者向下属授权，应当视自己权力范围和下属承受能力而定，既不可超越自己的权力范围，又不能不顾及下属的承受能力。

6. 授中有控原则　管理者授权不是放权，授权之后，必须进行控制。授权者必须能够有效地对被授权者实施指导、检查和监督，做到权力能放、能控、能收。由于某些原因，有些管理者常常不愿意将自己的责任转移到下属身上，主要的原因是管理者所处理的资料通常是一些软性的、语言性的、非文字性的信息。另外可能的原因还包括对下属的工作能力无信心，害怕因此而失去管制权，疑心下属或上级会认为授权即代表自己工作的无能，害怕有能力的下属会超过自己而接替自己的职位，不愿意向下属请求协助等。事实上，在自我反省或征求自己所信

任的同事的意见之后，便会发现上述的想法都不切实际，不懂得如何授权的管理者才是徒有其名的管理者。

（二）分权在护理管理中的应用

分权是组织效率的保障，能够充分发挥集体的力量，有效地实现共同目标，确保低层组织能够自主有效地解决问题。过分分权则不利于组织政策的统一，增加组织协调控制的难度，而且可能加大组织培训管理人员的成本。为了进一步保障组织中集权与分权的平衡，必须倡导"集中不集权，分权不分散"的权力分配理念，因时而异地制订集权、分权策略。组织在考虑集权或分权时，应充分考虑组织规模、成长阶段、政策统一性要求、领导风格、决策成本、生产技术特征、人员的"量"与"质"，以及智能领域等因素。护理管理者在行使管理工作时，高层的管理者在日常的管理工作中，可以根据医院的特点，适当进行分权管理，这样有助于调动广大基层管理者的积极性，激发其潜能，上下齐心协力，更好地完成护理工作目标。

（三）集权在护理管理中的应用

分权和集权都是管理活动必不可少的手段，集权的优点是权力集中，决策效率高，并在执行中不会遇到阻碍和障碍，有利于迅速达到目标。护理管理者在应对突发的事件时，如面临重大的自然灾害或安全事故时，采用集权式的领导，统一调配人员和物资，可以保证抢救工作的顺利进行。

第四节　激　励

激励是组织的驱动力，任何组织都需要驱动力。激励是组织管理中的核心问题，也是塑造下属正确行为的重要手段。正确而适当的激励是鼓励组织成员努力工作、创造高绩效工作成果，从而实现组织目标的重要过程。

一、激励的概念与意义

心理学将激励定义为通过刺激激发有机体的行为动机，并朝向预定目标行动的活动过程。现代管理学认为，激励（motivation）是利用外部诱因调动人的积极性和创造性，引发人的内在动力，朝向所期望的目标前进的心理过程。从护理管理的角度来理解，激励就是调动护士的工作积极性，以提高其工作绩效。国外心理学家经研究发现，一个人要是没受到激励，工作中只能发挥其自身能力的 20%～30%；若受到了正确而充分的激励，则能发挥其自身能力的 80%～90%。

需要是激励的起点和基础，激励的过程就是满足需要的过程，通过满足人的需要，激发个体发挥高水平的主观能动性，向着预定目标奋斗。激励的基本模式为需要—动机—行为—目标—需要被满足，通过反馈构成循环（图7-4）。

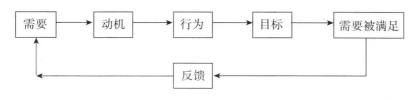

图7-4　激励的基本模式

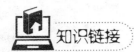 知识链接

拉绳试验

　　法国工程师林格曼曾经设计了一个引人深思的拉绳试验：把被试验者分为一人组、二人组、三人组和八人组，要求各组用全力拉绳，同时用灵敏度很高的测力器分别测量其拉力。结果，二人组拉力只是单独拉绳时二人拉力总和的95%，三人组拉力只是单独拉绳时三人拉力总和的85%，而八人组的拉力则降到单独拉绳时八人拉力总和的49%。这个结果对于如何挖掘人的潜能，搞好人力资源管理，很有价值。

　　拉绳试验中出现的"1+1 < 2"的情况，很显然是有人没有竭尽全力。这说明人有与生俱来的惰性，单枪匹马地独立操作，就会竭尽全力；到了一个集体，则会把责任悄然地分配到其他人身上。社会心理学研究认为，这是集体工作中存在的一个普遍特征，并概括为"社会浪费"。

　　人的潜力极限需要刺激，而最长效、最管用的刺激手段，莫过于建立人尽其才、人尽其力的激励机制。责任越具体，人的潜力发挥越充分，真正用力的人发展的空间越大。这样，既能在人力资源管理上挖掘潜能，又可让"南郭先生"无法滥竽充数混日子，最大限度地减少"社会浪费"。

二、激励理论

　　需要导致行为这一过程，反映了人们对于人类行为的一个最简单的描述。自行为科学诞生以后，人们在应用心理学和社会学方面的知识去探讨如何激发人的动机、满足人的需要、调动人的积极性方面，做了大量工作，提出了许多有关激励方面的理论。根据着眼点的不同，分为内容型激励理论、过程型激励理论和行为改造型激励理论。

（一）内容型激励理论

　　内容型激励理论（content motivation theory）是指针对激励的原因与起激励作用的因素的具体内容进行研究的理论。

　　1. 马斯洛的需要层次理论　美国心理学家马斯洛于1943年提出层次需要论认为，人的需要是按一定层次排列的，由低到高分别为：生理需要、安全需要、社交需要、尊重需要、自我实现需要五个层次。人的行为动机是为了满足他们未满足的需要。马斯洛认为，人的行为往往受多种需要支配，但一定时期总有一种需要占主导地位；人的需要从低级向高级发展，低层次需要容易满足，满足的需要不再构成激励，高层次需要不易满足，具有更长久的激励作用。由于每个人动机结构发展状况不同，这五种需要对每个人的优势位置也就不同。任何一种需要都不会因为高层次的需要获得满足而消失，只是对行为的影响力会减轻而已。此外，当一个人的高层次需要和低层次需要都能满足时，他往往追求高层次需要，因为高层次需要能给人带来更深刻的幸福感和满足感。但是如果满足了高层次需要，低层次需要得不到满足，有些人可能会牺牲高层次需要而去谋取低层次需要，还有些人可能为了实现高层次需要而舍弃低层次需要。总之，不同的人以及同一个人在不同情况下的需要结构不同。管理者如果能根据下属各自的需要层次，用下属正在追求的那一层需要来激励他们，就会取得较好的激励效果。层次需要论的不足之处：①已满足的需要一般不再起大的促进作用，但满足的意义不够明确，如对于物质的需要，即使生存需要满足了，但人可能永远都有对物质的渴望；②人与人之间需要的先后

次序不尽相同。当生理上的需要得到合理满足后，并没有一种方法可以预测，对某人来说，哪一种更高层次的需要将成为下一个必须满足的；③只注意了各种需要之间的纵向联系，忽视了一个人在同一时间内往往存在多种需要，而这些需要又会互相矛盾，进而导致动机的斗争。

2. 麦克利兰的成就需要理论　美国管理学家戴维·C·麦克利兰（David C. McCleland）认为在工作中对人们形成激励的主要有成就的需要、权力的需要和归属的需要三种基本需要。

（1）成就需要：是指达到标准、追求卓越、争取成功的需要。成就需要强的人愿意接受挑战，给自己树立一定难度的（但不是达不到的）目标。对待风险采取一定的现实主义态度，宁愿承担责任，希望得到明确而又迅速的反馈。他们一般喜欢表现自己。

（2）权力需要：具有较高权力欲的人，对施加影响和控制表现出极大的关心，这样的人一般寻求领导者的地位，十分健谈，好争辩，直率，头脑冷静，善于提出要求，喜欢讲演，并且爱教训人。

（3）归属需要：指建立友好和亲密的人际关系的愿望。人们要求从友爱中得到快乐，并设法避免因被某个团体拒之门外而带来的痛苦。归属感强烈的人重视保持一种融洽的社会关系，随时准备安慰和帮助危难中的伙伴。

该理论认为，驱动人们去努力工作的因素不是只有通常人们所认为的"钱"和"权"这两个字。成就、归属需要也是驱使人们努力工作的重要因素。管理者的成就需要比较强烈。成就需要可以通过培养来提高。一个组织的成败与组织具有的高成就需要的人数有关。

3. 赫茨伯格的双因素理论　双因素理论是美国心理学家弗雷德里克·赫茨伯格（Frederick Herzberg）提出的，他在 20 世纪 50 年代后期对一些企业进行了调查，调查主要围绕"什么时候你对工作特别满意？""什么时候你对工作特别不满意？"等问题进行调查。在研究调查结果的基础上赫茨伯格提出了双因素理论。双因素理论认为，传统的满意与不满意的观点不正确，表示满意的程度应该有四种状态，满意的对立面应该是没有满意，不满意的对立面应该是没有不满意。如图 7-5（a）图为传统观点；（b）图为赫茨伯格观点。

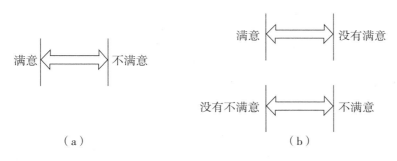

图 7-5　传统观点与赫茨伯格观点对比

双因素理论认为，使员工满意的因素和使员工不满意的因素有本质差别。使员工感到不满意的因素往往是由外界环境引起，这些因素的改善能消除员工的不满与对抗，但不能使员工非常满意，也不能激发员工的工作积极性，赫茨伯格把这一类因素称为保健因素，又称为维持因素。使员工感到满意的因素通常由工作本身产生，这类因素的改善，能够激励员工的工作热情，从而提高生产率。赫茨伯格把这一类因素称为激励因素。

赫茨伯格的双因素理论同马斯洛的层次需要论兼容并蓄。马斯洛的层次需要论是针对需要和动机而言，赫茨伯格的双因素理论是针对满足这些需要的目标和诱因而言。双因素理论的保健因素相当于马斯洛提出的生理需要、安全需要等较低层次的需要；激励因素则相当于受人尊重的需要、自我实现的需要等较高层次的需要。麦克利兰没有对低层次的需求分类，成就需要理论所涉及的成就需要、权力需要、归属需要基本都属于高层次的需要。

表7-4　激励和保健因素举例

激励因素	保健因素
工作表现机会	公司的政策和行政管理
工作带来的愉快	技术监督系统
工作上的成就感	与监督者个人之间的关系
工作突出而得到奖励	与上级领导之间的关系
对未来发展的期望	与下级同事之间的关系
职务上的责任感	薪金
提升	工作安全感
	个人生活
	工作环境与条件
	地位

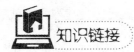知识链接

中秋节的奖金

　　某医院普外科，每年中秋节，秦护士长都会额外地给护士们发放一笔500元的奖金。但几年下来，秦护士长感到这笔奖金正在丧失它应有的作用，每个人都像领取自己的薪水一样自然，并且在随后的工作中也没有人会为这500元奖金表现得特别努力。既然奖金起不到激励作用，今年秦护士长决定停发，前几个月科室的效益也不太好，这样可以减少科室的一部分开支。但停发的结果却大大出乎意料，科室上下几乎每一个人都在抱怨秦护士长的决定，有些员工情绪低落，工作效率受到不同程度的影响。

（二）行为改造型激励理论

　　行为改造型理论（behavior modification theory）认为激励的目的是改造和修正人的行为。这类理论研究如何通过外界刺激对人的行为进行影响和控制，包括强化理论和归因理论。

　　1. 强化理论　强化理论的由美国心理学家斯金纳（B.F.Skinner）提出。斯金纳认为，不论是人还是动物，为了达到某种目的，都会采取一定的行为，这种行为将作用于环境，当这种行为对他有利时，这种行为就会重复出现，当这种行为结果不利时，这种行为就会减弱或者消失。这就是环境对行为强化的结果。

　　强化有两种类型，根据强化的性质和目的可分为正强化和负强化。在管理上，正强化就是奖励那些组织上需要的行为，从而加强这种行为。负强化就是惩罚那些与组织目标不相容的行为，从而削弱这种行为。不要把正强化仅仅理解为给予奖金，对成绩的认可、表扬、改善工作条件和人际关系、提升、安排担任挑战性工作、给予学习和成长机会等都能起到正强化作用。负强化的手段也很多，如批评、处分、降级等，甚至有时不给予奖励或少给奖励也是一种负强化。

　　强化理论在应用时应注意以下三条：①要针对强化对象的不同需要，采取不同的强化措施。②分阶段设立目标，及时给予强化。如果目标一次定得太高，就难以发挥强化的作用，很难调动强化对象的积极性。③及时反馈。即要通过一定形式和途径，及时将工作结果告诉行动

者。结果无论好坏，对行为都具有强化作用。对好的结果及时反馈，能够更有力地激励行动者继续努力；对不好的结果及时反馈，可以促进行动者分析原因，及时纠正。

2. 归因理论　归因理论是美国心理学家伯纳得·韦纳（Bernard Weiner）于 1974 年提出。归因（attribution）是指观察者为了预测和评价人们的行为并对环境和行为加以控制，而对他人或自己的行为过程所进行的因果解释和推论。归因理论认为，任何行为的发生或多或少与人们本身的内部原因或外界环境因素有关。人的行为受主观条件支配称为内源性归因。主观条件包括个人能力、态度、信仰、性格等；人的行为来自外界环境影响称外源性归因。这两种解释行为的观点在很大程度上影响一个人对事物的态度、行为和对所发生事件的解释。美国心理学家韦勒提出，人们对过去的成功或失败主要归结为四个方面的因素，即能力、努力、任务难度和机遇。这四种因素按内外因、稳定性和可控性进一步分类，如表 7-5 所示。

表7-5　行为决定因素两维度分析表

稳定性	控制的位置	
	内在的	外在的
稳定	能力	难度
不稳定	努力	机遇

不同的人对成功和失败有不同的归因，导致了不同的情绪反应和行为表现。把成功归因于能力强，将增强个人信心和对工作的胜任感；把成功归因于个人努力，会激发人的工作积极性。把失败归因于能力不足或工作难度太大，将使人有不胜任感，对工作丧失信心；把失败归因于努力不够，将使人感到惭愧而努力工作。其中，对人的行为改变影响最大的是"努力"，是个人唯一可控制的变化因素。在组织成员对成败归因时，如能将其归因引向"努力"因素，强调主观能动性的作用，则有助于调动下属工作积极性，挖掘自己的潜力，将失败化为前进的动力，将成功视为努力的收获，对于引发积极情绪、消除消极情绪、调动工作积极性大有益处。强化理论和归因理论从行为的解释、改造、反馈、预测等角度对激励理论进行了阐述，对激励的操作有很强的指导意义。

（三）过程型激励理论

过程型激励理论（motivation theory of process）着重研究从动机的产生到采取具体行动过程的激励理论，其主要任务是找出对行动起决定作用的某些关键因素。

1. 期望理论　期望（expectancy）指个体对于特定活动可能导致的特定结果的信念。美国心理学家维克多·弗鲁姆（Victor Vroom）在他 1964 年发表的《工作和激励》一书中发展了前人的期望论，提出了自己的期望模式。弗鲁姆认为，人们之所以采取某种行为是因为他们觉得这种行为可以有把握地达到某种结果，并且这种结果对他有足够的价值。激励水平的高低取决于三个变量。一是期望值，即个体对自己行为和努力能否可以达到特定结果的主观判断，影响个人期望值的因素有个体过去经历、自信心、任务的难易程度等；二是关联性，即工作绩效与所得报酬之间的联系；三是效价，即所得报酬对行为人的吸引程度。激励水平的高低可以用以下公式表达：

$$激励水平（M）= 期望值（E）\times 效价（V）$$

维克多·弗鲁姆的期望理论比较清楚地说明了员工受到激励机制的原因。因此，管理者必须通过各种渠道了解员工的思维过程，从而知道从哪些方面、用何种手段来提高对员工的激励水平。为了提高期望值，管理者要设计具体可行的目标，选择有能力达到目标的员工或注意培训员工以提高其完成工作的能力，同时还要创造有利于完成工作的条件。为了提高效价，管理者必须弄清员工的需求，对不同的人根据不同的需要给予不同形式的报酬。

2. 公平理论　公平理论（equity theory）由美国心理学家亚当斯（J. S. Adams）于 20 世纪 60 年代首先提出，又称社会比较理论，侧重于研究报酬分配的公平性、合理性对人们工作积极性的影响，公平理论认为，当个体所获得报酬与其所付出的努力成比例时，他才会感到满意，因而才会受到激励。个人不仅关心自己经过努力所获得报酬的绝对量，也关心自己所得报酬和其他人报酬的关系，也就是说人们被激励去寻求根据其绩效所期望的公平的报酬。他们对自己的投入与产出和其他人的投入与产出的关系作出判断。在一个人投入（如努力、经验、受教育水平和能力）的基础上对产出（如工资水平、加薪、认可和其他因素）进行比较，当人们感觉到自己的产出 - 投入比和其他人的或自己以往的产出 - 投入比不平衡时，就会产生紧张感，这种紧张感又会成为他们追求公平和公正的激励基础。

当员工感到不公平时，他们可能会采取以下几种做法：①曲解自己或他人的付出或所得；②采取某种行为使得他人的付出或所得发生改变；③采取某种行为改变自己的付出或所得；④选择另外一个参照对象进行比较；⑤辞去他们的工作。判断公平与否是一件十分复杂的事情，管理者必须考虑到以下因素：

（1）公平是个人的主观判断：无论自己或他人的投入和回报都是个人感觉，一般人很容易对自己的投入估计过高，而对他人的投入估计过低。

（2）公平判断标准的差异性：个体有着不同的判断公平的标准。管理者应该在制订分配标准时广泛征求意见，力争达到绝大多数人认同的公平。

（3）公平的判断与绩效评定有关：评定个人的工作绩效是公平分配的前提，但如何评定绩效，不同的评定办法会得到不同的结果。最好是按工作成果的数量和质量，用明确、客观、易于核实的标准来衡量，但有时在实际工作中难以做到，不得不采取其他办法。

（4）公平还与绩效的评定者有关：绩效由谁来评定，是领导这还是群众，或者是自我评定，不同的评定人会得出不同的结果。由于同一组织内往往不是由同一个人评定，因此会出现松紧不一、回避矛盾、姑息迁就、抱有成见等现象。

过程型激励理论正好弥补了内容型激励理论的不足，对激励的操作方法和技巧进行了探讨。通过学习激励理论，使我们对激励的内容、方式和过程有了一个初步的了解。内容型激励理论使人们认识到，人都有特定的需要，激励的中心问题就是满足人的需要。行为改造理论强调了激励是通过改变或者修正人的行为实现。过程型激励理论重点研究如何提高工作效率，对激励过程中应用的技术、方法和手段作了较深入的探讨。

三、激励的策略与艺术

（一）激励的策略

1. 物质激励法　物质激励的内容包括工资奖金和各种福利，是一种最基本的激励手段，因为获得更多的物质利益是普通员工的共同愿望，可以满足员工的基本需求。同时员工物质条件的改善，也影响其社会地位、社会交往，甚至学习、文化娱乐等精神需要的满足。

2. 荣誉激励法　为工作成绩突出的员工颁发荣誉称号，代表企业对员工工作的认可，有时精神比物质重要。让员工知道自己出类拔萃，以便激发他们的工作热情。

3. 目标激励法　目标明确了人们的行动方向，可以产生凝聚力和激励的力量，管理者要设法使组织成员的个人目标与组织目标相统一。对个人具有激励意义的目标必须具备具体性、挑战性、可接受性三个条件。

4. 信任激励法　信任激励是激励的一种基本方式，组织内上下级之间的相互理解和信任，是一种强大的精神力量，有助于组织成员间的和谐共处，有助于组织内团队精神和凝聚力的形成。对员工的信任主要体现在平等待人、尊重下属的劳动、职权和意见方面。

5. 重视激励法　是指在激励过程中，要注重员工的想法。有时听比说重要，如果领导者能够认真倾听下属对工作的意见和见解，并采纳下属合理的建议，那么下属会觉得自己受到了重视，将会以更大的激情投入工作中。

6. 正面激励法 正面激励就是当一个人的行为表现符合社会需要和组织目标时，通过表彰和奖励来保持和巩固这种行为，更加充分地调动组织成员的积极性。

7. 示范激励法 模仿和学习是人们的一种普遍需求，其实质是完善自我的需要。示范激励就是通过树立英雄模范人物来满足组织成员的模仿和学习的需要，把组织成员的行为引导到组织目标所期望的方向。如果领导者身先士卒、率先垂范则激励效果会更好。

8. 参与激励法 让员工参与本部门、本单位重大问题的决策与管理，并对领导行为监督。这种做法可以充分调动员工的积极性，对提高管理效率和管理水平十分有效。领导者可以通过"沟通与对话"和授权等方式，达到参与激励的目的。

（二）激励的艺术

1. 对不同的人采用不同的激励方法 在激励时要注意每个组织成员的个体差异性，针对不同的人采取不同的激励方法，如物质激励、荣誉激励、信任激励等，尽可能激发所有人的最大力量，产生最好的激励效果。

2. 根据员工的需求改变，不断变换激励方法 人的需要是多种多样的，领导者应从这些需要中找出人的合理需要和优势需要，并随时关注每个人的思想变化，采用不同的方式满足下属的合理的优势的需要，即激励应因人、时间、环境、地点的不同采取不同的激励方式。

3. 激励要注意时效性原则 要把握激励的时机，"雪中送炭"和"雨后送伞"的效果不一样。激励越及时，越有利于将人们的激情推向高潮，使其创造力连续、有效地发挥出来。超前激励可能会让下属感到无足轻重；迟到的激励可能会让下属觉得失去激励的意义。

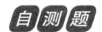

一、单选题

1. 在情境领导理论中，对于不成熟（第一阶段）下属，与其相对应的领导风格是
   A. 说服型
   B. 命令型
   C. 参与型
   D. 授权型

2. 管理方格论中团队型领导是指
   A. 9.1 型管理
   B. 1.1 型管理
   C. 5.5 型管理
   D. 9.9 型管理

3. 下列属于权力性影响因素的构成因素是
   A. 品格因素
   B. 能力因素
   C. 传统因素
   D. 知识因素

4. 如下属认为自己能力不强，喜欢的领导方式是
   A. 指导型领导
   B. 支持型领导
   C. 参与型领导
   D. 成就导向型

5. 激励的起点与基础是
   A. 动机
   B. 需要
   C. 目标
   D. 反馈

6. 属于行为改造型激励理论的是
   A. 双因素理论
   B. 强化理论
   C. 期望理论
   D. 成就需要理论

7. 韦勒提出的人们对成功和失败归因的可能性**不包括**

A．能力

B．努力

C．机遇

D．合作

8．李护士，女，26岁，怀孕6个月，在心胸外科工作3年，工作积极主动，

对该护士最佳的激励方法是

A．物质激励

B．正面激励

C．参与激励

D．目标激励

二、名词解释

1．领导效能　　2．影响力　　3．归因　　4．授权　　5．激励

三、填空题

1．领导与管理的具体区别是_____、_____、_____、_____、_____。

2．领导的作用有_____、_____、_____。

3．权变领导理论包括_____、_____、_____。

4．权力的类型有：_____、_____、_____、_____、_____。

四、简答题

1．简述管理与领导的联系与区别。

2．领导者影响力的构成因素有哪些？

3．特征领导理论、行为领导理论、权变领导理论各有何特点？

4．授权时应遵循哪些原则？

5．简述激励的策略。

五、论述题

结合本章所学习的激励理论，举例说明实际工作中护理管理者如何激励下属。

（朱军华）

第八章 医院安全管理

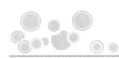

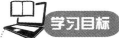 **学习目标**

◆ **识记**

医院患者安全的概念，医院感染的概念，流行环节与分类，医院感染诊断标准。

◆ **理解**

归纳总结影响医院患者安全的因素、患者十项安全目标、医疗与患者安全信息系统、护理人员常见的职业损伤。

◆ **运用**

1．能够对护理人员常见职业损伤进行预防。

2．能够及时发现医院感染的危险因素。

3．能够配合医生进行医院感染的预防和控制。

医院安全管理（hospital safety management）是医院管理中的重要组成部分，是指通过对医院进行有效和科学地管理，保证医务人员在提供医疗服务和患者及其家属在接受服务的过程中，不受医院内不良因素的影响和伤害。医院安全管理涉及参与医疗活动的每个人员及各个环节。为坚持以患者为中心、以安全为核心、全心全意为人民服务的宗旨，进一步完善和加强医院医疗安全管理，不断提高医院管理水平，保障医疗安全。护理人员应掌握医院环境安全管理，医院患者安全管理，医院感染管理的内容及方法，重视自身职业安全；既要能够及时地发现医疗工作中的潜在风险，保证患者的身心安全，同时也要做好自身防护，保护自身安全。

第一节 医院环境与安全管理

医院环境安全管理是医院安全管理中的重要一环，医院患者安全管理是医院安全管理的核心内容。保证医院环境安全、医院患者安全是确保患者得到良好治疗及优质服务的基础，也是保持医疗工作人员身心健康的保障，对维护医院正常工作秩序和社会治安起到至关重要的作用。因此，学习和掌握医院环境安全管理的影响因素、医院患者安全管理目标及预防措施，建立及完善医疗与患者安全信息系统，对开展临床安全工作具有重要的意义。

一、医院环境安全管理

医院环境安全受多种因素影响，主要包括医院外部环境如经济因素，政治、政府和法律因素，社会、文化、人口和环境因素，技术因素等；以及医院内部环境如医院社会环境、物理环境等，如图 8-1 所示。

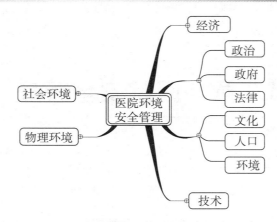

图 8-1　医院环境安全管理影响因素模式图

（一）医院外部环境

1. 经济因素　经济因素是直接影响医院环境安全的潜在因素。近年来国民经济保持良好的发展势头，国家采取积极的财政政策和金融政策，加大投入规模，强化固定资产投资规模，对国内生产总值起到了拉动作用。

2. 政治、政府和法律因素　政治、政府和法律因素对各级医院都构成重要的机会与挑战。近年来国家已出台的医疗制度改革措施，包括对医疗服务实行政府指导价和市场调节价，取消政府定价；实行医药分开核算、分别管理，规范财政补助范围与方式，对医院药品收支采取两条线管理的办法；对医院实行分类管理，区分营利性医院和非营利性医院，明确划分两类不同医疗机构的经营目的、服务任务以及执行不同的财政、税收、价格政策和财务会计制度。

3. 社会、文化、人口和环境因素　医院环境与医院所处的位置有直接关系，在经济富裕及发达地区，人民生活水平不断提高，人民群众对医疗卫生的需求也日益提高。21 世纪，各传染病将持续保持高发病率，新老传染病仍然对全球卫生造成严重威胁；慢性非传染病到 2020 年将成为全世界人口死亡、疾病和残障的主要原因；老龄化和城市化成为全球人口发展的趋势，其中老龄化进一步导致慢性非传染性疾病、伤残和精神疾病增加；人口结构的变化将使医疗成为产品和服务的重要消费对象；城市化的速度超越了卫生基础设施满足人们卫生需求的能力水平，过度拥挤和恶劣的工作环境导致人们出现焦虑、抑郁和慢性紧张状态，对家庭和社区的生活质量造成不利影响。

4. 技术因素　变革性的技术进步正在对医院产生巨大的影响，包括生物技术、超导、激光、克隆等。随着我国医疗卫生改革的深入，医疗机构间的竞争越来越激烈，很多医院不断开发新技术、新项目赢得竞争优势。同时，随着科技信息的迅猛发展，科技成果的抢先应用无疑对同行业竞争力构成重大威胁，谁抢先抓住机遇，谁就能赢得行业发展先机。

医院外环境主要是医院发展必须依赖的和无法回避其影响的医院外部系统。外部环境对医院安全的影响包括经济、政治、法律、社会、文化、人口、环境、技术和竞争等。这些影响因素既给医院带来了良好的发展机遇，又使医院面临着严峻的挑战。外部环境带来的机会：①群众生活水平提高，对医疗卫生需求日益增大；②人口结构变化，社会老龄化带来很大的潜在医疗市场；③消费者医疗消费观念转变；④营利性医院可以自行调整收费价格等。同时，环境的变化也给医院带来一定的风险：①疾病谱的变化给人类带来的威胁；②面临社区医疗保健、个体诊所、私人资本或外资医院的不断发展，使得医疗市场准入行为放宽，众多新进医疗市场细分造成部分患者流失；③医疗技术人才竞争激烈，造成人才流失；④竞争对手不断强大；⑤营利性医院实行税收政策等。

（二）医院内部环境

1. 社会环境（人文环境） 每个人都生活在一定的社会环境中，社会环境对人的行为具有规范和限制作用。医院安全管理需要创造一个适宜实现的质量、环境和职业安全目标、不断改进医疗服务的人文环境。影响医院人文环境的影响因素包括质量氛围、争先创优氛围、严格按规定办事的氛围、爱岗敬业氛围、团结协作氛围等。当医院具有浓厚的质量、环境和职业安全氛围时，员工即会在医疗服务时以质量、环境和职业安全为目标，一旦出现问题，就能及时发现，采取解决措施。

医院工作的人文环境主要是通过教育、培训以及建立相应的规章制度和奖罚措施而形成的。以质量氛围的形成为例，其形成条件包括有明确的质量、环境和职业安全方针及目标，并通过各种手段使全体员工知晓并理解；医院管理者带头，始终以质量、环境和职业安全为第一；亲自参与质量、环境和职业安全改进；对员工进行持之以恒的质量、环境和职业安全教育、培训；有必要的质量、环境和职业安全管理制度，并严格执行；对在质量、环境和职业安全上作出贡献的员工进行奖励，对出现问题的员工给予批评；发现质量、环境和职业安全问题坚持"三不放过"（原因不明不放过、责任不清不放过、纠正措施不落实不放过）；经常开展以质量、环境和职业安全为主题的活动，如质量、环境和职业安全竞赛活动、6σ小组活动等。

2. 物理环境（自然环境） 医疗服务和服务产品实现的过程对物理（自然）环境有着特殊要求，如果环境不能达到相应的要求，该过程就可能不能进行，如气温过低，就会影响医院氧气管道氧气的正常输送；药库湿度过大，就会影响存放药品的质量。一般来说，在医院环境安全管理中，应当考虑下列物理因素，包括温度（冷热）、湿度、噪声、光线、震动、辐射、粉尘、卫生/清洁度、空气、工作服/防护衣、鞋、手套、昆虫、院内感染等。上述物理因素有的是直接利用自然资源，有的是需要借助设施对达不到要求的自然资源进行必要改变。

在很多条件下，医院工作环境的物理因素直接对医疗服务产品质量起作用，如在抢救患者时，手术室突然停电，如果医院没有应急措施，就会严重影响手术抢救工作，甚至危及患者生命；药房存放血液制品的冰箱发生故障时，如果不能及时处理，将不能保障温度控制在 2～8℃，直接影响血液制品的质量，给患者带来潜在的危险。不同的医疗服务过程或者项目，其所处地域不同、技术要求不同，对物理（自然）环境的要求也就不同，需对相应的物理（自然）环境进行控制和完善，如普通病房为了保持病房恒温，给予配置中央空调；手术室为了保持清洁卫生，建立封闭式手术间等。此外，人的心理活动也受环境物理因素影响，如天气燥热，人就可能烦躁不安；噪声严重，人的反应能力就会下降等。医院工作环境中的物理环境因素是在修建医院建筑时就已建立的，否则无法正常运行。但是，不少医院在运行前建立的物理环境条件，有时并不符合医疗服务需要确定的要求，因而需要继续补充和完善。

二、医院患者安全管理

（一）医院一般安全管理

医院一般安全管理是指医院对其服务设施、仪器设备、服务流程的不安全因素进行管理和控制，以保证患者、患者家属及其医院工作人员在医院不发生人身伤害。医院的一般安全管理内容，包括医院服务设施、电器、可燃气体、有害气体、火灾、盗窃及其他灾害的管理与控制。医院的安全管理有赖于医院建立完善的预防机制和制度，以及出现安全问题采取适当的安全措施。

1. 医院安全管理体制及内容 医院应该设立安全委员会或防灾委员会，其成员除负责安全的院长、后勤、行政管理部门和医护人员的代表之外，还应邀请当地消防部门的代表及安全专家出任委员。安全委员会负责全院各种有关安全的事宜，包括确保患者活动安全及员工工作安全，完善院内各个安全管理设施的维护检查记录，定期进行医院内常规安全检查。医院管理者对于有危险的情况应及时处理，并将处理情况形成书面报告向委员会汇报。医院设施的安全应注意以下事项：

（1）凡有滑倒安全隐患的地面，应铺设防滑地毯。

（2）楼梯踏沿处，设有增加摩擦的防滑纹板。

（3）轮椅设计要合理，患者坐轮椅上下坡时，一定要有他人在旁照料。

（4）担架必须由两位人员联合操作，保护患者的皮带必须扣紧。

（5）正在进行清洁的地面应设明显的防滑、防跌警示。

（6）凡有地面升降处，必须设有照明设备。

（7）患者浴室内，淋浴和盆浴设备不得合在一起，应分别设置；同时注意加装扶栏。

（8）对于不能自控的患者，应遵循医院规定给予特殊保护，以免发生患者互相伤害事件。

（9）电热器及暖气管道要设有防护装置，以免伤害患者。在儿科及婴儿室等处应特别注意。

（10）各种电器的使用必须有正确的使用指导方法及步骤，以便操作。

（11）各种患者搬动方式应经严格培训，以免造成患者伤害。

（12）对外科、小儿科及骨科的患者应有适当安全提示，以免患者发生意外伤害事件。

（13）乙醚、放射性等危险物品要有特殊保管方式。

（14）打破玻璃器皿时要使用扫集法，不可用手去拾捡。

（15）凡可双向推开的门一定要有透明玻璃，能看到对侧。

（16）自动开门装置应有缓关控制，保证安全。

（17）各种水电管路应定期检查。

（18）放射科的设备应经常检查。

（19）电梯应有良好的维护，定期检查安全关门设计、钢缆及制动器等。

（20）厨房、洗衣房等场所的用电机械应有各种安全设计及装置。

（21）易燃加压气体应有安全储存规定。

（22）房屋设施应经常检查，对松动、破损之处应立即修复。

（23）医院发生的任何人员伤害事件，不论大小，应立即上报。

2. 医院安全管理措施

（1）预防错误发生：医疗卫生服务系统是一个复杂的系统，许多因素影响着医院安全，如组织的结构域管理、工作环境、员工的素质、所履行的任务、服务的对象以及医疗业务流程等。衡量一个医疗机构是否安全，主要是看它是否具有及时发现错误，并且在错误对患者造成伤害之前得到纠正，从而降低危险性错误的影响范围和程度，阻止错误所致伤害的蔓延和进一步恶化。患者参与也是预防错误的有效手段，在医患彼此信任的基础上对患者进行宣教，使其了解有关治疗与用药情况，鼓励患者在有不寻常情况发生时提出问题，从而减少由于错误导致的伤害。

（2）减少、控制错误与伤害事件：减少医院工作的复杂性。越是复杂的工作，发生错误的几率就越大，减少复杂性是减少错误的有效措施，如通过制订完成任务的步骤、分解任务、明确协调方式等措施，将复杂的工作简单化。

（3）减少应用先进技术带来的副作用：医疗服务行业改进与提高服务质量势必会应用许多先进手段，如开展新的诊疗项目、引进新技术、购置新的仪器设备等，这给医院安全带来了一定的副作用。因此在新项目、新技术、新设备应用之前，必须经过充分的论证、培训并做出周密的计划以控制错误的发生。医院管理者可以在新项目、新技术、新设备正式推广应用之前，先在小范围内试验，将风险降低到最低程度；发现问题后应重新设计项目，然后再推广应用。

3. 防火 防火是医院安全计划中的重要部分，关系到医院各部门的人员。医院管理层应重视防火工作，应该对防火设施进行定期维护和更新，定期对员工进行防火、灭火培训，使每一位医院员工都知道灭火的知识和技能，在紧急情况出现时才能镇定处理。防火计划可以分五个步骤进行，见图8-2。

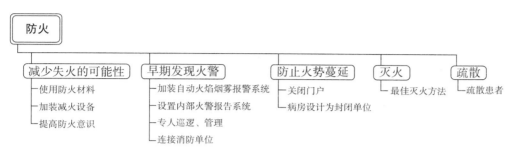

图 8-2　防火五步骤模式图

（1）降低失火的可能性：医院设施装修应尽量使用防火材料的装饰品、布幔及成品，加装减火设备等，以降低失火的可能性，增加病房和医院的安全。

（2）早期发现火警：火灾往往由小火引起，如能早期发现火苗，就会控制火势，减少损失。在火苗不易被发现的地方，要加装自动火焰烟雾报警系统。一般医院都应设置内部火警报告系统，一旦发生火情，医院有关人员都会立即接到通知，此种系统也可以连到邻近消防单位，以便及时抢救伤员。

（3）防止火势蔓延：一般医院在发生火灾时，应先转移室内患者，并将门户紧闭，再去报警。关门的目的就是要将火苗局限于室内，等待灭火处理。医院在设计时应该保证病房与病房之间能完全隔绝，成为封闭的单位，以防火势蔓延。

（4）灭火：针对不同的电器、化学品或其他燃品、油品着火，应采用适当的方法灭火。

（5）疏散：医院必须要有安全的疏散计划，一旦火势强劲，一时难以扑灭，应及时将患者按照疏散计划转移到安全地点。医院建造时应注意各走廊尽头要设有疏散用楼梯，以免陷入死角；各安全梯应能通往地面；走廊内应有应急指示灯；提前部署周密的疏散计划程序，不然将会造成极度混乱的局面，反而会危害到患者的安全。此外，各医院安全委员会应制定详细的防火规定，遵循相关防火原则：①医院建筑及装备要尽可能采用阻燃材料；②消防人员应定期对医院进行检查，其记录应妥善保存；③夜间应有专人巡视；④制定防火制度，并严格监督执行，各种防火标识应在显著地点张贴；⑤不准吸烟的区域，应明显张贴禁止吸烟标志；⑥失火时各员工的责任及行动应有明确的书面规定；⑦医院所有人员应接受防火、灭火训练及在失火情况下如何搬运患者的培训；⑧每年至少举行一次员工消防演习；⑨放射科的胶卷、麻醉用气体、氧气设备、药品、可燃性用品及溶液等应切实遵守安全储藏规定；⑩医院有安全处理垃圾的规定；⑪ 灭火设施要定期检查，并放于合理位置以便随时使用；⑫ 保证火灾警报系统完备可用；⑬ 要有足够多而且安排合理的安全楼梯；⑭ 楼梯要有足够的宽度，能方便患者担架通过；⑮ 医院为高层建筑时，至少有一座电梯为特别规格，可容得下一张标准病床和必需的医护人员，电梯门的大小应保证病床出入；⑯ 各层病房建筑都应有多个对外紧急出口；⑰ 各出口处应有明显的灯光标志。

（二）医院患者安全

1. 概念 医院患者安全（hospital patient safety）是指医院在向患者提供医疗服务的过程中不发生与医疗服务相关的医疗伤害，确保患者得到正确、合理的医疗服务。医院患者安全保证是患者得到良好医疗服务的先决条件，在整个医院管理中具有重要意义。

2. 影响医院患者安全的因素 医院患者安全是医院医疗服务高质量的标志之一。如果医院经常出现医疗不安全现象，说明医院安全管理存在隐患，不安全因素不能有效地加以控制。医院安全隐患多数是由于医院领导和医务人员对医疗安全管理不重视或对策不力造成，其影响因素多种多样，根据其性质，可以归纳为以下四个方面。

（1）医源性不安全因素：主要是指医务人员在提供医疗服务时采用不适当的诊断、治疗措施，不良道德语言或不当的行为。医源性不安全因素是临床上造成患者医疗不安全的主要因素，其引起的不安全后果也较为严重。由于医学发展的局限性，很多用于临床的医疗技术还无法根除患者的疾病，有些甚至无法保证取得理想的效果，加之患者病情的不确定性以及患者个体的差异，不能保证医务人员采取的医疗措施都能改善患者的症状或恢复其健康，因此，医疗服务存在一定的风险性和不确定性，这些因素影响着医疗服务的安全。从管理角度讲，只能尽量把这些因素的危害程度控制在最小，但无法根除。另外一类是由于医护人员技术水平或责任心不够造成患者的伤害，这类不安全因素可以通过培训和管理避免，如因血制品管理不当，患者输入污染血而发生肝炎；因责任心不强，导致患者使用抗生素后出现过敏反应；因静脉注射次数过多发生了静脉炎；因灭菌不合格造成患者术后感染等。此外，医患沟通不畅、医生对患者的医疗方案未事先征得患者本人同意，或对治疗以后产生的效果交代不够、对患者出言不逊等，也会给患者造成伤害。

（2）医疗技术不安全因素：是指由于医务人员医疗技术水平低、经验不足或协作技术能力弱而对患者安全造成影响。例如：由于技术操作不当引起的对患者身心的伤害；由于技术原因造成临床病例的漏诊、误诊；由于适应证判断不准确而错开刀等，可见医疗技术水平是临床医疗的一个重大不安全因素。

（3）用药不当的影响因素：药物的毒副作用众所周知，临床用药已然成为当前医院安全管理中的一个重要的不安全因素，如药物剂量过大、配伍禁忌药物同时应用或连续应用、超限量药物应用等导致患者伤害，有些伤害对机体是不可逆性损伤，严重者会危及患者生命。

（4）医院环境因素：由于医院是患者集中的场所，患者通常都带有不同的致病菌或病毒，如果医院的消毒措施不当，极易在医院造成交叉感染，如术后感染、新生儿感染、输液感染等，特别是当传染病流行的季节，容易在医院引起局部暴发。此外，病房室内外的空气污染、供水污染等都可能造成患者的交叉感染，影响医疗安全。

（三）患者十项安全目标

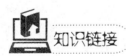

全球患者安全联盟

在患者安全方面，世界卫生组织（WHO）早在 2002 年就开始讨论这个问题，到 2004 年，WHO 把患者安全作为一个重要的议事问题进入世界卫生大会的讨论议程，并发表了专门关于患者安全的技术报告，而且建立了一个全球性的行动，去认识患者安全的问题。针对患者安全在各个国家的不同表现形式以及各国所有可利用的资源状况，为将各个国家在患者安全上的不同工作重点和方法推荐到世界各地，WHO 于 2004 年创立了全球患者安全联盟。目前，该联盟已拥有 192 个以上的成员国，包括了 WHO 所有的成员国，中国也是其中的一个成员。寻找有关患者安全的解决方案，解决全球共同的问题是该联盟的主要任务和职责。

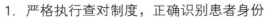

1. 严格执行查对制度，正确识别患者身份
（1）在诊疗活动中，严格执行患者身份"查对制度"，确保对正确的患者实施正确的操作。

（2）实施有创（包括介入）诊疗活动前，实施医师必须亲自向患者或其家属告知。

（3）完善关键流程（急诊、病房、手术室、ICU、产房、新生儿室）的患者识别措施，健全转科交接登记制度。

（4）提倡使用"腕带"作为识别患者身份的标识。

（5）对传染病、药物过敏、精神患者等特殊患者应有明显识别标志（腕带、床头卡、指纹等）。

（6）职能部门应落实其督导职能，并有记录。

2. 强化手术安全核查，防止手术患者、手术部位及术式错误

（1）择期手术需完成各项术前检查与评估，工作全部完成后方可下达手术医嘱。

（2）建立手术部位识别标示制度与工作流程。

（3）建立手术安全核查与手术风险评估制度及工作流程，并提供必需的保障与有效的监管措施。

（4）围术期预防性抗菌药物选择与使用符合规范。

3. 加强医务人员有效沟通，完善医疗环节交接制度，正确及时传递关键信息

（1）建立规范化信息沟通程序，加强医疗环节交接制度，包括医疗护理交接班、患者转诊转运、跨专业团队协作。

（2）规范医嘱开具、审核、执行与监管常规和／或处理流程。

（3）在实施紧急抢救时，必要时可下达口头临时医嘱；护士应对口头临时医嘱完整复诵确认，在执行时双人核查，事后及时补记。

（4）接获患者非书面的重要检查（验）结果时，接获者必须规范、完整、准确地记录患者识别信息、检查（验）结果和报告者的姓名与电话，复述确认无误后方可提供医师使用。

（5）建立跨专业的有效沟通培训机制，减少医务人员之间沟通方式的差异性。提供多种沟通方式和沟通渠道，确保沟通准确、通畅、便捷。

4. 减少医院感染的风险

（1）按照手卫生规范正确配置有效、便捷的手卫生设备和设施，为执行手卫生提供必需的保障与有效的监管措施。

（2）医护人员在临床诊疗活动中应严格遵循手卫生相关要求，尽可能降低医院内医疗相关感染的风险，如 VAP、CTBSI、CAUTI 及 SSI。

（3）医护人员在无菌临床操作过程中都应严格遵循无菌操作规范，确保临床操作的安全性。

（4）使用合格的无菌医疗器械。有创操作的环境消毒应当遵循医院感染控制的基本要求。

（5）严格遵循各种废弃物的处理流程，遵循医院感染控制的基本要求。

5. 提高用药安全

（1）建立规范管理程序，对高浓度电解质、易混淆（听似、看似）药品制订严格的贮存、识别与使用的要求。

（2）严格执行毒麻药品、精神药品、放射性药品、医疗用毒性药品及药品类易制毒化学品等特殊管理药品的使用与管理规章制度。

（3）对特殊处方或用药医嘱在转抄和执行时有严格的核对程序，并由转抄和执行者签名确认。

6. 强化临床"危急值"报告制度

（1）根据医院实际情况确定"危急值"项目，建立"危急值"评价制度。

（2）建立规范的临床"危急值"报告制度与流程。

（3）"危急值"项目可根据医院实际情况认定，至少应包括血钙、血钾、血糖、血气、白细胞计数、血小板计数、凝血酶原时间、部分活化凝血活酶时间等。

（4）对属"危急值"报告的项目实行严格的质量控制，尤其是分析质量控制措施并认真落实。

7. 防范与减少患者跌倒、坠床等意外伤害

（1）评估有跌倒、坠床等风险的高危患者，要主动告知其跌倒、坠床危险并采取有效措施防止意外事件的发生。

（2）建立跌倒、坠床等意外事件报告制度、处理预案和工作流程。

（3）加强评估患者跌倒、坠床防范健康教育反馈。

8. 加强全员急救培训，保障安全救治

（1）建立全员急救技能培训机制，确定必备急救技能项目，并有相关组织培训机构。

（2）对过敏性休克、火灾、地震、溺水、中暑、电梯事故、气管异物、中毒等应急事件进行培训和演练，对相关人员进行高级生命支持的培训。

（3）医院建立院内抢救车及药品规范管理制度，在规定的地点部署并实施统一管理。

（4）定期对员工的急救技能及应急能力进行考评，建立考评标准及反馈机制。

（5）加强员工急救时自身防护意识及自身救护能力评估，保障员工安全。

9. 鼓励主动报告医疗安全（不良）事件，构建患者安全文化

（1）建立主动报告医疗安全（不良）事件与隐患缺陷的制度与工作流程。

（2）有激励措施，鼓励医务人员参加《医疗安全（不良）事件报告系统》网上自愿报告活动，提高不良事件上报率。

（3）有医疗安全（不良）事件反馈机制，对重大不安全事件及时反馈。制订根因分析和针对性的持续改进措施，从系统上减少／杜绝不良事件的发生。

（4）进行不良事件上报相关制度和流程的全员培训，确保员工明确上报范畴、上报途径和上报流程。

（5）营造患者安全文化氛围，包括领导重视、组织承诺、管理参与、医务人员授权。

10. 建立医务人员劳动强度评估制度，关注工作负荷对患者安全的影响

（1）医疗机构有责任和义务为医务人员提供安全、无疲劳的工作环境。

（2）评估和制订组织内部合理的工作量，依据相关法律及医疗制度明确规定每天、每周最长工作时限，确保三方安全。

（3）从系统、组织及个人层面充分认识疲劳的危害，提供预防疲劳的最佳实践指南，涉及体力劳动操作时，指导员工按体力操作安全指南工作。

（4）进行组织内部风险评估，特别是开展重大、耗时、技术性强的医疗技术时，充分考虑医务人员体力和技术因素，制订安全可行的实施方案。

（5）充分利用质控工具和现代技术优化流程，减轻工作人员工作负荷，确保诊疗质量。

三、医疗与患者安全信息系统

医疗与患者安全信息系统，是信息化建设的生命线。在医院信息系统构建和程序开发的过程中，不能以牺牲安全为代价来换取性能，应使用合理的备份技术，对重要信息随时备份。信息安全管理既要保护患者的隐私权，也要对庞大的诊疗信息数据库进行细致维护，避免资源流失，同时确保医院运营过程中的数据得到充分利用，做到决策科学化、管理规范化、医院信息化、信息安全化。医疗与患者安全信息系统主要包括环境安全、应用安全、数据安全、隐私安全、管理安全5个方面，如图8-3。

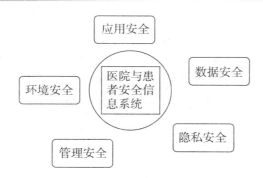

图 8-3 医院与患者安全信息系统管理模式图

（一）环境安全

专业机房作为医院信息处理中心，应严格控制其工作环境，其防磁、防尘、防水、防火、防雷、防静电及温控性能均应达到国家要求。专业机房温度置于 25℃左右，相对湿度为 40%～70%，无人员流动，为无尘的半封闭状态；电源接地符合国家标准要求，机房采用两路供电系统，配有不间断电源 12 小时延时储备，安装避雷、抗磁场干扰等装置，保证中心机房供电的稳定和连续；定期检测路由器、交换机、集线器、光纤收发器等网络设备，查看指示灯状态是否正常，各种插头是否松动，注意除垢、防水等。

（二）应用安全

系统软件和应用软件具有规范的用户授权控制功能，在医院的计算机网络中，访问控制主要是主体访问客体的权限控制。医院网络用户的特点是分散处理、高度共享，用户涉及医生、护士、医疗技术、管理人员等。根据这个特点，通过设定权限控制用户对特定数据的使用，使每个用户在整个系统中应具有唯一的账号，既方便灵活地操作自己的程序和调用数据，又禁止用户对无关目录进行读写。这样保证了数据的共享和数据的安全，防止了非法用户侵入网络，确保网络运行安全。安全审计覆盖每个用户，对应用系统的重要事件进行审计，实时监控来自各个层面的所有数据库活动，包括来自应用系统发起的数据库操作请求、来自数据库客户端工具的操作请求以及通过远程登录服务器后的操作请求等。可根据登录用户、源 IP 地址、数据库对象（分为数据库用户、表、字段）、操作时间、SQL 操作命令等来定义客户所关心的重要事件和风险事件。当检测到可疑操作或违反审计规则（如统方行为、批量导出患者个人信息等）的操作时，系统可以通过监控中心告警、短信告警、邮件告警等方式通知数据库管理员。支持 CA 认证，应用系统通过第三方认证机构提供的数字证书和安全支撑平台使应用系统具有可行性和合法性。

（三）数据安全

数据安全是医院信息系统安全的核心部分。硬盘损坏、偶然或恶意的数据破坏、病毒入侵、自然灾害等都会引起数据丢失，需要对数据进行备份。由于采用磁盘阵列的方式进行数据的实时备份成本比较大，可以根据网络系统的情况，采用服务器分片负责备份网络数据，即门诊系统用一台服务器、住院系统用一台服务器、影像系统用一台服务器……，每隔 6 小时（6：00、12：00、18：00、24：00）向磁盘阵列备份数据，这样不但保证了系统的正常运转，同时也确保了数据的完整性。服务器是医院信息系统的核心，对医院信息系统安全运行及保障数据完整性起着主导作用。为了确保服务器的稳定、可靠、高效地运行，应采用双服务器，无论主服务器何时出问题，从服务器都可替代主服务器执行服务功能。此外，还应运用加密技术，保证数据不被非法读取，而且在接入点和无线设备之间传输的过程中不被修改，可以使用。

（四）隐私安全

提供数据访问警示服务、安装 Norton Anti Virus 等杀毒软件在网络安全中起着重要的作用。杀毒软件对网络系统进行实时监控，防止计算机病毒入侵破坏网络，保证医院信息系统在无病毒状态下安全运行。医院网络与医保、管理局 Internet 网连通，为了防止外来病毒的入侵，采用防火墙技术对所有进出数据进行过滤，以达到保护医院网络的目的。提供信息匿名化服务，提供许可指令管理服务，提供数据保密等级服务，支持对关键个人健康档案信息（字段级、记录级、文件级）进行加密存储保护。

（五）管理安全

建立健全的安全管理制度，如建立服务器安全管理制度：①每天记录服务器的各种操作，包括机房温度、湿度、设备的检查记录、服务器的启停记录、对数据库的日常维护记录、服务器运行情况和对用户的监控记录，并开设机房进出控制和监控系统；②进入操作系统的密码由专人掌握，并且定期更换，所有子系统的程序由专人修改、更新，以保证程序的统一性和完整性；③系统中的所有信息来源于工作站的操作人员，为使采集的数据真实有效，应制订工作站入网操作规程，以提高信息的准确性；④工作站本地不保存数据，工作站一律不安装软驱、光驱、USB 口，有效杜绝病毒的侵入；⑤工作站安装远程监控系统，监控用户行为，实现远程安装、管理、杀毒，达到与用户本地机器操作相同的效果；⑥采用 ghost 软件为系统盘做镜像文件，当系统被破坏时能尽快恢复系统。

网络安全问题永远存在，安全问题实际上是管理加技术的问题，而且管理在前，技术在后。一定要考虑在管理的前提下应用技术，这样才能保证安全。信息安全不仅中国在关注，美国在制订其国家卫生信息化战略规划中，也同样把信息安全与患者隐私保护定位为卫生信息化发展的首要任务目标。

第二节　职业安全

医院是患者的聚集点，是病原体微生物活动猖獗、疾病传播的场所，尤其近年来，随着化学药物和高技术的推广应用，护理人员常暴露于多种职业危险因素之中。护理人员在工作中，若不注意个人防护，容易造成职业性损伤，进而威胁自身的身心健康。加强职业防护，保护护理人力资源，是护理管理者的重要理念，也是保护医务资源的重要环节。

一、护理人员常见的职业损伤

护理人员职业性损伤是指护理人员因职业危害导致的损伤及与工作有关的疾病。由于医院环境和服务对象的特殊性，使护理人员常处于多种职业危害环境中。护理人员职业性损伤的特点除了一般职业性损伤的特点外，还具有特殊危害性的特点，如护理人员如果被感染，造成的损害不仅危害护理人员及其家人的身体健康，还有可能通过护理人员继续传播给其他的患者，使护理人员成为医院感染的传染源。2003 年初，在全国一些大城市出现的 SARS 疫情中，接触过 SARS 患者的一些护理人员相继发生感染，使发病者人数迅速上升，同时护理人员又成为重要的发病群和传染源。护理人员职业性损伤主要包括物理性职业损伤、化学性职业损伤、机械性职业损伤、生物性职业损伤及心理性职业损伤，见图 8-4。

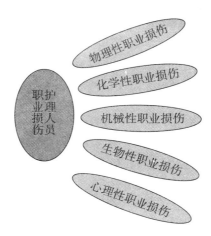

图8-4　护理人员常见的职业损伤

（一）物理性职业损伤

1. 负重伤　搬运患者、给患者翻身是护士的常规工作；另外长期站立和行走都是导致护理人员腰背痛、脊柱损伤、下肢静脉曲张的危险因素。

2. 电离辐射伤　高新技术的应用提高了诊断治疗率，但由此产生的电离辐射大大增加医护人员的机体损伤，如白细胞减少、放射病、致癌、致畸等。

3. 光化效应损伤　如采用激光的手术，会对皮肤、眼球造成光化效应损伤。

4. 其他的物理性损伤　如消毒灭菌工作中，消毒因子（紫外线、臭氧等）大多是对人体有害的，使用不当可引起紫外线眼炎或皮炎；高浓度臭氧吸入后可引起气急、胸闷、肺水肿等。

（二）化学性职业损伤

1. 化学消毒剂　常用的消毒剂如甲醛、环氧乙烷、戊二醛、过氧乙酸及含氯制剂等，对人体皮肤、黏膜、呼吸道、神经系统均有一定程度的影响。

2. 细胞毒性药物　目前使用的抗肿瘤药大多数是细胞毒性药物，对人体的肿瘤组织及正常组织均有抑制作用。护士在准备药液时或给患者治疗中，不慎接触毒性微粒时，虽然剂量少，但日常频繁接触，会因蓄积作用产生远期影响，引起白细胞减少、致癌、致畸、致突变的危险等。

3. 麻醉剂　长期暴露于微量的麻醉废气的污染环境中，可引起工作人员自发性流产、胎儿畸变和生育能力降低，其听力、记忆力、理解力等也会受到一定的毒害作用。

（三）机械性职业损伤

1. 针刺伤　针刺伤是护理人员最常见的职业损伤，主要由于护理人员在日常工作中频繁接触注射针造成的刺伤。

2. 锐器伤与割伤　锐器伤与割伤在护理人员职业损伤中也占较大的比例，主要由于护理人员在日常工作中接触手术刀、安瓿玻璃、剪刀等锐器造成的损伤，轻者划伤皮肤，重者深及肌层。针刺伤、锐器伤与割伤不仅给护理人员带来一定的痛苦，还给病原体入侵留下隐患。目前，我国乙型肝炎感染率高，艾滋病也有不少病例，被血液、体液污染的医疗锐器伤是护理人员职业感染疾病的主要途径。根据报道，针刺伤时，只需 0.004 ml 带有乙肝病毒（HBV）的血液就足以使受伤者感染 HBV。

（四）生物性职业损伤

护士是医务人员中最容易接触患者血液、体液、分泌物、排泄物的人群，若不注意个人防护，不仅造成自身感染，还会成为传播媒介。最具威胁的感染性疾病是乙型肝炎、丙型肝炎和艾滋病，其他感染性疾病还有甲型肝炎、结核、腮腺炎、流行性感冒等。

（五）心理性职业损伤

由于护理人员工作紧张，长期轮值夜班，正常的生物钟被打乱，进食、休息没有规律，精神紧张，在工作中承受诸多方面的压力等因素的影响，护理人员常并发与职业有关的疾病，如原发性高血压、血管紧张性头疼、消化性溃疡等。

二、护理人员常见职业损伤的预防

加强职业安全教育，提高防范意识是减少职业损伤的关键。管理者首先应该建立安全的护理观和职业安全观，树立以人为本的管理理念，做好培训工作，使护理人员充分认识职业性损伤的危险性，增强自我防护意识，严格遵守操作规程。

（一）物理性损伤的防范

1. 负重伤

（1）防止脊背损伤：①选用适当的工具、支撑点和（或）他人的协助；②向意识清楚的患者解释，取得患者主动配合；③有效地使用搬运工具，如过桥板、牵引架等；④保持合适正确的搬运姿势，搬重物时两腿分开，弯曲膝盖，让背部尽可能保持垂直，然后靠大腿的肌肉把重物抬起。提起重物时，尽可能使重物靠近自己的身体，不要扭曲身体去取重物；⑤正确的站姿，如变换站立的姿势，频繁短暂放松等；⑥适当的身体舒展运动。

（2）防止静脉曲张：①避免长期站或坐，腿适当做抬高和放下运动；②定期自我检查小腿是否有肿胀情况；③睡前可垫高腿部，并保持最舒适姿势；④保持脚及腿部清洁，并避免受伤；⑤穿防护袜和适当休息。

2. 电、辐射伤

（1）加强防护意识。

（2）强化劳动防护：应配备经检测合格的防护放射性辐射的用品，包括个人防护和设备防护用品，并定期监测其性能质量。

（3）尽量减少暴露于危险因子的机会和时间。

（4）切实执行有关操作规范。

（5）已发生职业性损害的人员应及时进行积极治疗，暂时脱离暴露于危险因子的环境，甚至重新安排其他工作。

3. 光化效应损伤

（1）采用激光的手术应固定在一个手术间。

（2）操作时关闭门房。

（3）遵守规范化操作流程。

（4）手术时，医护人员必须戴上防护镜。

4. 其他物理性损伤

（1）进行紫外线消毒时，要合理安排消毒时间，所有人员应离开消毒现场；注意保护眼睛和皮肤，眼睛不要直视紫外线灯源；消毒后及时开窗通气，监测时要戴防护面罩及眼镜。

（2）室内用氧浓度要低于40%，必要时使用水溶性润滑剂，防止引起火灾。

（二）化学性损伤的防护

1. 化学消毒剂

（1）根据化学消毒剂的毒性、刺激性，选择性戴好防护用具，如口罩、手套、眼罩等。

（2）正确保管化学消毒剂。

（3）保持良好的通风环境。

（4）尽量选择对空气污染小的化学消毒剂。

（5）教育培训相关人员遵守规章制度。

（6）正确配制消毒剂，如禁止热水冲泡消毒剂，以免引发灼伤。

（7）严格按科学方法使用消毒剂浓度，如高浓度的过氧乙酸可致皮肤损伤甚至化学烧伤。

2．细胞毒性药物

（1）配制细胞毒性药物必须在安全保护措施齐全的环境中进行。

（2）建立健全细胞毒性药物配制过程中的隔离保护措施，如配药时应穿隔离衣、戴口罩、帽子、戴乳胶手套和护目镜。

（3）所有接触化疗药物的用物应放入特制的防渗透的污物袋内一并销毁。

3．麻醉剂

（1）对吸入性麻醉剂等刺激性强、易挥发的气体、液体，应有良好的通风设施。

（2）尽量减少暴露于危险因子的机会和时间。

（3）切实做好吸入性麻醉药的保管工作。

（4）严格遵守操作规程。

（三）机械性损伤的防范

1．针刺伤

（1）规范处理使用过的针头。

（2）禁止用双手回套针帽。

（3）不要弯曲、损毁或剪割针器。

（4）加强对针器废弃物的处理及丢弃过程的管理。

（5）使用有安全性能的针具、器械。

（6）按操作规程操作。

（7）被刺伤后上报刺伤情况，便于及时采取相应的措施。发生针刺伤时，应立即用肥皂和流水冲洗伤口并挤出伤口的血液，局部用碘酊、酒精消毒，并作 HIV、HBV 等检查及抗体复查，必要时进行有效的预防接种，提高机体免疫力。

2．锐器伤与割伤的防范

（1）合理收集使用后的锐器。

（2）掰安瓿要使用正确的操作方法。

（3）手术及相关护理操作后要及时处理用物，使用过的针头、刀片等锐器应及时、正确放入专门的容器中。

（4）绝对不能徒手处理破碎的玻璃。

（四）生物性损伤的防范

1．普及"标准预防"的理解与实施　标准预防即将所有患者的血液、排泄物和分泌物都视为潜在的感染物质，并采取适当的预防措施将这种感染物质传播的可能性降到最低。

2．洗手　洗手是加强自我防护、防止交叉感染的一个重要环节。护理人员勤洗手可以达到消除细菌的要求，但前提是一定要采用卫生洗手法，提高医护人员洗手的合格率和频率。当护理人员直接接触传染病患者后，应将双手浸泡于消毒液，再用肥皂水清洗；在接触每一个患者前后（包括脱手套后），应用肥皂和清洁剂洗手，可使手的细菌减少 60%～90%。

3．使用职业防护工具　按规定的方式穿防护服、戴手套、戴口罩、戴帽子、戴护目镜是护理人员常用的职业防护措施。鼓励护理人员根据需要使用避污纸、一次性手套等防护用品。

4．正确进行血标本处理　使用带盖试管或密封容器送检，手持标本时戴手套。

5．暴露后的处理　暴露于危险因素后，及时进行暴露源分类和职业暴露分级的评估，并采取相应的预防性用药措施，用药时间应尽早，最好不超过 24h，超过 24h 仍应用药，并进行暴露的登记和随访。

6. 提供安全的防护环境　目前卫生行政部门已建立医用垃圾封闭储存、运输、处理的相应机构，有效地避免了医用垃圾对社会和医务人员造成的危害，杜绝医源性的污染及减少锐器刺伤的中间环节。此外，还可以对某些疾病进行有针对性的、特异性的防护，如对医务人员普遍接种乙型肝炎疫苗、可能接触风疹患者的医务人员接种风疹疫苗、在流行性感冒暴发的季节接种流感疫苗等措施，都可以减少对医务人员造成的职业危害。

（五）心理性损伤的防范

管理者在工作设计和安排上符合卫生学要求，对工作量大、危重患者多的科室适当增加人员配备或采取科学弹性排班、轮班的方法适当调整工作强度，切实体现人文关怀和科学开发人力资源。护理人员自身要学会应正确对待压力，积极采取适当的放松技巧，创造和谐的工作气氛，促进身心健康。

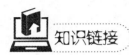

医务人员主要疾病的应急预防

1. 职业暴露 HBV 后应急预防　针对乙型肝炎易感者与对乙型肝炎疫苗无应答者，即血清抗 HBs 阴性者。当接触血清 HBsAg（＋）血液后，措施有两条。其一，应急注射乙型肝炎免疫球蛋白（HBIG），首次应该在暴露后 48h 内完成。HBIG 的效价必须达到 1：200 000（即 200μl/ml）以上，用量 0.6ml/kg 的保护效果较理想。对既往接种过疫苗而无血清学应答者，宜接种 HBIG 两次（相距 3～6 个月）。暴露后一个月，如未发生乙型肝炎，宜重复应用 HBIG 一次。其二，应急接种乙型肝炎疫苗。暴露后 6 个月内应予血清学随访，并注意有无相关的临床表现与肝功能变化。至于血清学抗 HBs 抗体 ≤ 10μl/ml 的医务人员，需加强接种乙型肝炎疫苗一次，并接种 HBIG 一次。上述措施应尽早（48h 内）完成。

2. 职业暴露 HCV 的预防　对暴露者的血清学随访抗 HCV 十分重要，暴露后 24～48h 内、6 个月与 12 个月检查三次抗 HCV 是必要的。一旦血清抗 HCV 由阴转阳，应及时启动抗病毒治疗，不必等待肝功能出现异常。

3. 职业暴露 HIV 后的预防　医疗卫生机构应当根据暴露级别和暴露源病毒载量水平对发生艾滋病病毒职业暴露的医务人员实施预防性用药方案。预防性用药方案分为基本用药程序和强化用药程序。基本用药程序为两种反转录酶抑制剂，使用常规治疗剂量，连续使用 28 天。强化用药程序是在基本用药程序的基础上，同时增加一种蛋白酶抑制剂，使用常规治疗剂量，连续使用 28d。预防性用药应当在发生艾滋病病毒职业暴露后尽早开始，最好在 4h 内实施，最迟不得超过 24h。即使超过 24h，也应当实施预防性用药。

第三节　医院感染管理

医院感染问题伴随着医院的产生而产生。随着医学的发展、医疗手段的日新月异，医院感染已成为一个严重影响医疗质量和安全，直接危害患者、陪护人员及医院工作人员健康的严重的公共卫生问题，也是当今全球性的一个重大的医院管理课题。

一、医院感染概述与分类

（一）概念

医院感染（hospital infections）亦称医院获得性感染（hospital-acquired infection），是指患者在住院期间遭受的感染，但不包括入院时即有的或已潜伏的感染。

（二）流行环节

与其他传染病相同，医院感染的流行病学三要素为传染源、传播途径和易感人群。

1. 传染源　是指体内有病原体生长、繁殖并能从体内排出病原体的人或动物。医院感染的传染源可以是患者或陪护人员，也可以是带菌的医院工作人员或所用的制品以及传播疾病的动物等。

2. 传播途径　是指病原体从传染源排出后在侵入其他易感者所经过的途径。医院感染的主要传播途径有接触传播、注射或其他侵袭性治疗传播（输液、输血、手术、介入、脏器移植）、空气传播、水传播、食品传播、生物媒介传播、医疗设备与用品传播等。

3. 易感人群　是指自身免疫力低下、对疾病有一定易感性的人群，如早产儿、新生儿、重病血液系统疾病患者、代谢障碍性疾病患者、大面积烧伤患者、年老体弱者、免疫功能异常者等。

（三）分类

医院感染按引起感染的病原体来源不同分为两大类：

1. 外源性感染（exogenous infections）　又称交叉感染（cross infections），即造成感染的病原体源于患者自身以外的地方，通过污染的物品、器械、空气、水、食品和直接接触等方式，造成住院患者、医院职工、陪护人员的交叉感染。

2. 内源性感染（endogenous infections）　又称自身感染（autogenous infections），即病原体源于患者自身，如患者体内的正常菌群在其自身免疫力减低、抗病能力下降，以及对病菌易感性增加时而出现的感染。

（四）诊断标准

医院感染的诊断依据为临床资料、实验室检查及其他特殊检查结果。按中华人民共和国卫生部2001年颁发的《医院感染诊断标准》进行，下列六种情况可判断为医院内感染：

1. 入院后48小时发生的无明显潜伏期的感染为医院感染；有明显潜伏期的感染，自入院时起超过潜伏期后发生的感染为医院感染。

2. 直接与上次住院有关的感染。

3. 在原有感染基础上出现其他部位新的感染，或在原感染部位已知病原体的基础上又分离出新的病原体的感染。

4. 新生儿在分娩过程中和产后获得的感染。

5. 由于诊疗措施激活的潜在性感染，如疱疹病毒、结核分枝杆菌等感染。

6. 医务人员在医院工作期间获得的感染。

二、医院感染管理的重要性

医院感染不仅直接对住院患者及家属、社会及至医院工作人员的健康构成危害，增加住院患者痛苦、延长住院时间、造成不必要的医疗资源浪费和医院经济负担加重，是引发医疗纠纷的重要因素，同时也对正常工作秩序及医院的声誉造成不良影响。严重的医院感染常使患者达不到预期的疗效或使治疗失败，甚至导致后遗症或造成死亡。据统计，国外医院感染率为3%～17%。其中美国医院感染率约为5%，每年约7.7万人死于医院感染，多支出医疗费用40亿美元；我国每年发生感染病例为500万，多支出医疗费用100亿～150亿元人民币，可见医院感染对患者及其家庭、社会都产生严重的危害。

目前预防和控制医院感染是医院管理的重要任务，也是护理业务技术管理的重要内容。医院感染得到了广泛重视，许多国家都已将医院感染发生率作为评价医院管理水平的重要标志之一。

三、医院感染管理的影响因素

（一）主观因素

1. 医院组织管理的因素　如内部管理松懈、领导不重视、制度不健全、落实不到位、患者收治相对混乱、设备物资管理不完善、缺乏对消毒灭菌效果的监测、对探视者未进行必要的限制等，都增加了交叉感染的机会。

2. 医源性及医疗技术因素　如医护人员缺乏医院感染知识或对其危害认识不足、工作责任心不强、业务技术水平不高、不能严格地执行无菌技术和消毒隔离制度；单纯追求经济利益，抗生素应用的指征及原则掌握不够，盲目选用侵袭性治疗措施等。

（二）客观因素

1. 抗生素使用不规范　应用大量抗生素或多种抗生素，使患者体内的正常菌群失调，耐药菌株增加。

2. 免疫抑制剂使用　使用抑制免疫的治疗手段，如激素、免疫抑制剂的应用以及放疗、化疗等，使患者的自身免疫功能低下。

3. 侵入性诊疗手段的广泛应用　如内镜、采血针、动静脉导管、器官移植等侵入性治疗手段破坏了机体的防御屏障，增加了各种微生物侵入人体的危险。

4. 环境因素　由于医院传染源多、环境污染严重，特别是感染者的病房、厕所、病房中的水池、手推车等公共用品等得不到合理治理，易造成患者交叉感染。

5. 易感人群广泛存在。

四、医院感染的预防和控制

（一）医院感染预防

1. 教育和培训　通过护理查房、消毒隔离操作、讲课、考评等途径不断进行针对性的教育与专业培训，使护理人员真正认识到医院感染的危害，以及预防医院感染的重要意义、具体要求和实施方法。经常性地向医护人员介绍医院感染控制方面的最新研究进展，是做好医院感染管理的基础和重要环节。只有医护人员掌握医院感染的相关知识，认识到感染控制的重要性，才能使医护人员更加自觉地在工作的各个环节上严格把关，认真落实控制或防止感染发生的各项措施，才能切实做到预防和控制感染的发生。

2. 落实与执行　贯彻落实《医院感染管理规范》，有效控制医院感染的发生。健全医院三级感染监控网络，配备相关专职人员，做到各类人员职责明确，把医院感染控制工作作为质量检查的重要项目之一，并做到自查、互查、逐级查以保证监控工作的实施。

（1）各级医院必须成立医院感染管理委员会，依据有关政策法规制订全院控制医院感染的规划及管理制度，并组织实施；对医院感染管理科拟定的感染工作计划进行审定，对其工作进行评价，定期召开会议主题研究，协调解决有关医院感染管理方面存在的问题。

（2）各级医院根据规模设立医院感染管理科，并设专职人员负责医院感染的日常工作，通过省级以上行政部门指定的医院感染管理培训后上岗，具体负责全院医院感染控制工作的技术指导和管理监督。

（3）医院各临床科室设立由科主任、护士长以及本科兼职监控医师、护士组成的医院感染控制小组，制订有关医院感染控制方案，并组织实施。

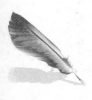

（二）医院感染的控制

1. 住院患者监控　制订住院患者监控制度，制订住院患者前瞻性医院感染监控、日监管程序，以确保控制措施落实。

2. 传染病隔离与上报　建立严格的消毒隔离和传染病登记报告制度。隔离预防是防止病原微生物从传染源传播给他人的一种非常有效的措施。其技术包括工作人员的防护、器械物品的消毒使用、排泄物和各类垃圾的处理及陪人、探视的管理等。同时对发现的可疑或已确诊的各类传染病例分别启动不同的紧急处理预案，其中进行登记和疫情上报是防止院内感染、交叉感染和疫情扩散的关键所在。

3. 抗生素使用合理与规范　认真落实《抗生素合理使用指导原则》，合理使用抗生素是控制医院感染的重要措施之一。抗生素使用不当可破坏机体生态的平衡，不仅易产生药物毒副作用，还可导致耐药性菌株的产生。使用抗生素时，应遵循和严格掌握使用指标、适当的剂型、剂量、给药途径等，一般情况下不选用预防性给药。

4. 一次性物品的管理　按照《医疗机构医疗器械及消毒产品管理暂行制度》进行规范处理是控制传染源、切换传播途径的重要措施。

5. 职工的体检与接种　对特定范围、特殊岗位的员工定期进行健康体检和计划免疫，改善护理人员的工作条件，增设必需的防护用品。对护理人员进行定期的健康体检和计划免疫，不仅是护理人员的健康需要，更是上级领导关心护士的具体体现，有利于提高护士的工作热情，增加护士的主动性，同时有利于减少护理人员的职业性损伤，提高护士的工作效率。

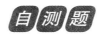

一、单选题

1. 医院外部环境包括：经济因素，政治、政府和法律因素，社会、文化、人口和环境因素及
   A．技术因素
   B．知识因素
   C．气候因素
   D．体制因素

2. 医疗与患者安全信息系统，包括环境安全、应用安全、数据安全、管理安全和
   A．人员安全
   B．隐私安全
   C．设备安全
   D．体制因素

3. 医院信息系统安全的核心部分是
   A．应用安全
   B．环境安全
   C．隐私安全
   D．数据安全

4. 护理人员最常见的职业损伤是
   A．割伤
   B．锐器伤
   C．针刺伤
   D．负重伤

5. 医务人员中最容易接触患者血液、体液、分泌物、排泄物的人群是
   A．护士
   B．医生
   C．检验师
   D．麻醉师

6. 必须在安全保护措施齐全的环境中配制的药物是
   A．营养药物
   B．抗生素
   C．细胞毒性药物
   D．镇痛药物

7. 为了防止手术患者、手术部位及术式错误的发生，应严格执行手术
   A．一方安全核查
   B．两方安全核查
   C．三方安全核查
   D．四方安全核查

二、名词解释

1．医院患者安全　　2．标准预防　　3．医院感染

三、填空题

1．医院内部环境包括_____和_____。

2．医院安全管理措施包括_____、_____和_____。

3．在诊疗活动中，严格执行患者身份_____，确保对正确的患者实施正确的操作。

4．在实施紧急抢救时，必要时可下达_____医嘱。

5．鼓励主动报告医疗安全_____，构建患者安全文化。

6．医院感染通常按引起感染的病原体来源不同分为_____和_____两大类。

7．提高用药安全建立规范管理程序，对_____和_____药品有严格的贮存识别与使用的要求。

8．医院感染的流行病学三要素为：_____、_____和_____。

9．_____是加强自我防护、防止交叉感染的一个重要环节。

四、论述题

1．医院感染的预防。

2．患者十项安全目标。

（黄　新）

第九章 危机管理

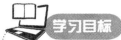

◆ 识记

1. 陈述管理沟通、冲突、危机、危机管理、医疗和护理纠纷的相关概念。

2. 列举管理沟通的原则、类型。

3. 概括危机的特点和危机管理的步骤。

◆ 理解

1. 理解管理沟通的作用。

2. 解释管理沟通的影响因素、护理纠纷的原因。

3. 阐述冲突的来源与发生阶段、护理纠纷的预防。

◆ 运用

1. 运用管理沟通的技巧，能有效进行管理沟通。

2. 运用冲突预防与管理方法，有效地预防及处理冲突。

3. 掌握危机管理的步骤，并能够进行危机管理。

4. 预防护理风险发生，对发生护理纠纷能够妥善处理。

第一节 管理沟通与问题解决

管理的过程就是沟通的过程，管理中的计划、组织、人员管理、领导、激励、控制等主要活动都需要有效的沟通。沟通是完成组织使命实现目标的一种必要的手段。因此，良好的沟通技能和解决问题的能力决定管理质量、下属士气和组织绩效，在组织生存发展中起到重要的作用。

一、管理沟通

（一）管理沟通的概念

1. 概念 管理沟通（management communication）是指管理活动中人与人之间的信息传递、交流、理解，以期获得反应效果的过程。对于组织内部而言，管理者通过沟通来传递信息、协调组织中的各项活动、激励组织成员、建立良好的人际关系；对于组织外部而言，有效沟通是管理者与公众、媒体等各方面建立关系，为组织营造良好外部环境的基础。有效的管理沟通是在经过传递之后，信息接受者与信息发送者应能达成共识。

2. 管理沟通要素与基本过程 管理沟通要素包括信息源、信息编码、沟通渠道、信息解码、接受者、反馈六个要素。其中，信息的编码、解码和沟通渠道是管理沟通过程取得成效的关键环节。管理沟通过程首先是信息的发出者（信息源）产生管理沟通的意图，并对这种意图进行编码，产生出具体的信息。信息产生后需要通过沟通渠道，即传递信息的媒介物，传递给接受者。接受者接收信息后，对信息进行解码，将信息变为可以理解的内容，并对信息作出反应，反馈给信息发出者，使其了解沟通是否准确、达到目标。

（二）管理沟通的作用

1. 改变行为　将知识、经验、意见等告知接受者，影响接受者的知觉、思想及态度体系，进而改变其行为，如护士长将护理部关于护理质量的标准及本病房护理质量总结传达给全体护士，并讲明护理质量的重要性，提高护理人员对护理质量的认识，促进护理人员从行动上加强对患者的护理。

2. 提高决策的质量　管理中任何决策都会涉及干什么、怎么干、何时干等问题。管理者通过广泛的沟通获取大量的信息情报，然后进行决策，以迅速解决问题。

3. 改善人际关系　沟通可以使个人思想和情感得以表达，加强成员各方对问题的了解与理解，消除误解、隔阂和猜忌，减少不必要的冲突，以达成工作上的共识，化解工作中的矛盾。

（三）管理沟通原则

1. 信息明确原则　指信息沟通所用的语言和传递方式能被接受者所理解。要求信息发出者应有较强的语言表达能力，了解对方的教育程度和语言习惯，使用对方所能接受的语言，减少沟通障碍。

2. 组织结构完整性原则　组织内的沟通应按组织结构的完整性进行，在管理沟通过程中由上一级向下一级发出信息。越过层级管理结构直接向有关人员发布指示的做法只有在一些紧急情况下才能被接受。

3. 及时性原则　管理沟通及时性是保证有效沟通的基本原则。及时的沟通可使下级更好地理解组织的意图，支持组织工作，同时也可帮助上级及时掌握其下属的动态，加强管理。

4. 非正式沟通策略的原则　非正式沟通往往可以较快地传递信息，对做好组织的协调工作有一定的积极意义。在管理过程中，有些问题通过正式渠道不易解决，可以尝试通过非正式渠道加以沟通。非正式沟通的产生在一定程度上反映了正式沟通渠道的不通畅，应加以疏通。对非正式沟通渠道应客观看待，兴利除弊。

5. 重视交谈与倾听技巧的原则　交谈与倾听是沟通行为中的核心过程，良好的倾听和交谈可以帮助管理者了解组织活动及所遇到的问题，获取重要信息，找到问题的关键，沟通双方的疑虑及观点，促进问题更好地解决。

（四）管理沟通类型

管理沟通可按媒介、方向或渠道等不同标准分成不同的类型。

1. 按沟通的媒介分类　以信息传递的媒介划分，管理沟通包括口头沟通、书面沟通、非语言沟通、电子媒介沟通。

（1）口头沟通：是指用口头语言进行信息传递，如交谈、讲座、座谈会、电话等。其优点是传递速度快，信息发出者能立即得到反馈，信息量大等；缺点是缺乏书面沟通的准确性与清晰性，受时间限制。

（2）书面沟通：书面沟通是指在用书面文字形式进行的沟通，如规章、制度、标准、计划、报告、备忘录、信件、文件等。其优点是具有清晰性和准确性，不容易在传递过程中被歪曲，接收者可根据自己的时间和速度详细阅读以求理解；缺点是不能及时得到信息接收者的反馈。

（3）非语言沟通：非语言沟通是指通过非语言的方式进行的沟通，如手势、动作、姿势、表情、音调、音量、信号、实物等。非语言沟通的优点是信息意义明确，内涵丰富，含义隐含灵活；缺点是传递距离有限，有时界限模糊。

（4）电子媒介沟通：电子媒介沟通是指通过电子媒介进行的沟通，如传真、计算机网络、电子邮件、视频会议、网络会议等，是现代管理大量采用的沟通方式。其优点是传递速度快，信息量大，可远程传递并可同时传递多人，沟通成本低等。

2. 按沟通的方向分类　按沟通的方向分类可分为垂直沟通、平行沟通。

（1）垂直沟通：垂直沟通是指团体或组织在高、中、低各管理结构层次之间进行的信息传递，可以分为上行和下行两个方向。下行沟通是指上级向下级进行的信息传递，如上级将计划、决策、规范等向下级传达等。上行沟通是指下级向上级进行信息传递的过程，用于请示、汇报、建议、申诉等目的，如各种报告、报表、建议书等形式。

（2）平行沟通：平行沟通是指组织结构中同一层次的人员或部门之间所进行的信息传递和交流。包括群体内部同事之间进行的沟通，如责任护士之间的沟通；病房护士长之间的沟通。平行沟通主要用于组织内各部门之间的衔接、协作、信息交流等目的。

3. 按沟通的渠道分类　依据渠道不同，沟通可分为正式沟通与非正式沟通。

（1）正式沟通：正式沟通是指通过正式的组织程序和组织所规定的正式渠道进行的沟通，是沟通的一种主要形式，如组织内的文件传达、定期召开的会议、上下级之间的定期汇报以及组织间的公函来往等。其优点是沟通效果好，严格可靠，约束力强，沟通信息具有权威性等；其缺点在于依靠组织程序层层传递，沟通速度慢。

在正式的沟通渠道中有链式、轮式、Y式、环式和全通道式五种典型的沟通网络（图9-1）。

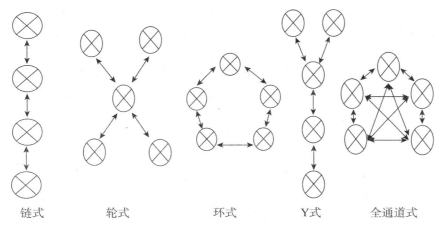

链式　　　　轮式　　　　环式　　　　Y式　　　　全通道式

图 9-1　正式沟通网络

1）链式沟通：是一种单一途径的垂直沟通，反映了组织内管理层次职权的从属关系。信息可自上而下或自下而上进行传递。链式沟通每个成员的沟通面较窄。彼此沟通内容较分散，尤其是网络两端的人难以沟通，难以形成共同的群体意见。在这个网络中，信息经层层传递，容易失真，各个信息传递者所接受的信息差异很大，平均满意程度有较大差距。这种沟通形式适用于组织系统庞大，需要分层授权的管理机构。

2）轮式沟通：是一位主管与其他多人之间的沟通，沟通方向通常是垂直沟通。其最大的特点是有中心人物，其他成员都给这一中心人物提供信息，以便他了解、汇总全局情况，并能迅速地把自己的意见和决定反馈出去，如护理部主任下设各大科护士长，随时向他汇报各部分工作进展情况，以便护理部主任了解全院护理工作开展情况并做出正确的决策，再由总护士长把护理部的决策传递给具体病房。此网络集中化程度高，信息传递的速度快，信息不容易被过滤，解决问题的速度快。轮式沟通是加强组织控制的有效方法，在组织人员紧急，且需要严格控制时，轮式沟通效果好。由于沟通的渠道很少，组织成员的满意程度低，不利于鼓舞士气。

3）Y式沟通：在链式沟通网络的基础上发展起来，其中有一个成员位于沟通网络的中心，充当了沟通的媒介。这种网络集中化程度高，领导人员预测程度较高，解决问题速度快，适用于工作任务繁重的主管人员，需要有人对信息进行过滤选择，提供决策依据，但又要对组织实行有效的控制。此网络易于导致信息曲解或失真，影响组织中成员的士气，阻碍组织提高工作效率。

4）环式沟通：其沟通的形式与链式沟通相似，只是首尾相连。在这个网络中，组织的集中化程度低，畅通渠道不多，领导人的预测程度较低；组织中成员具有比较一致的满意度。组织士气高昂，比较适合在需要激发员工士气，实现组织目标的情况下使用。

5）全通道式沟通：是指全体人员可以与其他人员沟通。这是一种不具层次结构的开放式的沟通模式，民主气氛浓，也能满足人的心理需要，群体成员满意度高，士气足，完成复杂任务时绩效也高。但是，由于网络渠道多，有时会形成混乱，尤其在任务简单时，沟通使用时间较长，影响组织工作效率。

每种沟通网络均有优缺点，护理管理者应根据组织结构及各种沟通网络的特点，均衡利弊，选择或综合使用各种沟通网络。

（2）非正式沟通：是指在正式沟通渠道之外进行的信息传递或交流，成员在组织系统以外，而且是以私人的接触来进行沟通。非正式沟通的优点是形式灵活，直接明了，速度快，省略许多繁琐的程序，容易及时了解到正式沟通难以获得的信息，真实地反映员工的思想、态度和动机，促进团体中良好人际关系的建立，对管理决策起重要作用。缺点主要表现在非正式沟通难以控制，传递信息不确切、容易失真、被曲解，并有可能促进小集团和小圈子的建立，影响下属关系的稳定和团体的凝聚力。非正式渠道客观存在，管理人员应加以重视并予以应用，正确处理非正式沟通，避免或减少带来的负面影响。

在组织中有单线式、偶然式、流言式和集束式四种非正式沟通渠道网络。

1）单线式：该种传播方式是一种通过一连串的人把消息传播给最终接受者，连串的人之间并不一定存在正规的组织关系。

2）偶然式：是按偶然的方式传播小道消息。每一个人都是随机地将消息传递给他人，道听途说就是其中一种形式。

3）流言式：是指由一个人主动把小道消息传播给其他人，这种传播往往带有一定的目的性。

4）集束式：是把小道消息有选择性地告诉与自己亲近的人或有关的人，而这些对象在获得信息后又传递给自己的亲近者。

一般来讲，集束式传播速度最快、面最广，而单线式和偶然式传播速度最慢，失真可能性也最大。

二、问题解决方法

（一）管理沟通的影响因素

在沟通过程中影响沟通效果的因素有：语言、信息、时机、渠道、情绪等。

1. 语言因素　语言是人际沟通和信息交流的重要工具，语言的表达与理解受到年龄、性别、教育程度、文化背景等多方面因素的影响，不同的人其语言风格以及对词汇的界定都会有差异，导致信息沟通障碍。

2. 信息过滤　是指信息发出者为投接收者所好，有意操纵信息传递的行为。形象的描述就是说对方想听的，说自己想说的，但不是全部，如一线管理者向上级部门汇报工作时只报成绩，不报失误或差错。

3. 选择性知觉　选择性知觉是指人们在某一具体时刻只以对象的部分特征作为知觉的内容。当人们面对所传递的各种信息时，沟通双方会根据个人的兴趣爱好、需要、动机、习惯等，或是信息的特点，有选择地去看去听某些信息，如开会时大家对于自己感兴趣的，与自己利益相关的信息，如对调整工资、晋升等相关内容听得很仔细，给予特别的关注，而对其他内容较容易忽略。选择性知觉会影响信息接收者对信息的完整性接收和处理，对沟通效果产生不利的影响。

4. 信息传递不适时　信息发出者忽视了信息沟通中时间的意义，信息传递过早或过晚，均会影响沟通效果，如会议时间通知过早，容易忘记；安排护士加班或调班通告过晚，会使护士缺乏准备而使工作难以进行。

5. 沟通渠道因素　选择不恰当的沟通渠道，会影响沟通效果甚至导致沟通失败，如对于重要的事情用口头传达效果差，因为接受者认为"口说无凭""随便说说"，而不加重视。又如当面道歉与电话道歉，前者更具诚意，也更正式，而且借助非语言提示，使歉意表达得更加完全；如果使用后者可能被对方认为缺少诚意而产生相反的效果。另外沟通渠道过长，中间环节多，信息在传递过程中丢失甚至改变，也会对沟通产生不利影响。

6. 情绪因素　情绪是影响沟通最常见的因素之一。交流包括信息和情感的交流，情绪本身也是信息的重要部分。同一个人在不同情绪状态下，对同样一条信息的理解不相同，引起的反应和处理方式也不同，在情绪极端的情况下可以使人判断出现偏差，影响沟通的准确性。

7. 其他因素　其他如个人因素、环境因素等均可影响信息沟通的准确性。

（二）管理沟通的方法与技巧

1. 沟通准备充分

（1）目的明确：沟通的目的是什么？想要对方理解什么？支持什么？确定了沟通的目标，沟通的双方能够更容易地给出合适的信息，也能够更容易地接收信息，并对信息做出适当的反应。

（2）了解对方：沟通双方的差异性是引起沟通障碍的重要因素，沟通双方应该事先研究沟通对象，了解对方，包括教育程度、文化水平、知识经验、相关态度、生长背景、个性特征等，使沟通有针对性地进行，以提高沟通效果。

（3）信息传递清晰准确：沟通中信息传递的质量会影响沟通效果。沟通前认真调研，沟通内容要言之有物，有针对性，确保内容的真实性与准确；沟通必要的信息；沟通者在与他人沟通前，应对所沟通的内容有正确、清晰的理解。

2. 选择恰当的沟通方式

（1）正确使用语言：正确使用语言应注意以下几点①文字意义准确，规范，不能模棱两可，避免歧义；②措辞得当，通俗易懂，使用专业用语应注意范围与对象；③语言言简意赅，条理清晰，言之有据，逻辑性强；④语言使用得体，能够体现尊重、真诚、礼貌。

（2）注意非语言的使用：非语言沟通内容丰富，形式多样，使用中应注意目光接触、面部表情、手势、体态和肢体语言、身体接触、空间距离等。

（3）选择适当的沟通渠道：选择适当的沟通渠道，可优先降低沟通过程中有关不利因素造成的影响。涉及重要事项时，如组织中的重要政策或人事任免决定，正式的书面方式更加合适，正式文件的沟通效力要高于口头传达。信息简短的，可采用口头沟通或电子邮件等方式。沟通渠道的有效性有时会受到周围环境的影响，选择合适的场所，努力减少渠道中可能存在的干扰，是充分利用渠道优点，达到沟通目的的重要保证。

3. 积极倾听

（1）专注：听者要全神贯注于对方的陈述并作出恰当的回应，避免注意力分散，注意每个细微的新信息，尤其是需要反馈的信息内容。

（2）移情：听者把自己的情感置身于说话者的位置上，从说话者的角度出发，努力理解说话者想表达的含义。

（3）接受：客观地倾听内容而不急于做判断。当听到不同观点时，常常会在心里阐述自己的看法并反驳他人所言，漏掉余下的信息。积极倾听就是接受他人所言，并在说话者结束话题之后作出自己的判断。

（4）对完整性负责：倾听者要千方百计地从沟通中获得说话者所要表达的全部信息。在倾听内容的同时注意对方非语言信息，并通过提问来确保理解的正确性。

4．运用反馈　反馈是沟通过程中的重要环节，通过反馈沟通双方可以判定他们之间的沟通是否成功。提问、复述、发表评论和建议等都是常见的反馈形式。沟通中信息发出者应该积极寻求反馈，通过提问从信息接受者那里获得反馈，是检验沟通的最好方式之一。为了更好地获得反馈，信息发出者应做到以下几点①真诚接受反馈：当有人提问时，信息发出者应该有所回应，耐心、清楚地回答问题；②注意非语言信息：信息发送者应该确保自己的非语言沟通可以起到鼓励对方反馈的作用；还应及时捕捉到非语言的反馈信息，如对方出现困惑的表情；③善于利用提问：当不能确定所发出的信息是否被理解时，信息发送者可以针对所发出的信息直接进行提问，并根据对方对信息的了解程度来调整自己的沟通行为；④利用复述：接受者对相关信息的复述，可以帮助发送者准确判断其理解情况。

5．个别谈话　谈话是领导者用正式或非正式的形式在组织内同下属或同级交谈，是管理中一个主要工作形式。运用好个别谈话，不仅可以了解情况、沟通思想、交换意见、提高认识、解决问题，还可以畅通言路、集思广益、凝聚人心。个别谈话需要讲究艺术性和技巧性，在谈话过程中要注意以下几点：①善于激发下级谈话及表达真实想法的愿望。这是谈话顺利进行的第一步，谈话是信息交流，也是情感交流，需要注意态度、方式、语调等。②善于抓住重要问题。把注意力集中在主要内容及急于解决的问题上，礼节性谈话之后，应逐渐转入正题，把谈话中的私事和公事分开，不谈私事或将私事限制在最小限度内。③善于表达对谈话的兴趣和热情。双方谈话中及时地适当反馈，使谈话更融洽深入。④善于处理谈话中的停顿。一种停顿是下级要观察对其谈话的反应，这时插话，鼓励继续其谈话内容；另一种停顿是思维中断引起，领导可采用"反问提问法"引出原来的内容。⑤善于克制自己。谈话中领导应保持冷静、清醒，不要过多地讲话，应多听取意见。不急于发表评论性意见，尤其损害下级自尊的评语，否则会导致谈话气氛紧张。结论性意见表达宜谨慎，应较为客观。

第二节　冲　突

冲突是组织和管理活动中普遍存在的现象，不同性质的冲突会对个体和组织产生不同的影响，它既可使组织陷入混乱状态，也可激发个体的活力、提高组织的效率。冲突处理一门学问，当冲突出现时，如何化冲突为共赢、化干戈为玉帛？需要提高管理者对冲突处理的能力。

一、冲突的概念与类型

（一）概念

冲突（conflict）指个体、组织或群体等行为主体之间在价值观、目标、处事方式等方面存在分歧，从而产生行为、心理的对立或矛盾状态的一个过程。随着社会实践的发展以及社会学家、管理学家相关研究的深入，先后形成以下三种对待冲突的观念。

1．传统观念　这种观念认为，冲突意味着意见分歧和对抗，是消极的、有害的，必然造成组织的不和谐，影响组织目标的实现。它常被视为暴乱、破坏混为一谈，应尽可能避免，管理者有责任在组织中清除冲突，这是冲突的早期观点。

2．人际关系观念　这种观念风行于 20 世纪 40 年代到 70 年代，认为冲突是不可避免地存在于所有组织中，但其性质不一定坏，有可能对组织工作绩效产生积极影响，因此应该接受冲突的存在，该观点使冲突的存在合理化。

3. 相互作用观念　20世纪80年代以后，美国社会学家刘易斯·科塞等学者进一步发展了冲突理论，他们认为冲突可能具有建设性，是积极的、应该鼓励适度的冲突。没有冲突、过分融洽的组织将缺乏活力和创新精神。

（二）冲突的分类

根据不同的分类视角，冲突有多种分类方法。在管理过程中，最主要的是根据冲突对组织工作绩效的影响分为建设性冲突和非建设性冲突。

1. 建设性冲突（constructive conflict）　指一种支持组织或小组实现工作目标，对组织或小组工作绩效具有积极建设意义的冲突。它可以充分暴露组织中存在的问题，防止事态的进一步演化，促进不同意见的交流和对自身弱点的检讨，有利于促进良性竞争。

建设性冲突的特点：①冲突双方有共同目标，有解决现有问题的意愿，争论的目的是为了寻求较好的方法解决问题；②冲突双方愿意了解对方的观点，冲突以问题为中心展开争论；③争论过程中相互信息交流不断增加。

建设性冲突的积极作用：①可以帮助组织或小组内部发现存在的问题，采取措施及时纠正；②可以促进组织内部与小组间公平竞争，提高组织效率；③可防止思想僵化，提高组织和小组的决策质量；④可以激发组织下属创造力，使组织适应不断变化的外界环境。

2. 非建设性冲突（non-constructive conflict）　又称破坏性冲突，是指对个人、群体或组织不利的冲突。它分散人们的精力，破坏群体凝聚力，加深人际冲突，在下属中形成消极的工作环境。

非建设性冲突的特点：①争论不再围绕解决问题展开，人身攻击的现象时常发生，双方极为关注自己的观点是否取胜；②双方不愿听取对方意见，千方百计陈述自己的理由；③互相交换意见情况不断减少，以至于完全停止。

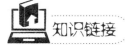

"鲶鱼效应"激发建设性冲突

挪威人爱吃沙丁鱼，尤其是活鱼，挪威人在海上捕得沙丁鱼后，如果能让其活着抵港，卖价就会比死鱼高好几倍。但是，由于沙丁鱼生性懒惰，不爱运动，返航的路途又很长，因此捕捞到的沙丁鱼往往一回到码头就死了，即使有些活的，也是奄奄一息。只有一位渔民的沙丁鱼总是活的，而且很生猛，所以他赚的钱也比别人的多。该渔民严守成功秘密，直到他死后，人们才打开他的鱼槽，发现只不过是多了一条鲶鱼。原来鲶鱼以鱼为主要食物，装入鱼槽后，由于环境陌生，就会四处游动，而沙丁鱼发现这一异己分子后，也会紧张起来，加速游动，如此一来，沙丁鱼便活着回到港口。这就是所谓的"鲶鱼效应"。

"鲶鱼效应"是组织领导激发员工活力的有效措施之一，当一个组织的工作达到较稳定的状态时，常常意味着员工积极性的降低，"一团和气"的集体不一定是一个高效率的集体。一个组织中，如果始终有一位"鲶鱼式"的员工，无疑会激活员工队伍，提高工作绩效。

非建设性冲突的消极作用：非建设性冲突对组织、小组的发展起消极作用，造成组织内成员的心理紧张、焦虑，导致人与人之间相互排斥、对立，造成涣散士气，破坏组织的协调统一，最终削弱组织战斗力，阻碍组织或小组目标实现。

二、冲突的来源与阶段

（一）冲突的来源

1. 由人的个性引起的冲突　主要包括人的个性特征以及价值观，它们构成了一个人的风格。具有高权威性、过于独断等性格的人容易引发冲突。另外，价值观的差异也是导致冲突的一个重要原因。

2. 由沟通引起的冲突　①语言使用不当、选择方式不当、沟通渠道不当等引起的彼此误解以及沟通过程中的干扰均成为冲突的潜在条件；②信息在传递过程中被过滤，使信息内容发生偏差，为冲突的产生提供了潜在可能性；③沟通中的时间过多或过少也会增加冲突的可能性，沟通的增加在一定程度上可增进了解，但是超过一定程度就可造成过度沟通，增加冲突的可能性。

3. 由结构因素引起的冲突　结构因素包含多层含义，由结构因素引起的冲突主要有：①组织规模与专业化：组织规模越大，工作专门化程度越高，发生冲突的可能性就越大；②人员结构：在成员年轻化以及人员流动性大的组织中，发生冲突的潜在性较大；③目标差异：组织中各部门职权范围界定不明，双方工作目标的不同往往会引起冲突；④领导风格：领导风格苛刻、独裁，过分强调下属参与式管理，均可加大组织的内部分歧，增加发生冲突的可能性；⑤奖励：奖励方法不公平，惩罚不一视同仁，也必然会引起冲突；⑤资源：有限的资源争夺引起的冲突。

（二）冲突产生阶段

行为学家庞地认为冲突的产生包括五个阶段：潜伏阶段、被认识阶段、被感觉阶段、处理阶段、结局阶段。

1. 潜伏阶段　潜伏阶段是冲突产生前的萌芽期。此阶段冲突还属于次要矛盾，员工对冲突的存在没有觉醒。这一阶段并不一定导致冲突的发生，但是已经具备冲突发生的必要条件和引起冲突的原因，随着环境的变化，潜伏的冲突可能消失，也可能被激化。

2. 被认识阶段　此阶段员工已经感觉到了冲突的存在，但还没有意识到冲突的重要性，冲突还没有对员工造成实际的危害。如果这时员工及时采取措施，可以将未来将要暴发的冲突缓和下去。

3. 被感觉阶段　此阶段冲突已经对员工造成情绪上的影响。员工可能会对不公的待遇感到气愤，也可能对需要进行选择感到困惑。不同的员工对冲突的感觉不同，这与当事人的个性、价值观等因素有关。

4. 处理阶段　员工需要对冲突做出处理，处理的方式多种多样，对不同的冲突有不同处理方式。即使是同样的冲突，不同点员工采取的措施也不尽相同。

5. 结局阶段　冲突的处理总会有结果。不同的处理方式会产生不同的结果。结果有可能有利于当事人，也有可能不利当事人。当冲突被彻底解决时，该结果的作用将会持续下去。但很多情况下，冲突并没有被彻底解决，该结果只是阶段性的结果。有时甚至处理了一个冲突，又会带来其他几个冲突。

三、冲突预防与管理的方法

（一）冲突的预防

1. 合理选人，优化结构　根据岗位要求和个人特点合理安排组织结构，为预防破坏性冲突，应当选择性格、素质、价值观、利益取向、人际关系等相匹配的人员组建群体或组织。

2. 共同利益导向　　在群体和组织管理中，要规划并找到共同利益、共同目标和共同任务，进行利益分配时，把个体利益或各方利益尽可能和共同利益捆绑在一起，减少因有限资源争夺而导致的冲突。

3. 信息共享，加强沟通　　建立健全组织内或组织间信息沟通的渠道，加强各主体间的交流沟通，沟通可以加强成员各方对问题的了解与理解，消除误解、隔阂和猜忌，减少不必要的冲突，以达成工作上的共识，化解工作中的矛盾。

4. 清晰界定权、责、利　　把不同岗位的工作目标、工作内容、职责范围、责权利等科学地加以界定，使个人和群体的工作走向标准化、科学化，从而防范有害的冲突发生。

5. 提高人际关系处理技能　　不少破坏性冲突的产生与当事人的潜在冲突或原本正常的问题解决不当，简单拙劣处理人际关系矛盾有关。因此，对员工进行人际沟通的教育培训，以提高其处理人际关系矛盾的技能和方法十分重要。

（二）冲突的管理方法

1. 两维模式解决冲突　　肯尼思·托马斯和他的同事提出的两维空间模式认为，解决冲突必须注意人与人之间的沟通技巧，并合适地确定解决问题的次序，一次求得建设性解决冲突的方式。在两维模式里，有强制、回避、妥协、顺应、协作五种处理冲突的策略。

（1）强制（compel）：强制是指利用权力，迫使他人遵从管理者的决定。在一般情况下，强迫的方式只能使冲突的一方满意。尽管采取强制的手段解决冲突的方式存在许多潜在的问题，但是在某些紧急情况需要快速解决冲突或为了组织长期的生存与发展时，采取强制也许是解决问题的最佳途径。

（2）回避（avoidance）：指冲突发生时，采取漠不关心的态度，对双方的争执或对抗的行为采取冷处理的方式。虽然回避只能维持暂时的平衡，不能从根本上解决问题，只能是权宜之计，但它在某些冲突情况下仍不失为一种有效而恰当的策略。如当冲突过于激烈时，暂时避开可以使冲突双方有机会冷静下来并从新整理思绪。

（3）妥协（compromise）：妥协是指在冲突双方互相让步，以达成协议的局面。冲突双方都放弃部分利益，在一定程度上满足对方的部分需要，妥协实际上是谈判的一个组成部分。

（4）顺应（accommodation）：顺应是指在紧张的冲突局面下，强调双方的共同利益，尽量弱化冲突双方的差异，降低冲突的紧张程度。顺应着眼于冲突的感情面，能起到临时性的效果。当冲突双方处于一触即发的局面或需要在短时间内避免分裂必须维护调和局面时可采取此方法。

（5）协作（collaboration）：当冲突双方都愿意了解冲突的内在原因，分享信息，在满足自己利益的同时也满足对方的需要，便会协商寻求对双方都有利的解决方法。协作方式被认为是处理冲突的最佳方式，但是协作方式的采用受组织文化和领导形态的影响，参与管理的组织中管理者较容易采取合作方式处理冲突。但是当冲突内的情绪因素过多时，协作方式有可能会导致更大的冲突。

2. 谈判或行政干预解决冲突

（1）谈判法：有冲突双方各派代表通过协商方式解决冲突。谈判有分配谈判和综合谈判两种基本方法：①分配谈判：分配谈判即对于一份固定利益谁应分得多少进行协商。谈判双方均有自己希望实现的目标点，也有自己最低可接受的水平即抵触点。在双方的愿望重叠范围内可以寻找到一个和解双方冲突的方法。②综合谈判：综合谈判则假设至少有一种处理办法能取得双赢结果。谈判的目的是为了寻求办法，满足双方的要求。综合谈判建构的是长期的合作关系。它将谈判双方团结在一起，并使每个人在离开谈判桌时感到自己获得了胜利。

（2）仲裁解决：冲突双方协商仍无效，可以邀请具有一定影响力且彼此信任或合法的局外第三者或较高层次的主管人员调停解决，进行仲裁，使冲突得到处理。

（3）行政干预：当采取上述方法仍不能达成一致谅解时，事态发展严重，可由上级领导运用其正式权力的权威，按规章制度提出相关处理办法，通过发出强制性行政命令，命令冲突双方执行，此方法虽不能真正解决问题，但可以阻止冲突进一步升级。

第三节　危机管理

危机管理直接关系到医院医疗护理质量、信誉与效益，有效地预防和处理危机，是保证医疗护理质量、为医院赢得信誉和效益的前提。

一、危机的概念

危机（crisis）一般意义上讲，危机是指严重危害到组织和个人成败生死的紧要关头和紧急事件。罗森泰尔（Rosenthal）和皮恩伯格（Pijnenburg）认为："危机是指具有严重性、不确定性和有危机感的情境。"在具体的领域，危机有其特定和明确的含义，如在社会领域，经济危机、旱情、水灾、疫情等都属于危机的范畴。

医院危机是由于某种突发事件的出现和暴发而打破医院原有的平衡状态，超出了医院常态的管理范围，要求医院采取特殊措施加以应对的紧急状态。护理危机是医院危机的一部分，是指发生在护理业务范围内，能够对医疗护理质量或医院声誉及正常运营造成潜在破坏的护理突发事件。

二、危机管理

（一）概念

1. 危机管理（crisis management）　是指为了应对突发的危机事件，抗拒突发的灾难事件，尽量预防或使损害降至最低点而预先建立的防范、处理体系和对应措施。

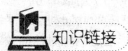知识链接

危机的特性

一般来说危机有六大特性：①威胁性：危机可能造成重大的直接或间接损失。②持续性：危机虽然是瞬间暴发，但其影响经常会持续一段时间。③复杂性：危机事件并非单一因素即可说明，也非短时间内可以清理。④不确定性：危机是否会暴发，以及在何时、何地以何种方式暴发，暴发后破坏程度及影响后果都具有不确定性。⑤应急性：危机事件突然发生时，往往需要快速做出决策，并且以现有的人员、物质资源和时间来迅速做出回应。⑥双面效果性：危机是危险与威胁，如任其恶化或不能及时化解，势必遭受严重损失，甚至面临失败。但危机也隐含着转机或契机，如能应对得当，反而能学到经验。

2. 医院危机管理　是指医院管理者为应对各种危机情境所进行的规划决策、动态调整、化解处理、职工训练等活动的过程，其目的在于消除或降低危机对医院所带来的威胁。

3. 护理危机管理　是指针对护理危机管理而制订并实施的有计划、有组织的预防、调控方法和措施，以及在护理危机暴发后迅速有效地控制解决危机事件，尽量避免或减少危机产生

的危害，并尽可能从危急中获利的一系列活动，属于医院危机管理的重要内容。

（二）危机管理的步骤

1. 危机预防　建立危机预防与管理机制，包括建立健全机构，制订计划和应急方案（预案）等。

2. 危机确认　明确引起危机的真正原因。迅速收集信息，判断危机的主要影响利益方，确定隔离危机阶段的工作有限顺序。坚持以人为本，把对人的影响放在第一位，人员的生命安全为最重要的核心目标。

3. 危机控制　在危机事件发生的第一时间，启动相应的应急预案，采取积极的措施弥补，把危机事件带来的损失降低到最低程度，并对发生事件实施动态监测和发展控制。

4. 危机处理　危机一旦发生，危机管理机制应及时启动，危机处理速度是关键，必须有危机处理核心小组统一指挥，协调一致：①设立前线指挥部，掌控危机现场，全面了解危机现况，判断危机的危害程度，提出处理方案；②启动应急预案，派遣危机处理人员，动用危机处理设备和物资；③确保信息畅通及处理命令得到完全执行；④统一发言人向外界和媒体及时通报相关信息；⑤召集相关人员对危机发生的原因和处理过程进行分析讨论，总结经验教训，并及时向最高层汇报，向有关部门和人员通报。

5. 从危机中获利　吸取危机中的经验教训，完善危机管理预防与管理机制，避免类似事件再次发生。

第四节　护理纠纷的预防与管理

一、医疗和护理纠纷的概念

（一）概念

1. 医疗纠纷（medical dispute）　是指医患双方对医疗后果及其原因认识不一致而发生的医患纠葛，并向卫生行政部门或司法机关提出追究责任以赔偿损失的纠纷案件。

2. 护理纠纷（nursing dispute）　是指在临床诊疗过程中，发生在医护人员与患者或患者家属之间的矛盾，由于患者或患者家属对护理过程不满意，或认为护理人员在护理过程中有失误，甚至对患者造成不良后果，要求赔偿或追究护理人员责任的纠纷，属于医疗纠纷的一部分。

二、护理纠纷的原因

导致护理纠纷的原因复杂多样，既有护理人员的原因，也有其他方面的原因。

（一）护理人员的原因

1. 服务与沟通原因　护理服务不周到，对治疗和护理的解释不耐心，缺少与患者交流技巧，少数语言生硬，讲话随意、不谨慎，造成家属和患者的不满和误解，导致护理纠纷发生。

2. 执行制度不严　护士在执行医嘱时要求严肃细致，认真执行三查七对。由于护理人员在治疗护理的过程中疏忽大意、违反操作规程和常规等发生的错误，如发错药、输错血、打错针等引发的护理纠纷。

3. 专业知识和技能因素　由于护士技术水平和专业理论知识的缺乏，不能满足患者的需求或给患者带来了不必要的痛苦，甚至损害，而导致护理纠纷。

4. 缺乏责任感　工作缺乏责任心，做事马虎、疏忽大意、巡视病房流于形式而引发纠纷。例如护理人员在给患者静脉化疗过程中，没有及时观察患者注射部位，药液外渗而不知，造成周围组织坏死。

5. 护理文书填写不当　护理记录是临床护理工作的重要医疗文件，是患者接受治疗的法律依据。发生护理记录不真实、不及时、不全面或漏记、错记等情况时，可造成临床上误诊、误治，引起护理纠纷。

6. 法律知识欠缺　护士法律意识淡薄，不尊重患者的权益，有时可能不自觉地侵犯患者的各种权利而引起护理纠纷。

（二）其他方面的因素

1. 护士配备不足　目前我国护士数量与编制远远低于发达国家水平，特别是基层医院尤为严重。护士与床位比例失调，分管的患者多，工作量大，缺少与患者沟通，护理质量得不到保障，导致患者不满意，是诱发护理纠纷的一个重要原因。

2. 医疗费用问题　医疗费用过高是患者对医院不满意的一个重要原因。由于各种原因导致了患者及家属对治疗效果期望过高，认为花了钱就要治好病。有些医院护理人员往往承担记账和对患者催交住院费的角色，患者或家属往往在记账和催费时容易与护理人员发生纠纷。

3. 患者因素　随着人们法律意识的增强，患者自我保护意识更加强烈，要求过高。在护理过程中提出某些无理要求，得不到满足就迁怒于护理人员，加之部分社会舆论与媒体对医疗机构服务的特殊性宣传不够，对医疗护理过程中出现的一些问题进行负面报道，有的患者及家属稍有不满即引发纠纷。

三、护理纠纷的预防

（一）增强服务意识

以患者为中心，处处为患者着想，将优质的服务应贯穿于护理过程的始终。拉近与患者的距离，建立良好的护患关系，是减少冲突，防范护患纠纷的重要环节。

（二）提高沟通技能

护理人员要提高沟通技能，既要注意自身的非语言交流，又要善于观察患者非语言信息以增强交流效果。在语言沟通中，护士应注意积极倾听，说话时尊重患者，语言有针对性，因势利导，使用恰当的语气、言语，力求适时适度、通俗易懂。在周到细致的服务中将纠纷、隐患化解于萌芽状态。

（三）提升专业知识和技能

专业知识和技能是为患者提供优质护理服务的核心。护士必须具有扎实的理论基础和熟练的操作技能，以减少患者的痛苦和促进康复。避免患者因对护理质量和服务不满而诱发的护理纠纷。

（四）增强法律意识

护士必须严格执行护理法，认真执行各项规章制度。其次，要懂得用法律手段来保护自身的合法权益，即使发生了纠纷，处理时也会从容不迫，有理有据。

（五）规范管理使护理文书

规范护理文书记录，尤其在抢救患者时要求准确记录就诊时间、抢救时间、用药、病情变化、死亡时间等。

（六）患者及其近亲家属应当遵守规定

患者及其近亲家属应当遵守医疗机构规章制度，自觉维护医疗秩序，如实向医务人员陈述病情及配合医务人员实施诊断、治疗、护理，按规定及时支付医疗费用等。

四、护理纠纷处理原则与方法

（一）处理纠纷的原则

处理护理纠纷应当调解优先，做到事实清楚、定性准确、明确、处理恰当。遵循预防为主、依法处理、公平公正、高效便民的原则。

（二）护理纠纷处理方法

发生护理纠纷后，应及时组织医院专家会诊，并将医院专家会诊意见告知患者及其近亲属。需要启动紧急预案的，应当按照预案规定采取措施。告知患者及其近亲属有关护理纠纷处理的办法和程序。处理纠纷可通过不同的途径解决。

1. 协商　即和解。护患双方就赔偿问题进行协商，达成一致意见，双方签订协议书，可以办理公证或请律师见证，并报卫生行政主管部门备案。协商解决是成本最低的一种解决方式，护患双方都应优先考虑。

2. 行政裁决　行政裁决是指申请卫生行政部门处理。当事人应当提出书面申请，并在知道或应当知道身体健康受到损害之日起 1 年内提出。通过行政裁决的优点是快捷方便，节约费用，效力较强，对行政裁决不服的，可以通过行政复议或诉讼再次进行解决。

3. 仲裁　由于仲裁员选任的特殊性，由法律专家和医疗护理专家共同组成仲裁法庭处理纠纷，两个专业的结合使纠纷解决更具效率。

4. 诉讼　医疗护理纠纷可以不向卫生行政部门申请处理，直接向人民法院提起诉讼，以侵权为案由的，诉讼时效为 1 年，以违约为案由的，诉讼时效为 2 年，均自知道或应当知道自己的权益受到侵害之日计算。

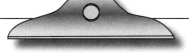

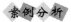

液体外渗引起的护理纠纷

12 床患儿，入院诊断重症肺炎合并心力衰竭。患儿于 12 月 2 日入院，入院时精神反应差，呼吸急促，可见点头呼吸及吸气三凹征，双肺可闻及哮鸣音，细小水泡音，入院后立即行氧气吸入、心电监护、抗炎、对症处理，持续泵入多巴胺、多巴酚丁胺改善循环。12 月 3 日 20：00 遵医嘱以 25 ml/h 速度为患儿静脉泵入丙种球蛋白 2.5g，当泵入 15 ml 时输液泵出现报警，值班护士小熊更换输液泵，液体泵完后，患儿哭闹，发现液体外渗，范围为右足背至外踝处，皮肤无明显颜色变化，立即拔针，抬高患肢。12 月 4 日 00：30 交接班时（科室人员紧张，只有护士小熊 1 人值班），护士小熊未向下一班交接液体外渗情况。由于患儿病情加重，12 月 4 日 10：22 患儿转入 NICU 治疗时，NICU 护士发现患儿右腿外踝处可见 1cm×1cm 坏死，并告知患儿家属，家属对输液外渗非常生气，并将科室投诉到护理部，要求赔偿。

问题与思考：

1. 分析本案例中护理纠纷发生的原因有哪些？

2. 如果你是护士长，你将如何预防此类护理纠纷发生？

3. 护理部将如何处理本案例中的护理纠纷？

案例分析提示：

应用本章节所学的内容，对案例进行分析和讨论。案例分析和思考要点：①护士与患者之间纠纷产生的原因分析；②预防护理纠纷的措施；③结合教材中护理纠纷的解决策略进行处理。

自 测 题

一、单选题

1. 下列情况下，适合使用单向沟通的是
   A. 时间比较充裕，但问题比较棘手
   B. 下属对解决方案的接受程度至关重要
   C. 上级缺乏处理负反馈的能力，容易感情用事
   D. 下属能对解决问题提供有价值的信息和建议

2. 最分权化的沟通网络是
   A. 链式
   B. 轮式
   C. 环式
   D. 全通道式

3. 当冲突无关紧要的时候，或当冲突双方情绪极为激动，需要时间慢慢恢复平静时，可采用的策略是
   A. 回避
   B. 合作
   C. 强制
   D. 妥协

4. 如果发现一个组织中小道消息很多，而正式渠道的消息很少，这是否意味着该组织
   A. 非正式沟通渠道中信息传递很通畅，运作良好
   B. 正式沟通渠道中消息传递存在问题，需要调整

   C. 其中有部分人特别喜欢在背后乱发议论，传递小道消息
   D. 充分运用了非正式沟通渠道的作用，促进了信息的传递

5. 冲突的基本过程指
   A. 潜伏阶段、被感觉阶段、被认识阶段、处理阶段、结果阶段
   B. 被感觉阶段、潜伏阶段、被认识阶段、行为阶段、结果阶段
   C. 潜伏阶段、被认识阶段、被感觉阶段、处理阶段、结局阶段
   D. 潜伏阶段、行为阶段、处理阶段、被认识阶段、结果阶段

6. 信息发出者为投接收者所好，有意操纵信息传递的行为是指
   A. 信息过滤
   B. 选择性知觉
   C. 信息传递不适时
   D. 沟通渠道过多

7. 沟通前的充分准备包括
   A. 目的明确
   B. 了解对方
   C. 信息传递清晰准确
   D. 以上均是

8. 冲突的观念发展顺序为
   A. 传统观念、相互作用观念、人际关系观念

B．传统观念、人际关系观念、相互作用观念

C．人际关系观念、传统观念、相互作用观念

D．人际关系观念、传统观念、相互作用观念

9．不是建设性冲突特点的是

A．冲突双方有共同目标，有解决现有问题的意愿

B．冲突以问题为中心展开争论

C．争论过程中相互信息交流不断增加

D．冲突双方千方百计陈述自己的理由

10．在两位模式里，处理冲突的五种策略是

A．强制、暴力、妥协、顺应、协作

B．强制、回避、对抗、顺应、协作

C．强制、回避、妥协、顺应、协作

D．强制、回避、妥协、顺应、排斥

11．处理纠纷优先考虑的解决途径是

A．协商

B．行政裁决

C．仲裁

D．诉讼

二、名词解释

1．管理沟通　　2．信息过滤　　3．冲突　　4．建设性冲突　　5．危机
6．管理危机　　7．护理纠纷

三、简答题

1．你认为管理沟通重要吗？为什么？

2．非正式沟通有何特点？管理者应该如何对待组织中的非正式沟通？

3．你认为怎样才能做到有效的管理沟通？

4．如何正确看待护理管理冲突？

5．行为学家庞地提出的冲突基本过程有哪些？

6．危机管理的步骤？

四、案例分析题

我自己的病历为什么不能看

低年资护士小李在值夜班时，看到一位老年患者正在翻看病历。由于工作较为繁忙，小李未向患者做详细解释，急忙将患者手中的病历抽走。患者立即情绪激动并大声吵闹："我自己的病历我为什么不能看？"

正在治疗室配药的高年资护士小王听见后，立刻上前耐心而礼貌地说："对不起，老大爷，请问有什么可以帮助您的吗？"患者显然仍在愤怒中："我刚做完手术，很紧张，只是想了解一下自己的手术情况，又不干什么坏事，凭什么从我手中抢走病历？"

小王把患者带到办公室，请患者坐下，并递上一杯水，耐心向患者解释道："大爷，我很理解您的心情，但是医院对病历管理是有严格规定的，患者确实是不能随意翻看病历，希望您能谅解。"

患者："我并不懂那么多，也不清楚相关的规定，我只是想了解一下自己的病情和手术结果"。

小王："这样好吧，您稍等一下，我去找您的主治医生，请他为您详细介绍一下您的病情和手术情况。"

患者："谢谢你，刚才我的态度不好，希望你不要放在心上。"

小王会心一笑："没关系，只要您能够满意，我们就放心了。以后您有什么困难，请随时

找我们，我们一定会尽力帮助您的。"

问题：

（1）请阐述这个案例中护士小王运用了哪些沟通的方法和技巧？

（2）请结合本案例，分析在日常护理工作中，影响护士与患者沟通的因素有哪些？

（李亚玲）

第十章　护理质量管理

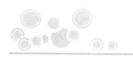

◆ 识记

1. 能准确复述质量、不良事件的概念及其含义。
2. 能简述护理质量管理的概念和意义。
3. 能正确阐述护理质量管理的原则。

◆ 理解

1. 能比较质量管理的发展阶段，说明不同阶段的特点。
2. 理解并阐述质量管理的思想和基本方法。
3. 理解并阐述护理质量管理的目标、任务、原则和基本标准。
4. 解释说明护理质量管理的方法和步骤。
5. 理解并阐述护理质量评价方法。
6. 解释说明护理质量评价的结果分析。
7. 理解不良事件的分类、护理不良事件的原因和管理流程。

◆ 运用

1. 能初步应用护理质量管理的方法制订护理持续改进方案。
2. 应用不同方法对护理质量评价结果进行分析。
3. 在临床工作中能够对护理不良事件进行管理。

　　护理质量是衡量医院服务质量的重要标志之一，直接影响着医院的临床医疗质量、社会形象和经济效益等。在医疗市场竞争日益激烈及人们生活水平不断提高的今天，如何把握护理质量管理的重点，确保护理质量的稳步提升，提高患者的满意度，是护理管理者的中心任务，也是医院护理工作的主要目标。随着医疗改革的不断深入，在医疗服务模式及服务对象需求不断变化的形势下，国家对医疗机构的管理越来越规范，各项护理质量评价标准也逐渐在与国际接轨，也促使护理质量持续改进、不断提升。

第一节　质量管理的概述

一、质量管理的相关概念

（一）质量

　　质量（quality）在管理学中指产品或服务的优劣程度。国际标准化组织对质量的定义是："一组固有特性满足要求的程度。"美国质量管理专家朱兰的质量定义非常简单："质量就是适用性。"朱兰认为，组织应该更多地站在顾客或用户的立场思考问题，任何组织的基本任务就是提供满足顾客要求的产品与服务。质量一般包含3层含义：规定质量、要求质量和魅力质量。规定质量是指产品或服务达到预定标准，要求质量是指产品或服务的特性满足了顾客的要求，魅力质量是指产品或服务的特性超出顾客的期望。

（二）质量管理

质量管理（quality management）是指在质量方面指挥和控制组织的协调活动。在质量方面的指挥与控制活动主要包括制订质量方针和质量目标，以及实施质量策划、质量控制、质量保证和质量改进。质量管理是一个组织全部管理活动的重要组成部分，其职能是负责质量方针的制订和实施；质量管理的职责应由组织的最高管理者承担，不能推卸给其他的领导者，也不能由质量职能部门负责；质量与组织的每一个成员有关，他们的工作都直接或间接地影响着产品或服务质量；质量管理涉及面很广，从横向来说，质量管理包括战略策划、资源分配和其他相关活动，如质量计划、质量保证、质量控制和质量改进等活动；从纵向来说，质量管理应当包括质量方针和质量目标的制订，以及实现质量方针和目标的质量体系的建立和维持；在质量管理中必须考虑经济因素，即要考虑质量系统的经济效益。

（三）质量体系

质量体系（quality system）是指为保证产品、过程或服务质量，满足规定（或潜在）的要求，由组织机构、职责、程序、活动、能力和资源等构成的有机整体。按体系目的可分为质量管理体系和质量保证体系两类。

（四）质量方针

质量方针（quality policy）是由组织的最高管理者正式发布的该组织总的质量宗旨的方向。通常质量方针与组织的总方针一致，并为制订质量目标提供框架。

（五）质量控制

质量控制（quality policy）是指为达到质量要求所采取的作业技术和活动。质量控制是为了通过监视质量形成过程，消除质量环上所有阶段引起不合格或不满意效果的因素，以达到质量要求，获取经济效益而采用的各种质量作业技术和活动。

（六）质量策划

质量策划（quality planning）是指确定质量以及采用质量体系要素的目标和要求的活动。通常包括产品策划、过程、产品实现、资源提供和测量分析改进等诸多环节的策划。

（七）质量保证

质量保证（quality assurance）是指为使人们确信某一产品、过程或服务的质量所必需的全部有计划和有组织的活动，是为了提供信任，表明实体能够满足质量要求，而在质量体系中实施并根据需要进行证实的全部有计划和有系统的活动。

（八）质量改进

质量改进（quality improvement）是指为向本组织及其顾客提供增值效益，在整个组织范围内所采取的提高活动和过程的效果与效率的措施。现代管理学将质量改进的对象分为产品质量和工作质量，是全面质量管理中所叙述的"广义质量"概念。

（九）持续质量改进

持续质量改进（continuous quality improvement）是指为了增强组织满足服务对象需求的能力所开展的质量改进的循环活动。持续质量改进在全面质量管理基础上发展起来，以系统论为理论基础，强调持续的、全程的质量管理。在注重终末质量的同时，更注重过程管理、环节控制的一种新的质量管理理论。它不仅强调提高体系、过程及产品或服务的有效性，同时还着眼于提高体系、过程及产品或服务的效率。

二、质量管理的发展阶段

（一）质量检验阶段

20 世纪前，产品质量主要依靠操作者本人的技艺水平和经验来保证，属于"操作者的质量管理"。20 世纪初，以泰勒为代表的科学管理理论的产生，促使产品的质量检验从加工制造中分离出来，质量管理的职能由操作者转移给工长，是"工长的质量管理"。随着企业生产规模的扩大和产品复杂程度的提高，产品有了技术标准（技术条件），公差制度也日趋完善，各种检验工具和检验技术也随之发展，大多数企业开始设置检验部门，有的直属于厂长领导，是"检验员的质量管理"。

（二）统计质量控制阶段

1924 年，美国数理统计学家 W.A. 休哈特提出控制和预防缺陷的概念。他运用数理统计的原理提出在生产过程中控制产品质量的"6σ"法，绘制出第一张控制图并建立了一套统计卡片。与此同时，美国贝尔研究所提出关于抽样检验的概念及其实施方案，成为运用数理统计理论解决质量问题的先驱，但当时并未被普遍接受。以数理统计理论为基础的统计质量控制的推广应用始自第二次世界大战。由于事后检验无法控制武器弹药的质量，美国国防部决定把数理统计法用于质量管理，并规划由标准协会制订有关数理统计方法应用于质量管理方面，成立了专门委员会，于 1941—1942 年先后公布一批美国战时的质量管理标准。

（三）全面质量管理阶段

20 世纪 50 年代以来，随着生产力的迅速发展和科学技术的日新月异，人们对产品的质量从注重产品的一般性能发展为注重产品的耐用性、可靠性、安全性、维修性和经济性等。在生产技术和企业管理中要求运用系统的观点来研究质量问题。在管理理论上也有新的发展，突出重视人的因素，强调依靠企业全体人员的努力来保证质量。此外，还有"保护消费者利益"运动的兴起，企业之间市场竞争越来越激烈。在这种情况下，美国费根鲍姆于 20 世纪 60 年代初提出全面质量管理的概念。他提出，全面质量管理是"为了能够在最经济的水平上并考虑到充分满足顾客要求的条件下进行生产和提供服务，并把企业各部门在研制质量、维持质量和提高质量方面的活动构成为一体的一种有效体系"。全面质量管理，是以质量为中心，以全员参与为基础，旨在通过让顾客和所有相关方受益而达到长期成功的一种管理途径。全面质量管理使质量管理从单一角度转变为多角度，成为全员参加的全过程、全方位的质量管理，使质量管理从总体控制和深化程度上达到了新水平。

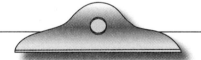

 案例分析

某三甲医院重症监护病房护士长在护理管理中发现在管道护理中存在问题，例如护士操作不规范、管道部分或全部脱落、管道阻塞或夹闭导致引流不畅、管道活塞未按时关闭导致引流过多等。针对这些情况，护士长召开科室的质量控制小组会议，就以上问题的可能原因进行分析。经过分析大家认为可能的原因包括：①对意识不清患者，未进行有效肢体约束，患者自行拔除管道；②管道固定处敷贴松脱，改变体位时由于牵拉，导致导管脱出；③管道未按规定按时夹闭或开放，导致管道阻塞、引流不畅或过多；④管道无刻度标注，少量滑出，护士不便于观察；⑤护士缺乏防范管道护理风险的意识，未按要求进行操作、巡视、记录和交接班。

结合重症监护病房工作的实际情况，护士长与质控小组制订了改进质量的计划措施：①认真评估患者全身和局部置管情况，填写管道护理风险评估表，包括管道的种类、管道置入的部位、

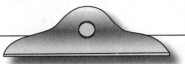

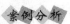

患者的意识情况、护理防范措施。②管道置入前，应详细告知患者管道置入的目的、过程、注意事项、维护要点、可能发生的并发症等情况，请患者和家属签署知情同意书。③组织科室人员共同研讨，制订各种管道操作流程、评价标准、观察要点。④各管道准确留置，根据停留位置贴上醒目的标识，以便及时发现管道有无脱出，与管道相连的容器上标明引流的名称，以便于观察和记录。尽量将管道及相连的容器放在同一侧的床边，便于操作。⑤管道置入后，维持其良好的固定。每班应按时巡视，检查各管道是否扭曲、移位、堵塞、脱落、受压。患者翻身、排便、下床时应注意保护各管道，严防脱出、折断、误拔、污染。经常观察引流物的颜色、性质和量，准确记录、详细交班。⑥护士长和科室的质量控制小组，对全科护理人员进行管道护理流程、评价标准、观察要点的培训及考核。

实施上述改进计划措施后，护士长利用每日护理五查房时间进行检查。护士长、主管护师组成科室质量控制组，每周通过现场检查护士的操作流程、查看患者、检查记录、口头提问等形式检查管道护理质量，各班利用交接班时间进行互相检查。其分析结果显示护士操作不规范、管道部分或全部脱落、管道阻塞或夹闭导致引流不畅、管道活塞未按时关闭导致引流过多的情况明显减少。至此该轮质量管理完成，将检查中成功的经验加以肯定并推广，对存在的问题进行讨论分析，进入下一轮的质量管理。

问题与思考：

1. 请问以上案例用的是什么质量管理方法？

2. 该方法分几个阶段几个步骤，具体内容是什么？

案例分析提示：

使用的是帮助质量持续改进的方法，如 PDCA，应用其 4 个步骤不断发现问题，并完善改进措施，达到质量改进效果。

三、质量管理的思想和基本方法

（一）戴明的质量管理思想和基本方法

1. **主要观点**　戴明（W. E. Deming）是美国著名的质量专家之一。戴明的主要观点是引起效率低下和不良质量的原因主要在公司的管理系统而不在员工。他总结出质量管理 14 条原则，认为一个公司要想使其产品达到规定的质量水平必须遵循这些原则。

知识链接

戴明的质量管理 14 条原则

1. 建立改进产品和服务的长期目标。

2. 采用新观念。

3. 停止依靠检验来保证质量。

4. 结束仅仅依靠价格选择供应商的做法。

5. 持续地且永无止境地改进生产和服务系统。

6. 采用现代方法开展岗位培训。

7. 发挥主管的指导帮助作用。

8. 排除恐惧。

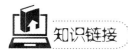

9. 消除不同部门之间的壁垒。

10. 取消面向一般员工的口号、标语和数字目标。

11. 避免单纯用量化定额和指标评价员工。

12. 消除影响工作完美的障碍。

13. 开展强有力的教育和自我提高活动。

14. 使组织中的每个人都行动起来去实现转变。

2. 基本方法——PDCA 循环 PDCA 循环又名戴明环，由美国质量管理专家戴明提出，是全面质量管理所应遵循的科学程序。PDCA 循环是能使任何一项活动有效进行的一种合乎逻辑的工作程序，特别是在质量管理中得到了广泛的应用。这个循环主要包括四个阶段和八个步骤：计划（plan）、实施（do）、检查（check）和处理（action），八个步骤是四个阶段的具体化（图 10-1）。

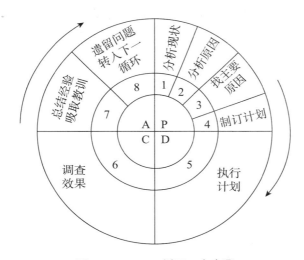

图 10-1 PDCA 循环 8 个步骤

（1）四个阶段八个步骤

1）计划阶段：计划是质量管理的第一阶段。通过计划，确定质量管理的方针、目标，以及实现该方针和目标的行动计划和措施。

计划阶段包括以下四个步骤：

第一步，分析现状，找出存在的质量问题。

第二步，分析原因和影响因素。针对找出的质量问题，分析产生的原因和影响因素。

第三步，找出主要的影响因素。

第四步，制订改善质量的措施，提出行动计划，并预计效果。在进行这一步时，要反复考虑并明确回答以下问题：①为什么要制订这些措施（Why）？②制订这些措施要达到什么目的（What）？③这些措施在何处即哪个工序、哪个环节或在哪个部门执行（Where）？④什么时候执行（When）？⑤由谁负责执行（Who）？⑥用什么方法完成（How）？

以上六个问题，归纳起来就是原因、目的、地点、时间、执行人和方法，亦称 5W1H 问题。

2）实施阶段：该阶段只有一个步骤，即第五步：

第五步，执行计划或措施。

3）检查阶段：这个阶段也只包括一个步骤，即第六步：

第六步，检查计划的执行效果。通过做好自检、互检、工序交接检、专职检查等方式，对比执行结果与预定目标，认真检查计划的执行结果。

4）处理阶段：包括两个具体步骤：

第七步，总结经验。对检查出来的各种问题进行处理，正确的加以肯定，总结成文，制订标准。

第八步，提出尚未解决的问题。通过检查，对效果还不显著或者效果还不符合要求的一些措施，以及没有得到解决的质量问题，不要回避，应本着实事求是的精神，把其列为遗留问题，反映到下一个循环中去。

处理阶段是 PDCA 循环的关键。因为处理阶段就是解决存在问题，总结经验和吸取教训的阶段。该阶段的重点又在于修订标准，包括技术标准和管理制度。没有标准化和制度化，就不可能使 PDCA 循环转动向前。

（2）PDCA 循环的特点：PDCA 循环，可以使思想方法和工作步骤更加条理化、系统化、图像化和科学化。它具有如下特点：

1）大环套小环，小环保大环，推动大循环：PDCA 循环作为质量管理的基本方法，不仅适用于整个工程项目，也适应于整个企业和企业内的科室、工段、班组以至个人。各级部门根据企业的方针目标，都有自己的 PDCA 循环，层层循环，形成大环套小环，小环里面又套更小的环。大环是小环的母体和依据，小环是大环的分解和保证。各级部门的小环都围绕着企业的总目标朝着同一方向转动。通过循环把企业上下或工程项目的各项工作有机地联系起来，彼此协同，互相促进（图 10-2）。

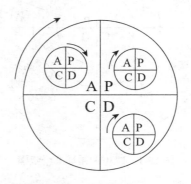

图 10-2　PDCA 循环关联性示意图

2）不断循环，阶梯式上升：PDCA 循环就像爬楼梯一样，一个循环运转结束，生产的质量就会提高一步，然后再制订下一个循环，再运转、再提高，不断前进，不断提高（图 10-3）。

PDCA 循环不是在同一水平上循环，每循环一次，就解决一部分问题，取得一部分成果，工作就前进一步，水平就进步一步。每通过一次 PDCA 循环，都要进行总结，提出新目标，再进行第二次 PDCA 循环，使品质治理的车轮滚滚向前。PDCA 每循环一次，品质水平和治理水平均进步一步。

（二）朱兰的质量管理思想和基本方法

1. 主要观点　朱兰（Joseph H.Juran）博士是世界著名的质量管理专家，他所倡导的质量管理理念和方法始终影响着世界以及世界质量管理的发展。他的"质量计划、质量控制和质量改进"被称为"朱兰三部曲"。他最早把帕洛特原理引入质量管理，为奠定全面质量的理论基

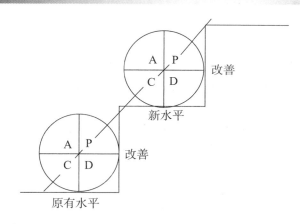

图 10-3 PDCA 循环递进性示意图

础和基本方法做出了卓越的贡献。他对实行组织内部质量策划的主要观点包括：识别客户和客户需求；制订最佳质量目标；建立质量衡量方式；设计策划在运作条件下满足质量目标的过程；持续增加市场份额；优化价格，降低公司或工厂中的错误率。大部分质量问题是管理层的错误而并非工作层的技巧问题。他认为管理层控制的缺陷占所有质量问题的 80% 还要多。他首次将人力与质量管理结合起来，如今这一观点已被包含于全面质量管理的概念之中。

2. 基本方法——朱兰的质量管理三部曲 朱兰提出了"质量三元论"的观点，该理论将管理过程分为三个步骤：计划、控制和改进。这就是有名的"朱兰三部曲"。"朱兰三部曲"中各个环节的设置都有它特定的原因。

（1）质量计划：这一步骤是为建立有能力满足质量标准化的工作程序，是必不可少的环节，它主要包括确定顾客，明确顾客要求，开发具有满足顾客需求特征的产品，建立产品目标，开发流程满足产品目标，证明流程能力。

（2）质量控制：质量控制可以为掌握何时采取必要措施纠正质量问题提供参考和依据，是"三部曲"中的重要环节，它主要包括选择控制点，选择测量单位，设置测量，建立性能标准，测量实际性能，分析标准与实际性能的区别，采取纠正措施。

（3）质量改进：更合理和有效的管理方式往往是在质量改进中被挖掘出来的，主要包括确定改进项目，组织项目团队，发现原因，找出解决方案，证明措施的有效性，处理文化冲突，对取得的成果采取控制程序。

"朱兰三部曲"中的三个步骤既有各自的目标，又相互联系。作为一个实现质量管理目标的成功阶梯，它还需要一些其他条件才能有效地施行，如要有积极向上的领导力、环境以及对质量的有力支持等。

（三）克劳士比的质量管理思想和基本方法

1. 主要观点 被誉为"全球质量管理大师""零缺陷之父"和"伟大的管理思想家"的菲利浦·克劳士比（Philip B. Crosby）在 20 世纪 60 年代初提出"零缺陷"思想，并在美国推行零缺陷运动。克劳士比认为，第一次把正确的事情做正确，包含了正确的事、正确地做事和第一次做正确三个层次。

（1）正确的事：辨认出顾客的真正需求，从而制订出相应的战略。

（2）正确地做事：经营一个组织、生产一种产品或服务以及与顾客打交道所必需的全部活动都符合客户和市场的客观要求。

（3）第一次做正确：防止产生不符合要求的成本，从而降低质量成本，提高效率。

2. 基本方法——零缺陷管理

（1）需求明确：它要求完全满足客户的要求，并以此作为工作的出发点和归宿。

（2）预防在先：按客户要求的内容充分做好达到需求的各种准备，积极预防可能发生的问题。

（3）一次做对：实施中要第一次做对，不能把工作过程当试验场或改错场。

（4）准确衡量：任何失误或制造的麻烦都以货币形式衡量其结果，不用抽象的名词含糊不清。

（5）责任到位：把产品质量和服务的"零缺陷"分解成目标，并将责任落实到各个部门各专业组直至各岗位，按计划分步实施。

（6）调整心态：利用各种方式不断地扫除心理障碍，从思想上认识到实现"零缺陷"有利于公司也有利于自己，改变做人做事的不良习气。

（7）完善机制：把实现"零缺陷"的优劣与个人在公司组织中的地位和收入直接挂钩，对出现的问题根据权衡相应进行赔偿。

（8）强化训练：通过学习、技能竞赛等强化技能提高，达到能做到"零缺陷"。

（四）石川馨的质量管理思想和基本方法

1. 主要观点　石川馨（Ishikawa Kaoru）是品管圈（quality control circle，QCC）之父，日本式质量管理的集大成者，是 20 世纪 60 年代初期日本"质量圈"运动的最著名的倡导者。他认为推行日本的质量管理是经营思想的一次革命，其内容归纳为 6 项：①质量第一；②面向消费者；③下道工序是顾客；④用数据、事实说话；⑤尊重人的经营；⑥机能管理。

知识链接

零缺陷管理理念

1. 质量即符合要求，而不是好。
2. 预防产生质量，检验不能产生质量。
3. 工作标准是零缺陷，而不是差不多就好。
4. 避免双重标准，决不允许有错误。
5. 质量是用不符合要求的代价来衡量的。
6. 不符合要求的代价是：浪费时间、人力和物资。
7. 零缺陷的基石：预防系统控制和过程控制。
8. 建立持续改进的质量管理体系，实现零缺陷。
9. 质量是芭蕾舞，而不是曲棍球。
10. 零缺陷就是完美的境界。

2. 基本方法——质量管理小组　质量管理小组又称品管圈（QCC），就是由相同、相近或互补之工作场所的人们自动自发组成数人一圈的小圈团体（一般 6 人左右），全体合作，集思广益，按照一定的活动程序来解决工作现场、管理、文化等方面所发生的问题及课题，是一种比较活泼的品管形式，由 8 个步骤组成（图 10-4）。

（1）步骤一：组成品管圈，选圈长。具有工作相关性的 4～6 人组成 QCC 圈，推举圈长。圈长要求：圈长是未来 QCC 圈的灵魂人物，具有领导力和专业能力，由普通员工担任。QCC 圈是自发组织，圈长应能对圈员有引导和必要的约束能力。

（2）步骤二：命名 QCC 圈圈名，确定圈徽。第一次圈会时，应将组成的 QCC 圈命名，并设计圈徽，为了今后开展工作和成果发表的需要，可以激发全体圈员的工作热情，维护

QCC 圈集体荣誉。可以发动圈员的智慧，集体讨论或投票决定。

（3）步骤三：掌握部门或圈员工作区域问题点。第二次圈会时，圈员应将各自收集的部门问题提出来讨论。

（4）步骤四：决定主题。经过步骤三，圈员们应定出解决问题的先后顺序，达成共识，并决定第一次挑战的主题。可以通过评分的方式决定，首次选择主题应考虑是否超出自身工作能力，否则会影响圈员士气，力争首战告捷。

（5）步骤五：确定目标。确定改善的主题后，就要制订改善目标。应注意如下问题：①了解目前的实际状况；②能有多少改进空间；③目标经过努力后能实现；④目标应量化，可以测量。

（6）步骤六：制订工作计划目标后，全体圈员应探讨达成目标的具体做法，并将每一个做法制订时程。各圈员对所分配的任务设定工作计划，计划的进展状况可以应用检查表定期检查。

（7）步骤七：掌握改善主题的重点。对于改善的主题，使用层别法将需要的资料加以统计，并使用柏拉图法对状况进行分析，找出重要的关键项目，改善工作应从重要的项目开始。

（8）步骤八：探讨原因。某一结果的产生必然有原因，应设法将原因找出来。

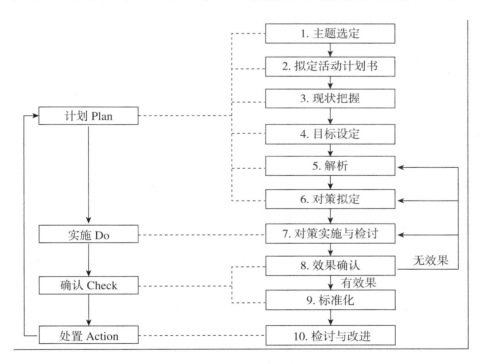

图 10-4　QCC 活动的步骤

第二节　护理质量管理的概述

高质量的护理质量管理，有助于提高患者的生命质量，在提高医疗水平方面占有重要地位。由于护理质量管理内涵的多样性和复杂性，要求护理管理者进行全面管理，抓好全过程的质量关。

一、护理质量管理的概述

（一）护理质量管理的概念

护理质量管理（management of nursing quality）是指按照护理质量形成过程和规律，对构成护理质量的各个要素进行计划、组织、协调和控制，以保证护理服务达到规定的标准和满足服务对象需要的活动过程。护理质量管理首先必须确立护理质量标准，有了标准，管理才有依据，才能协调各项护理工作，用现代科学管理方法，以最佳的技术、最低的成本和时间，提供最优良的护理服务。

（二）护理质量管理的目标

在医院形成以全面质量管理为基础，以全面的、整体的高质量护理为内容，以健全的质量保证体系为核心，以信息量化管理为手段的护理质量管理模式。护理质量管理目标将致力于提高患者的生命质量，爱护患者的生命，关心患者的生活，尊重患者的人格，满足患者的愿望，维护患者的权利。

（三）护理质量管理的特点

1. 护理质量管理的特殊性　护理质量管理的特殊性在于护理工作的特殊性，护理工作不同于其他服务行业。护理服务的对象是患者，提供护理服务的护士也是人，不仅存在生理层面的个体差异，在社会背景、受教育程度、性格、人生价值观、个人能力、素质、经历、心理等方面也存在着差异。因此在护理活动中，患者对护理服务的期望值不同，对护理服务的感觉和评价各异，就是同样的服务也会有不同的感觉和评价。护理质量的好坏在一定程度上直接影响着患者的安危。这些要求护理质量管理应该尽量避免因任何一个环节的疏忽而给患者带来的不可挽回的损失。

2. 护理质量管理的广泛性　护理质量管理具有有效服务工作量、技术质量、心理护理质量、生活服务质量及环境管理、生活管理、协调管理、护理技术质量管理、护理制度管理、护理信息管理等各类管理质量的综合性，涉及病房、门诊、急诊、供应室、手术室等部门，其质量管理的范围相当广泛。在整个医院服务质量管理中，几乎处处都有护理质量问题，事事都离不开护理质量管理。随着医学技术和护理学科的发展，护理质量管理的范围还在拓宽，护理服务从医院已扩展到社区，使护理质量管理的范围更为广泛。此外，随着新技术、新业务的开展，先进仪器的使用，人员培训、医院感染、仪器设备维护保养使用等问题，都直接对护理质量产生影响，护理质量管理的范围也在不断扩展。

3. 护理质量管理的协同性　护理工作与各级医师的诊断、治疗、手术、抢救等医疗工作、各医技科室、后勤服务部门的工作密不可分，有着密切的联系。临床工作中，大量的护理质量问题，都是在护理人员与其他部门的合作中表现出来。与各部门协同得好不好，体现在护理质量的优劣程度上。因此，护理质量管理必须加强协同质量管理，加强各部门之间的沟通与协作，发挥每个人的技术专长，又要注意整个群体的协调配合。进一步提升护理质量管理质量。

4. 护理质量管理的程序性　就护理工作而言，是整个医院工作中的一个大环节。在这个大环节中，又有其他工作。任何一个环节工作程序质量的管理特点就是在质量管理中承上启下，其基本要求就是为确保每一道工作程序的质量进行质量把关。因此在护理部门各道护理工作程序之间或是护理部门与其他部门之间，都有工作程序质量的连续性，都必须加强连续的、全过程的质量管理。

5. 护理质量管理的复杂性　护理质量管理涉及的流程多、环节多、人员多，并且人员分散在各科室，构成了管理的复杂性。在护理质量管理中，各级管理者需要以敏锐的现代管理视角，从纷繁复杂的质量信息中，分析各服务质量环节，遵循全面、系统、细致的质量管理指导思想，建立和实施系统、科学、合理的质量管理体系，保证优质的护理质量。

6. 护理质量管理的技术性　护理工作是操作性、技术性很强的服务。因此，护理技术在护理质量管理中具有非常重要的作用和特征。它要求护士不仅要有高尚的道德情操，更要有精湛的护理技术，才能为患者提供高质量的服务效果。护理质量管理单靠经验管理是远远不够的，必须引进现代质量管理理论和方法，即全面质量管理、目标管理、现代经济管理、现代卫生法规、现代医学模式、现代服务观念、现代人际关系、心理学、护理美学、管理的人本原理等，这些都是护理质量管理的科学体系。

（四）护理质量管理的任务

1. 护理质量管理体系的建立和完善　护理质量管理体系是指实施护理质量管理所需的组织结构、程序、过程和资源，是建立护理质量方针和质量目标并为实现该目标而持续进行的体系，它在护理质量管理中具有指挥和控制的作用。护理质量管理体系是医院质量管理体系的一部分，应与医院质量管理体系同步建立。护理质量是护理管理的核心，健全的质量管理体系是保证护理质量持续提高的关键，使护理服务过程中影响质量的因素都处于受控状态，明确规定每一位护理人员在质量工作中的具体任务、职责和权限，有效地实施护理管理活动，保证服务质量的不断提高。

2. 制订和完善护理质量标准　护理质量标准是护理质量管理的基础，是护理实践的依据，是衡量工作数量、质量的标尺和砝码。护理质量标准应以工作项目或管理要求或管理对象而分别确定，是由各种不同项目、种类及一系列具体标准形成的一个护理质量标准体系。护理管理者的一个重要任务就是建立护理质量标准，结合实际情况不断更新护理质量标准。建立系统的、科学的和先进的护理质量标准，有利于提高护理质量和护理管理水平。

3. 定期进行质量教育　质量教育是质量管理重要的一项基础工作。通过质量教育不断增强护理人员的质量意识，并使之掌握和运用质量管理的方法和技术；使护理人员牢固地树立质量第一的观念，明确提高质量对于整个医疗机构的重要作用，认识到自己在提高质量中的责任，自觉地提高管理水平和技术水平以及不断地提高自身的工作质量，最终达到全员参与，全面品质管理的目的。

4. 进行全面质量控制　进行全面质量控制是全面提高医院护理质量、医院形象的保证，也是医院生存和发展的重要基础，是全方位、全员参与的管理。

5. 护理质量持续改进　持续质量改进是组织的一个永恒的目标，是新时期医院管理发展的重点，是护理质量管理的灵魂，其持续改进途径包括：①了解服务质量的现状；②确立改进应达到的目的；③寻求改进的办法并有效实施；④对改进的效果进行评价。

（五）护理质量管理的原则

1. 以患者为关注焦点原则　从患者处了解服务质量的现状，最重要的质量观是"始于患者需要，终于患者满意，以患者为中心，服务从我做起。"提高患者满意度是一项系统工程，工作中应重点抓好以下两点：①全面了解患者需求和期望值，包括当前的和未来的。通过发放满意度调查表，出院患者电话随访，公休座谈会，患者投诉处理反馈等形式进行了解，知晓患者服务需求，才能调整护理服务方向。如患者期望少花钱治好病，住院后得到良好的服务，有安全感和可信赖感。采取的相应措施应在控制医疗费，加强医德医风教育，提高操作技术水平等方面下工夫；②充分体现患者需求和期望。目标是追求的方向，是影响服务质量的关键点，同时高于现实工作现状，具有可追求性，如基础护理、特一级护理合格率、技术操作合格率、抢救成功率、抢救器械、抢救药品处于完好备用状态、无压疮、无坠床等。

2. 领导作用原则　护理管理者建立统一的目标、方向和内部环境，所创造的环境能使护理人员充分参与实现组织的目标。建立质量方针和质量目标，是组织总体方针和目标的组成部分，体现患者及其他受益者的需要和期望。将质量方针和目标贯彻落实到各层次、各职能部门，决定持续改进的方向和措施。定期对护理人员进行培训，激励护理人员的敬业奉献精神，形成可信赖、有明确目标、训练有素和稳定的人才资源。

3. 全员参与原则　各级护理人员人员都是组织之本，只有充分参与，才能使他们为组织的利益发挥其才干。护理组织管理体系的运行是通过各级护理人员参与相关的所有过程实现的，过程有效性以及体系运行的有效性取决于各层次护理人员的质量意识、工作能力、协作精神和工作积极性。只有当每个人的能力、才干得到充分的发挥时，组织才会获得最大收益。一方面是护理人员本身应具有强烈的参与意识，发挥自己的聪明才智，尽职尽责，在工作实践中不断完善自己；另一方面，也需要组织识别其个人发展要求，将个人的愿望和组织的愿望统一起来，为其创造参与的机会，给予其充分的自主权和体现自身价值的环境。应用该原则的好处是：①全体员工积极参与，努力工作，实现承诺；②护理人员有工作责任感，感到自己的工作与组织业绩息息相关，积极参与持续改进并做出贡献。

4. 过程方法原则　对影响服务质量的关键过程加以管理与控制，以点促面，点面结合，则整个护理服务活动可以更高效地得到期望的结果。

（1）分析履行某一服务活动所需过程。如接收一个患者住院，就分为送患者到病房，换床单，测生命体征，做入院宣教，通知主管大夫，准确执行医嘱，施护治疗，健康宣教，出院宣教，最后康复出院。

（2）确定服务活动的每一个过程需对其控制的关键活动，以达到或超越患者的期望值。
如患者期望护士有亲切感，护士就要主动多与患者沟通，做宣教及心理护理等。静脉穿刺时患者期望一针见血，护士要穿刺技术过硬；住院期间患者想了解自己的病情及治疗过程，护士要不厌其烦地做好健康宣教工作；患者想住在清洁整齐的病房里安静养病，护士就要做好晨晚间护理、基础护理等工作。

（3）采取措施对确定的关键活动进行有效控制，确保实施效果。如迎接患者入院时必须面带微笑，热情接待，规范用语，增加亲切感，重视满足患者的心理需要，在为患者服务时切记，对患者正当提出的任何要求，护理服务人员绝对没有权利说"不"，执行医嘱时确保准确无误，使患者有安全感。

（4）对关键活动实施结果进行分析。采取措施解决存在的问题，持续提高护理质量，形成完善的监督机制，每月对实施情况进行质量检查，效果评价。如发现哪一个过程的哪一个活动做得不够完善，采取针对性强有力的措施实施纠正，不断优化，才能使服务质量与患者期望值的差距缩小或超过期望值。

5. 系统管理原则　要成功地领导和运作一个组织，要求用系统的和透明的方式进行管理，这就是系统管理的原则。把质量管理体系作为一个大系统，对组成质量管理体系的各个过程加以识别、理解和管理，以实现质量方针和质量目标。系统方法和过程方法关系非常密切。它们都以过程为基础，都要求对各个过程之间的相互作用进行识别和管理。但前者着眼于整个系统和实现总目标，使得组织所策划的过程之间相互协调和相容。后者着眼于具体过程，对相互关联和相互作用的活动进行连续的控制，以实现每个过程的预期结果。

6. 持续改进原则　持续质量改进是在全面质量管理基础上发展起来的更注重过程管理、环节质量控制的一种质量管理理论。要强化各层次护理人员，特别是管理层人员追求卓越的质量意识，以追求更高的过程效率和有效性为目标，主动寻求改进机会，确定改进项目，而不是等出现了问题再考虑改进。

7. 基于事实的决策方法原则　有效的决策基于事实和信息的逻辑分析。护理管理者制订方针和战略，必须在相关信息和数据的基础上，进行合乎逻辑的分析和决策。贯彻"基于事实的决策方法原则"应采取的措施包括：①明确规定收集信息的种类、渠道和职责；②对信息和数据进行科学归类、分析，确保其准确和可靠；③采取措施实现信息资源共享，确保信息充分利用；④依据事实得出正确结论，并以此进行决策，采取行动。确立护理质量管理目标同样也需使用大量的信息和数据。

二、护理质量管理的意义

21 世纪是个质量的世纪，随着经济全球化医学的迅速发展，医疗市场竞争日趋激烈，确保患者安全与医疗护理服务质量持续改进已成为医院竞争的焦点。保证医疗护理质量是医务界的一个永恒的主题。没有医疗护理质量，就没有生命，患者无法生存，医院也无法生存。因此，医疗护理质量是医院生存发展的核心，医疗护理质量是医院生存发展的金标准，医疗护理质量是患者及保险公司选择医院的重要依据，加强医护质量的管理应放在一切工作的首位。

护理质量是医院整体医疗服务质量的重要组成部分，是衡量医院服务质量的重要标志之一。它对医院的服务质量、社会形象和经济效益等方面有着直接的影响，是医院工作的一个重要环节。护理质量高低不仅取决于护理人员的素质和技术质量，更直接依赖护理管理的水平，尤其是护理质量管理的方法。科学有效、严谨完善的管理方法是保证护理质量的基础，是提高护理质量的重要措施。在医疗竞争激烈的今天，护理质量管理者应不断增强竞争意识，努力提供全面、整体、高质量的护理，满足服务对象的身心各方面的要求。加强护理质量管理，建立科学的管理体系是护理工作现代化和适应医学发展的需要，对促进护理学科发展和提高护理人员素质也具有深远意义。

三、护理质量管理的基本标准

护理质量标准（nursing quality standards）是依据护理工作内容、特点、流程、管理要求、护理人员及服务对象特点、需求而制订的护理人员应遵守的准则、规定、程序和方法。护理质量标准的制订是护理质量管理的关键。护理质量标准由一系列具体标准组成，如在医院工作中，各种条例、制度、岗位职责、医疗护理技术操作常规均属于广义的标准。《中华人民共和国护士管理办法》《三级综合医院评审标准》《护理分级》《静脉治疗护理技术操作规范》等，均是正式颁布的国家标准。

（一）护理质量标准体系

在护理质量标准体系里包括要素质量、环节质量和终末质量三个结构因素。

1. 要素质量　要素质量是指提供护理工作的基础条件质量，是构成护理服务的基本要素，内容包括：人员配备，如编制人数、职称、学历构成等；可开展业务项目及技术质量、仪器设备质量、药品质量、器材配备、环境质量（设施、空间、环境管理）、排班、值班传呼、规章制度等基础管理质量。

2. 环节质量　环节质量是指各种要素通过组织管理形成的工作能力、服务项目、工作程序和工序质量，主要指护理工作活动过程质量，包括管理工作及护理业务技术活动过程，如执行医嘱、观察病情、患者管理、护理文件书写、技术操作、心理护理、健康教育等。

3. 终末质量　终末质量是指患者所得到的护理效果的质量，如皮肤压疮发生率、差错发生率、一级护理合格率、住院满意度、出院满意度等患者对护理服务的满意度调查结果等。

（二）护理质量标准的制订过程

1. 制订计划，调查研究　标准制订部门确定标准项目与计划，组织相关人员进行调查研究，调查内容包括国内外有关护理质量标准资料、相关科研成果、实践经验、技术数据的统计资料及有关方面的意见和要求等。调查方法要实行收集资料与现场考察相结合，典型调查与普查相结合，本单位与外单位相结合。

2. 分析资料，拟定标准　在调查研究的基础上，对各种资料、数据进行统计分析、归纳和总结。编写护理质量管理标准的草案，并将标准草案发给有关单位、人员征求意见，组织讨论，对反馈意见进行整理，修改草案，形成试行方案。将试行方案通过试验验证，得出结论，确保标准的质量。

3. 标准审定，公布执行　对拟定的护理质量标准进行审批，经卫生行政主管部门审查通过后进行公布，在一定范围内执行。

4. 标准修订，逐步完善　经复审后的标准，若标准主要技术内容需要做较大修改才能适应当前护理学科发展需要的，则应作为修订项目。标准修订的程序按制订标准的程序执行。修订后的标准顺序号不变，年号改为重新修订发布时的年号。

四、护理质量管理方法

在护理质量管理的方法中，有针对现存问题进行质量改进的 PDCA、QCC 等方法。下面将重点介绍针对过去已发生的质量问题的质量管理方法。

（一）失效模型与效应分析

1. 概念　失效模型和效应分析（failure mode and effect analysis）是一种用来确定潜在失效模式及其原因的分析方法。通过实行失效模型和效应分析，可在服务完成前发现弱点，确定缺陷。失效模型和效应分析最早是由美国国家宇航局形成的一套分析模式，失效模型和效应分析是一种实用的解决问题的方法，可适用于许多技术领域。

失效模型和效应分析是人们认识事物本质和发展规律的逆向思维和探索，是变失效为安全的基本环节和关键，也是深化对客观事物认识的源头和途径。护理过程中可出现技术水平、工作责任心、用药及仪器设备等各个环节的失效。

医疗失效模式与效应分析（healh failure mode and effects analysis，HFMEA）是由美国退伍军人局及国家患者安全中心共同研发的前瞻性危机分析系统。它通过系统性、前瞻性地检查某个流程可能发生故障的途径，重新设计该流程，以消除故障发生的可能性，使故障的不良结果降到最小。HFMEA 在医疗风险管理中的应用主要包括预防技术故障或设备缺损，提高患者治疗的安全性，以及识别患者和医疗服务者存在的潜在危险因素等。HFMEA 作为医疗机构全面质量改进过程的一部分，旨在提高医疗安全。

2. 步骤

（1）组建 FMEA 项目团队：团队包括主要的管理者和员工及流程相关者。制订团队目标、时间框架、期望结果，并确定每位团队成员的角色，明确流程界限。

（2）绘制流程图：针对每个步骤，FMEA 团队进行汇总：①在这一步骤中有可能发生的错误是什么（失效模式）？②为什么会发生这种错误（失效原因）？③这种错误的发生将会带来什么影响（失效影响）？列出流程中所有可能的失效模式、原因、影响，记录在 FMEA 工作表中。

（3）失效模式分析并确认根本原因

1）确定失效模式的严重度等级，即严重度（severity，S），是指某种潜在失效模式发生时产生影响的严重程度。取值范围在 1 ~ 10 分之间，1 表示"伤害非常不可能发生"，10 表示"严重伤害非常可能发生"。

2）确定失效模式的发生概率等级，即发生率（occurrence，O），是指某项潜在的失效模式的发生概率。发生概率越高，发生概率数值越大。取值范围在 1 ~ 10 分之间，1 表示"非常不可能发生"，10 表示"非常可能发生"。

3）确定失效模式的检测度等级，即检测度（likelihood of detection，D），是指当某项潜在失效发生时，根据现有的控制手段及检测方法，能准确检出的概率。失效越难检测，这个流程就越脆弱。取值范围在 1 ~ 10 分之间，1 表示"非常可能被检测到"，10 表示"非常不可能被检测到"。

4）计算风险优先级别决定每个失效模式的严重度和发生的可能性：采用风险矩阵计算风

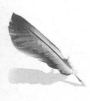

险指数，并进行风险排序。风险优先数（risk priority number，RPN）是严重度（S）、失效模式出现频度（O）和检测度（D）的乘积。失效模式的行动优先次序为：RPN越高，越需立即行动；当严重度指标是9～10时，不论RPN值是多少，都必须立即采取行动。当改善行动实施后，须重新计算RPN，持续改善直至RPN可接受为止。

5）列出需要改善的失效模式，确认失效模式的根本原因

（4）拟定行动计划，进行改进。

（二）根因分析法

1. 概念　根因分析法（root cause analysis）是一项结构化的问题处理法，用以逐步找出问题的根本原因并加以解决，而不是仅仅关注问题的表征。根本原因分析是一个系统化的问题处理过程，包括确定和分析问题原因，找出问题解决办法，并制订问题预防措施。在组织管理领域内，根本原因分析能够帮助利益相关者发现组织问题的症结，并找出根本性的解决方案。组织的多数疑难杂症都有不止一种应对之法，这些各不相同的解决之法，对于组织来说亦有不同程度的资源需求。因为这种关联性的存在，就需要有一种最为有利的方案，能够快速妥善地解决问题。只顾解决表面原因，而不管根本原因的解决之法成为一种普遍现象，然而，选择这种急功近利的问题解决办法，治标不治本，问题免不了要复发，其结果是组织不得不一而再、再而三地重复应对同一个问题。根本原因分析法的目标是发现：①问题（发生了什么）；②原因（为什么发生）；③措施（什么办法能够阻止问题再次发生）。

2. 步骤

（1）提问为什么会发生当前情况，并对可能的答案进行记录。然后，再逐一对每个答案问一个为什么，并记录下原因。根本原因分析法的目的就是要努力找出问题的作用因素，并对所有的原因进行分析。这种方法通过反复问一个为什么，能够把问题逐渐引向深入，直到发现根本原因。

（2）评估改变根本原因的最佳方法，从根本上解决问题。一般被称之为改正和预防。当寻找根本原因的时候，必须要记住对每一个业已找出的原因也要进行评估，给出改正的办法，因为这样做也将有助于整体改善和提高。

第三节　护理质量评价与持续质量改进

护理质量评价与持续质量改进贯穿于护理过程的始终。质量管理和评价要有组织保证，落实到人。护理质量分析和评价可以保证护理工作的高质量和高效益。在我国医院一般是在护理部下设立质量督导科（组）或质量管理委员会。质量督导科（组）是常设机构，配备1～3名高年资护理人员；质量管理委员会是临时机构，一般由护理部主任（副主任）领导，各科室护士长参加，分项（如护理理论、临床护理、文件书写等）或分片（如门诊、手术室等）检查评价。多采用定期自查、互查互评或上级检查方式进行。院外评价经常由上级卫生行政部门组成，并联合各医院评价组织对医院工作进行评价，其中护理评审组负责评审护理工作质量。

在护理质量评价与持续质量改进中应加强信息管理，注意获取和利用信息，对各种信息进行集中、比较、筛选、分析，从中找出影响质量因素，再从整体出发，结合客观条件作出指令，然后进行反馈管理。采用数理统计方法发现问题，建立反映护理工作数量、质量的统计指标体系，使质量评价更具有科学性。

护理质量评价与持续质量改进常用的评价方式有同级评价、上级评价、下级评价、服务对象评价（满意度）、随机抽样评价等。评价的时间可以定期或不定期。定期检查可按月、季度、半年或一年进行，由护理部统一组织全面检查评价；不定期检查评价主要是各级护理人

员、质量管理人员深入实际，随时按质量管理的标准进行检查评价。

一、护理质量评价方法

（一）以要素质量为导向的评价

1. 评价内容　以要素质量为导向的评价主要着眼于评价执行护理工作的基本条件，包括组织机构、设施、仪器设备以及护理人员素质等，是以构成护理服务要素质量基本内容的各个方面为导向所进行的评价。具体内容：①环境：各护理单元是否安全、清洁、整齐、舒适、设施齐全；②护理单元设施：按"综合医院评审标准"来评价；③仪器：器械设备齐全、性能完好，急救物品完好率应达100%；④护理人员：数量、质量、资格应符合医院分级管理要求；⑤患者情况，护士是否掌握患者的病情，制订的护理计划和采取的护理措施是否有效，患者的生理、心理、社会的健康是否得到照顾；⑥护理文书是否完整，后勤保障工作是否到位等；⑦质量控制组织结构：可根据医院规模，设置二至三级质量管理组织，并能定期进行质量控制活动；⑧各种规章制度制订及执行情况：有无各项工作质量标准及质量控制标准。

2. 评价方法　以要素质量为导向的评价的方法有现场检查、考核、问卷调查、查阅资料等。

（二）以流程优化为导向的评价

1. 评价内容　以流程优化为导向的评价就是以护理流程的设计、实施和改进为导向对护理质量进行评价，针对某一个或多个优化指标进行评价。护理流程优化内容涉及管理优化、服务优化、成本优化、技术优化、质量优化、效率优化等优化指标。护理流程优化是对现有护理工作流程的梳理、完善和改进的一项策略，不仅仅要求护理人员做正确的事，还包括如何正确地做这些事。医院护理单元通过不断发展、完善、优化流程以提高护理质量。具体内容：①护理管理方面，护理人员配置是否可以发挥最大价值的护理工作效益，排班是否满足患者需求，有利于护理人员健康和护理工作安全有效执行，护理操作流程是否简化且使得患者、护理人员、部门和医院均受益等；②服务方面，接待患者是否热情，患者安置是否妥当及时，入院及出院介绍是否详细，住院过程中是否能做到主动沟通、有问必答等；③技术方面，急救流程、操作流程、药品配置流程、健康教育流程等；④成本方面，病房固定物资耗损情况、水电消耗、一次性物品等护理耗材使用情况等。

2. 评价方法　以护理流程优化为导向的评价方法主要为现场检查、考核和资料分析，包括定性的评价内容和各种用于定量分析的相关经济指标、护理管理过程评测指标及其指标值。在评价时采用5级评价方法：①护理人员护理过程的自我评价；②同科室护理人员护理过程的相互评价；③护士长的检查监督评价；④总护士长的指导评价；⑤护理部组织的综合质量评价。

（三）以患者满意为导向的评价

1. 评价内容　患者作为护理服务的受体，对护理质量的评价是对护理工作最直接并较为客观的评价。以患者满意为导向的护理质量评价是将监测评比重点放在患者的满意度方面，将监督、评价护理质量的权利直接交给患者，让患者直接参与评价护士的工作质量，可促使护理质量评价的主体从护士做了什么转向患者实际得到了什么，可促进护理人员树立"以患者为中心"的服务观念。让患者参与质量评价可以充分发挥患者的监督作用，促进科室将患者评价结果纳入科室考核，可督促护理人员主动落实工作职责，如入院至出院过程护理质量、基础护理服务细节质量到位，促进护理人员改善服务态度，增强护患沟通，注重患者需求变化。具体内容包括：病区环境管理、护理人员的职业道德、工作态度、服务态度、技术水平、护患沟通、满足患者需求、健康教育、护士长管理水平等。

2. 评价方法　以患者满意为导向的评价方法有：①与患者沟通。获取患者满意程度的最佳方式。但由于医院难以做到与所有患者直接沟通，通常采用定期邀请患者代表召开座谈会收集意见、设立患者来信来访室、安排专人接待患者、开通患者热线电话等方式。②问卷调查。调查问卷可通过现场发放调查表、信函、传真、电子邮件、网上调查等形式进行。③患者投诉。一般要求医院主动设立公开投诉热线电话，在重要场所设立投诉信箱，方便患者投诉，广泛获取患者意见。此外，还可以通过新闻媒体的报道、权威机构的调查结果、行业协会的调查结果等获取患者满意度信息。

二、护理质量评价结果分析

通过护理质量评价方法获得的结果以各种数据来表现，需对这些数据进行统计分析，才能对护理质量进行判断。在实际应用中，护理质量评价结果分析方法较多，常根据收集数据的特性而采用不同的方法进行分析。常用的方法有定性分析法和定量分析法两种。定性分析法包括调查表法、分层法、水平对比法、流程图法、亲和图法、因果图法、树图法和对策表法等。定量分析法包括排列图法、直方图法和控制图法等。

（一）定性分析法

1. 调查表法　调查表又叫检查表、统计表，是记录数据的搜集、整理和原因调查所用的一种图表，调查表没有具体的格式要求，通常可根据调查的项目不同，调查质量特性要求的不同，采取各种格式，如某医院某年第二季度护理差错整理表（表10-1）。

2. 分层法　分层法就是把搜集来的数据按照不同的目的加以分类再进行加工整理的方法。分层法又称为分类法，是把搜集来的质量数据按照与质量有关的各种因素加以分类，把性质相同，条件相同的数据归在一组，把划分的组称作层。分层法的用途在于按层次分析影响产品质量的原因。因此，可根据所要研究和探讨的质量问题，有目的地收集质量数据，并按不同性质分别列入各自的类别中，再与质量管理的其他方法联用，来分析影响产品质量的原因，找出主要矛盾，进而采取相应的措施加以处理。

表10-1　某医院某年第二季度护理差错整理表

护理差错	频数	频率（%）	累计频数	累计频率
抄错医嘱	21	35.0	21	35.0
输液外渗	15	25.0	36	60.0
标本不及时	11	18.3	47	78.3
服错药	5	8.3	52	86.6
打错针	4	6.7	56	93.3
抽错血	2	3.3	58	96.6
术前准备不合格	1	1.7	59	98.3
皮肤破损	1	1.7	60	100
合计	60	100		

常用的分层标志有：①按操作班组或操作者分层；②按使用设备型号分层；③按操作方法分层；④按原材料供应单位、供应时间或等级分层；⑤按实施时间分层；⑥按检查手段、工作环境等分层。

3. 水平对比法　将过程、产品和服务质量与公认的领先地位竞争者的过程、产品和服务质量进行比较，以寻找自身质量改进的机会。水平对比法通常可按以下步骤进行：①选择用来进行水平比较的项目。要明确自己的产品或服务的过程或性能在哪些方面与领先对手相比，在满足顾客需求方面存在着差距，将其作为水平比较的项目。选择项目时应注意，用来进行水平比较的项目应是影响产品或服务的关键特性。要注意比较的项目不能过于庞大，不然会导致最后无法实施。②确定对比的对象。比较的项目或课题确定后，要选择领先对手，领先对手可能是竞争对手，也可能不是竞争对手，但在对比项目上是公认的领先者。③收集数据。可通过直接接触、考察、访问、人员调查或公开刊物等途径获取有关过程性能数据和顾客需求的数据。需要时，可以组成小组开展活动，要让小组成员都清楚自己的任务。④归纳对比分析数据。将获得的数据进行分析对比，以明确与领先者的差距，针对有关项目制订最佳的实践目标。⑤实施改进。根据顾客的需求和领先者的绩效确定质量改进的机会，并制订实施追赶计划并予以实施。

4. 流程图法　流程图就是用图的方式将一个过程（如工艺过程、检验过程、质量改进过程等）的步骤表示出来的一种图示技术。流程图可通过各步骤之间关系的研究发现故障的潜在原因；通过对过程实际情况的详细了解来调查改进的机会。前者是程序研究，后者是动作研究。流程图是一种提供质量改进机会及改进措施的现代科学方法，而不是制图方法。所以并不是绘制了图形就可以理解为质量改进的应用了。流程图应用程序：①判别过程的开始和结束；②设想、观察或判断从开始到结束的整个过程；③规定在该过程中的步骤（输入、活动、判断、决定、输出）；④画出表示该过程的一张流程图的草图；⑤与该过程的有关人员共同评审该草图；⑥根据评审结果，改进流程图草图；⑦与实际过程比较，验证改进后的流程图；⑧注明正式流程图的形成日期，以备将来使用和参考（可用作过程实际运作的记录，亦可用来判别质量改进的程度、机会），如临床路径设计工作流程示意图（图10-5）。

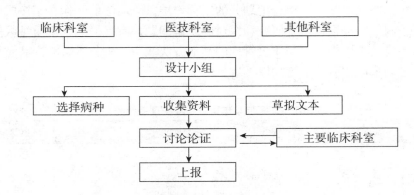

图 10-5　临床路径设计工作流程示意图

5. 亲和图法　又称KJ法，KJ法的核心是头脑风暴法，是根据结果去找原因，把大量收集到的事实、意见或构思等语言资料，按其相互亲和性（相近性）归纳整理，使问题明确起来，求得统一认识和协调工作，以利于问题解决的一种方法（图10-6）。亲和图法的具体步骤为：①准备：主持人和与会者4～7人准备好黑板、粉笔、卡片、大张白纸、文具；②头脑风暴法会议：主持人请与会者提出30～50条设想，将设想依次写到黑板上；③制作卡片：主持人同与会者商量，将提出的设想概括成2～3行的短句，写到卡片上，每人写一套，这些卡片称为"基础卡片"；④分成小组：让与会者按自己的思路各自进行卡片分组，把内容在某点上相同的卡片归在一起，并加一个适当的标题，用绿色笔写在一张卡片上，称为"小组标题卡"，不能归类的卡片，每张自成一组；⑤并成中组：将每个人所写的小组标题卡和自成一组的卡片都放在一起，经与会者共同讨论，将内容相似的小组卡片归在一起，再给一个适当标题，用黄色笔写在一张卡片上，称为"中组标题卡"，不能归类的自成一组；⑥归成大组：经讨论再把中组标题卡和自成一组的卡片中内容相似的归纳成大组，加一个适当的标题，用红色笔写在一张卡片上，称为"大组标题卡"；⑦编排卡片：将所有分门别类的卡片，以其隶属关系，按适当的空间位置贴到事先准备好的大纸上，并用线条把彼此有联系的联结起来，如编排后发现不了有何联系，可以重新分组和排列，直到找到联系；⑧确定方案：将卡片分类后，就能分别地暗示出解决问题的方案或显示出最佳设想。经会上讨论或会后专家评判确定方案或最佳设想。

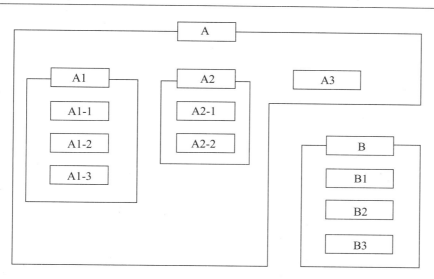

图 10-6　亲和图

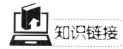知识链接

头脑风暴法应遵守的原则

1. 庭外判决原则（延迟评判原则）　对各种意见、方案的评判必须放到最后阶段，此前不能对别人的意见提出批评和评价。认真对待任何一种设想，而不管其是否适当和可行。

2. 自由畅想原则　欢迎各抒己见，创造一种自由、活跃的气氛，激发参加者提出各种荒诞的想法，使与会者思想放松，这是智力激励法的关键。

3. 以量求质原则　追求数量，意见越多，产生好意见的可能性越大，这是获得高质量创造性设想的条件。

4. 综合改善原则　探索取长补短和改进办法。除提出自己的意见外，鼓励参加者对他人已经提出的设想进行补充、改进和综合，强调相互启发、相互补充和相互完善，这是智力激励法能否成功的标准。

5. 突出求异创新，这是智力激励法的宗旨。

6. 限时限人原则。

6. 因果图法　通过因果图表现出来，因果图又称特性要因图、鱼刺图或石川图，是分析和表示某一结果（或现象）与其原因之间关系的一种工具。通过分层次列出各种可能的原因，帮助人们识别与某种结果有关的真正原因，特别是关键原因，进而寻找解决问题的措施。因果图能够直观、醒目、条例分明地反映因果关系，用起来比较方便，效果好，所以得到了许多管理者的重视。制作步骤为：①明确要解决的质量问题；②召开专家及有关人员的质量分析会，针对要解决的问题找出各种影响因素；③管理人员将影响质量的因素按大、中、小分类，依次用大小箭头标出；④判断真正影响质量的主要原因。如某医院用药错误因果分析图（图 10-7）。

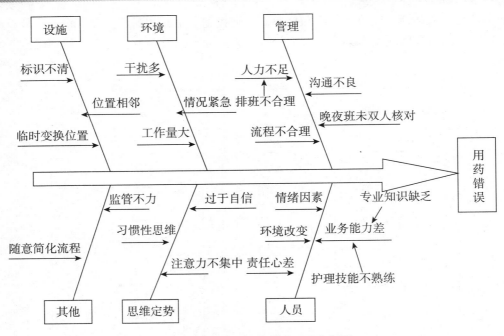

图 10-7　某医院用药错误因果分析图

7. 树图法　又叫系统图法，是将目的和手段相互联系起来逐级展开的图形表示法。利用它可系统分析问题的原因并确定解决问题的方法。它的具体做法是将达到的目所需的手段逐级深入。树图法可以系统地掌握问题，寻找到实现目的的最佳手段，广泛应用于质量管理中。树图法的步骤为：①确定目的和目标：具体地提出研究对象所要达到的最终目的和目标，尽可能使用数据和简练的语言醒目地记在卡片上，同时写明"为什么要达到此目的和目标"，也要简要地注明实现目的和目标的条件和注意事项，同时要根据更高一级的目的、目标来判定该目的、目标是否可行。②提出手段和措施：要召开会议，集思广益，提出实现目的的各种手段。③评价手段和措施，决定取舍：对找出的手段、措施是否得当进行评价，并进行取舍选择，决定下一步应保留和淘汰的东西。评价中可用一些符号来表示评价的结果，如 x 代表不可行，O 表示可行等。④绘制树图：绘制树图是最重要的一环。具体做法是：首先把程序"1"中确定的目的和目标置于图纸左端的中间，然后把达到的目的和目标与必要的手段和措施之间的关系联系起来。在联系的过程中要仔细考虑各因素之间的逻辑关系，一般要提出如下几个问题反问一下，为了达到确定的目的和目标首先应采用什么手段？如果把这种手段和措施作为"目的"，那么为了达到此"目的"还须进一步采用怎样的手段？实施这些手段或其中一部分，是否能真正实现高一级的"目的"？⑤制订实施计划：根据对象制订实施计划，这时要使树图中最低级的手段进一步具体化、精练化，并决定其实施内容、日程和承担的任务等事项。

8. 对策表法　对策表是针对质量问题的主要原因而制订的应采取措施的计划表。对策表法针对质量问题的主要原因制订采取措施的计划，贯彻实施，并评价和检查所采取措施的有效性。具体步骤为：①针对每条影响质量问题的主要原因提出对策的项目；②研究确定每项对策的目标值及为实现目标所采取的措施内容；在操作改进方面应考虑的措施包括操作方法、操作技能的改进、明确、细化等，在技术改进方面应考虑对设施设备、流程、方法等的改进，在管理改进方面应考虑对管理程序（标准、制度、细则）、管理内容的细化、检查频次增加等方面的改进，在服务改进方面应考虑的措施有对服务项目、服务规范、服务方式的调整或增加等；③落实措施实施的地点、执行措施的负责人及预计完成时间，如护理持续质量改进计划表（表10-2）。

表10-2　护理持续质量改进计划表

科室名称：护理部

项目名称：预防尖锐物品扎伤				
项目负责人：×××				
小组人员名单：×××、×××、×××、×××、×××				
存在问题：双手回套针头套引起扎伤 2013年的意外事件报告中，共有16件针扎意外，其中双手回套有8件，占50%。				
原因分析： 　1．物品　　无盖回收盒，60%。 　2．护士缺乏防护意识引起　60%。①针头回收盒不好用；②不回套无法将针头分开；③怕其他人员受伤；④未使用治疗盘；⑤觉得不回套更危险。 　3．组织　①没有制订针头处理流程标准，100%；②未定期监测，100%；③缺乏有关针刺在职教育，60%。				
预期目标： 　1．掌握预防血源性传播知识达到100%。 　2．双手回套扎伤率为0。 　3．使用物品有盖回收盒100%。 　4．针头处理流程标准落实率100%。				
实施方案	具体改进项目内容	方法（具体工作流程、要求）	实施者（参与者）	完成时间
	物品 人 组织	1．病区设立有盖回收盒。 2．培训　因扎伤引起HBV、HCV、HIV感染对护理人员的危害性及预防与处理知识的培训。 3．制订针头处理流程标准。 4．公布流程一周，阅读后签名。	总务科/感染科 感染科 护理部 感染科/护理部 护士长	8.2—8.20

制订日期：2014.8　　　　　　　　　　　　　完成期限：2014.9

（二）定量分析法

1．排列图法　又称主次因素分析法、帕洛特图法，是找出影响产品质量主要因素的一种简单而有效的图表方法。对于特定的护理质量而言，虽然同时作用因素很多，但对质量问题的影响程度并不相等。如果我们分因素统计发生频数，并按其发生的频数多少顺序排列，以直方块的形式画出来，即构成了所谓排列图。影响产品质量特性的因素很多，但起主要作用的仅是其中少数几项，即符合"关键的少数与次要的多数"这一规律，从而使排列图成为寻找关键问题或关键因素的常用工具，其结构是由两个纵坐标和一个横坐标，若干个直方形和一条曲线构成。左侧纵坐标表示不合格项目出现的频数，右侧纵坐标表示不合格项目出现的百分比，横坐标表示影响质量的各种因素，按影响大小顺序排列，直方形高度表示相应的因素的影响程度，曲线表示累计频率。

绘制排列图的目的主要是为了寻找影响某项产品质量的主要因素，为此，通常把影响因素分为三类：即把包括在累计频率0%～80%范围的因素称为A类因素，即为影响产品质量的主要因素；其次，属于累计频率80%～90%范围内的因素称为B类因素，即为次要因素；其余在累计频率90%～100%范围内的因素称为C类因素，是一般因素。通常A类因素应为1～2个，最多不超过3个。绘制步骤为：①搜集数据：首先要确定数据的分类项目。数据项目，可按出现问题的结果分，如按不合格项目、缺陷类型和事故的种类等进行分类，还可以按出现问题的原因分，如按缺陷产生的原因方面分类。搜集数据的数量一般应取 50 个以上，数据太少则不能有充分的代表性。搜集到的数据其产生的时间一般不宜过长，过长时可分层做排列图。②按分类项目统计缺陷数。③第三步：绘制排列图。例如某医院护理差错排列图（图 10-8）。

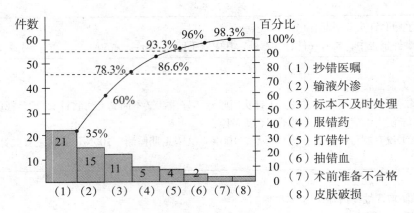

图 10-8　某医院护理差错排列图

2. 直方图　又称质量分布图，它是表示资料变化情况的一种主要工具。用直方图可以解析出资料的规则性，比较直观地看出产品质量特性的分布状态，对于资料分布状况一目了然，便于判断其总体质量分布情况。绘制方法：①集中和记录数据，求出其最大值和最小值。数据的数量应在 100 个以上，在数量不多的情况下，也应在 50 个以上。把分成组的个数称为组数，每一个组的两个端点的差称为组距。②将数据分成若干组，并做好记号。分组的数量在 5 ~ 12 组较为适宜。③计算组距的宽度。用最大值和最小值之差去除组数，求出组距的宽度。④计算各组的界限位。各组的界限位可以从第一组开始依次计算，第一组的下界为最小值减去最小测定单位的一半，第一组的上界为其下界值加上组距。第二组的下界限位为第一组的上界限值，第二组的下界限值加上组距，就是第二组的上界限位，依此类推。⑤统计各组数据出现频数，做频数分布表。⑥做直方图。以组距为底长，以频数为高，做各组的矩形图，如高危导管可留置时间内意外拔管率（图 10-9）。

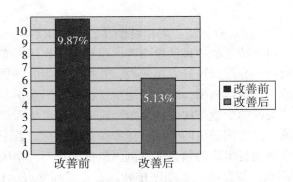

图 10-9　高危导管可留置时间内意外拔管率

3. 控制图　对生产过程的关键质量特性值进行测定、记录、评估并监测过程是否处于控制状态的一种图形方法。根据假设检验的原理构造一种图，用于监测过程是否处于控制状态，是统计质量管理的一种重要手段和工具。基本结构：控制图是在直角坐标系中画三条平行于横轴的直线，中间一条实线为中线，上、下两条虚线分别为上、下控制界限。横轴表示按一定时间间隔抽取样本的次序，纵轴表示根据样本计算的、表达某种质量特征的统计量的数值，由相继取得的样本算出的结果，在图上标为一连串的点，它们可以用线段连接起来，根据所考察的质量特征的性质是计量的还是计数的（包括计件和计点的），以及所采用的统计量的不同，例如治愈控制图（图 10-10）。

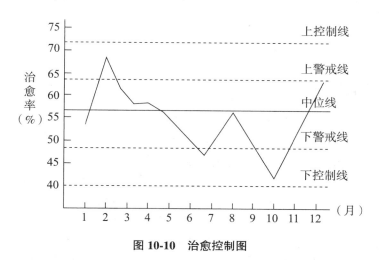

图 10-10　治愈控制图

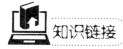

各类图表使用时机

1. 比较数据的数量——柱状图

2. 数据对时间的变化——推移图

3. 数据内层次分类——饼图

4. 选择观察重点——柏拉图、查检表

5. 安排工作进度——甘特图

6. 分析原因或寻求对策——鱼骨图、系统图

三、护理质量持续改进

近年来护理质量持续改进被广泛用于医院各科，使医院内人人参与提高护理质量。护理质量持续改进在全面质量管理基础上进行，更注重过程管理和环节质量控制。护理持续质量改进是依托护理持续质量改进平台，借助四个系统相对独立互有联系的功能，以护理质量数据管理和护理电子病历资料为基础，以网络化电子护士长手册为手段，以电子病历质量控制系统对患者的护理过程进行自动监控，以护理质量管理系统为评价，依据实现护理质量基础数据采集，护理质量自动分析、监控，质量风险前瞻预防，并通过计算机监督、分析，高效率地进行护理质量管理，达到护理管理手段的科学化和护理质量的持续改进。

护理质量持续改进包括寻找机会和对象，确定质量改进项目和方法，制订改进目标、质量计划、质量改进措施，实施改进活动，检查改进效果和不断总结提高。护理质量持续改进机会，一是出现护理质量问题后的改进，是及时针对护理服务过程进行检查，体系审核，收集患者投诉中呈现出来的问题，组织力量分析原因予以改进。二是没有发现质量问题时的改进，主要是指针对护理服务过程主动寻求改进机会，主动识别患者新的期望和要求，在与国内外同行比较中明确方向和目标，寻求改进措施并予以落实。

第四节　不良事件的管理

一、不良事件的概念

不良事件是指伤害事件并非由原有疾病所致，而是由于医疗护理行为造成患者死亡、住院时间延长，或离院时仍带有某种程度的失能。

二、不良事件的分类

不良事件可分为医疗医技不良事件、护理不良事件、院内感染事件、输血不良反应事件、药物不良反应事件、器械设备不良事件、行政后勤不良事件、治安不良事件、其他事件。

不良事件按事件的严重程度分4个等级。①Ⅰ级事件（警告事件）——非预期的死亡，或是非疾病自然进展过程中造成永久性功能丧失；②Ⅱ级事件（不良后果事件）——在疾病医疗过程中是因诊疗活动而非疾病本身造成患者机体与功能损害；③Ⅲ级事件（未造成后果事件）——虽发生了错误事实，但未给患者机体与功能造成任何危害，或虽有轻微后果但不需要任何处理可完全康复；④Ⅳ级事件（临界错误事件）——由于及时发现，错误在对患者实施之前被发现并得到纠正，患者最终没有接受错误的医疗护理服务。

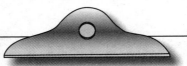

患者张某，女，23岁，因孕足月下腹阵痛5小时于2014年8月8日下午14时入院。于当日晚上18时30分平产分娩，20时30分轮椅返回病房，嘱尽早解小便。于23时，产妇起床到卫生间自解小便，从便器上站起时突感头晕跌倒在地，致左脸颧骨处皮肤轻微擦伤。主诉：脸颊部疼痛，无恶心、呕吐，轻微头晕，无头痛。查体：双侧瞳孔等大等圆约2.5 mm，对光反射灵敏，测P:76次/分，R:20次/分，BP: 110/70 mmHg。医嘱予聚维酮碘消毒伤处皮肤，并用无菌纱布覆盖，头颅CT，密切观察血压、意识2小时。患者拒做头颅CT，嘱其安心卧床休息，小便暂用便盆，变更体位时动作易缓慢，家属加强陪护，如有恶心、呕吐、头痛症状及时通知医护人员。

护士长调查经过：当班护士在产妇返回病房时曾经详细宣教，产后体虚，起床时家属予以扶持，体位从低到高时可能头晕，等适应后再走路。产妇及家属表示理解，但未引起足够重视，导致产妇从便器上站起时跌倒。事情发生时夜班护士正在巡视其他病房。

问题与思考：

（1）结合本章所学理论，你认为出现这起护理不良事件的原因有哪些？请绘制原因分析鱼骨图。

（2）应该如何处理？

案例分析提示：

建议使用根因分析方法，对本案例进行系统分析，根据本案例中突出问题，即健康教育效果出现的问题，提出有针对性措施。

三、护理不良事件的管理

（一）护理不良事件的概念

护理不良事件是指在护理过程中发生、不在计划中、未预计到的或通常不希望发生的事件，包括患者在住院期间发生的跌倒、用药错误、走失、误吸或窒息、烫伤及其他与患者安全相关的、非正常的护理意外事件。护理不良事件是护理管理的重要组成部分，是制订护理防范措施的重要环节。

（二）护理不良事件的分类和分级

1. 护理不良事件分类　包括用药错误、输液外渗、操作错误、标本错误、患者坠床、跌倒、管路滑脱、压疮、烫伤、分娩意外、仪器设备、患者行为等。

2. 护理不良事件分级标准

0级：事件在执行前被制止。

Ⅰ级：事件发生并已执行，但未造成伤害。

Ⅱ级：轻微伤害，生命体征无改变，需进行临床观察及轻微处理。

Ⅲ级：中度伤害，部分生命体征有改变，需进一步临床观察及简单处理。

Ⅳ级：重度伤害，生命体征明显改变，需提升护理级别及紧急处理。

Ⅴ级：永久性功能丧失。

Ⅵ级：死亡。

（三）护理不良事件管理

1. 护理不良事件的上报系统

（1）不良事件报告系统的意义：通过报告不良事件，及时发现潜在的不安全因素，可有效避免医疗差错与纠纷，保障患者安全。不良事件的全面报告，有利于发现医院安全系统存在的不足，提高医院系统安全水平，促进医院及时发现事故隐患，不断提高对错误的识别能力。不良事件报告后的信息共享，可以使相关人员能从他人的过失中吸取经验教训，以免重蹈覆辙。

（2）不良事件报告原则：坚持非惩罚性、主动报告的原则。医院鼓励医务人员主动、自愿报告不良事件，包括报告本人或本科室，也可以报告他人的或其他科室，可以实名报告也可以匿名报告。对主动报告的科室和个人的有关信息，医院将严格保密。

（3）不良事件报告系统的时限：早发现早报告，一般不良事件报告时间为 24～48 小时以内；严重不良事件或情况紧急者应在处理事件的同时先口头上报相关部门，事后在 24～48 小时内补填不良事件报告表。

（4）不良事件报告系统：初期的不良事件报告，均采用纸质材料上报，或者电话直报等方式上报和采集，由相关职能部门专人来整理汇总，然后组织相关人员进行事件原因分析、研究改进对策。

随着国内医院 JCI 认证以及由中华人民共和国卫生部主导的等级评审（复审）的进一步推开，其中也有医院内部质控管理的迫切要求，国内一些领先的医院在报告发生的原因以及事件暴露问题的改进上，进行了深入的探讨和尝试。一些医院由信息部门和质控部门主导，引入国外最新的成果，把不良事件的分类、不良事件的原因分解等做了深入的定义，形成了完整的要素库，并通过软件，完成了事件发生原因的分析，事件发生各要素的汇总统计，能自动汇总出各类统计报表。

建立全国统一的，具有非惩罚性、保密性、时效性、专家分析、针对系统和机构独立等特点的不良事件报告系统平台将是不良事件报告系统的发展方向。

2. 护理不良事件的处理

（1）及时报告：凡发生护理不良事件，当事人或者知情人应立即向科室领导或护士长报告，护理部向医院领导逐级上报。对主动报告、认真查处、明显改进的科室或者当事人，应当鼓励，对隐瞒不报的，应严肃处理。

（2）及时补救：对护理不良事件应采取积极有效的补救措施，将问题及对患者造成的后果降到最低限度，如输错血或输错液体时应立即停止输入，并立即报告医师及时抢救、对症处理。对现场的血液、液体、药品及物品进行保留，以备检验，为抢救提供依据。

（3）调查分析：发生护理不良事件时，护理部应立即组织有关人员到现场了解情况，及时进行调查，核对事实、封存病历及有关原始材料，并对当事人及有关人员进行调查，同时应指导科室确定差错性质及等级，总结原因，帮助改进工作，最后形成文字材料上报。

（4）按规定的处理：对护理不良事件的处理，应根据《医疗事故处理条例》的有关规定进行处理，以事实为依据，客观地、实事求是地公正处理。对护理不良事件性质和等级的判定，当事人与科室领导或者护士长意见不一致时，由护理部仲裁；科室意见与护理部意见有分歧时，由医院医疗事故技术鉴定委员会或小组仲裁。

（5）吸取教训：护理不良事件的处理不是目的，关键在于吸取教训，将防范重点放在预防同类问题，召开有关会议，对事故及差错的原因与性质进行分析讨论，提出处理和改进意见。

（6）建立、健全登记和统计制度：建立各级护理不良事件记录本，护理部应当指定专人负责护理不良事件的登记、统计，详细记录护理不良事件发生的原因、性质、当事人的态度、处理结果及改进措施。

3. 护理不良事件的防范措施

（1）严格执行护理三查七对制度、消毒隔离制度和护理分级制度等核心制度，密切观察病情变化，对老、幼、昏迷患者按需要加防护栏，躁动患者应用安全约束带防止坠床，精神异常和有自杀倾向患者应密切观察动态，防止因护理人员疏忽大意而发生意外。

（2）加强各种药品管理，注射药与口服药、内用药与外用药分开放置，药品瓶标签与内装药品相符，药品定时检查，使用时做好时间标记，剧毒药物、麻醉药专柜上锁。定时检查各种急救药品、物品、急救设备，严格交接，保证功能良好齐全，使抢救顺利进行。

（3）各项护理措施实施到位，健康教育达到预期效果，防止烫伤、冻伤和压疮的发生，降低护理风险。

（4）定期检查科室的用电、用氧情况，做好防火、防盗宣传，氧气应有"烟火勿近"字样，保证患者安全。

（5）严格执行护理不良事件报告制度，护士在工作中出现不良事件，应立即通知医生和护士长，并逐级上报，讨论后制订整改措施，防止类似事件再次发生。

（6）提高护士综合素质，包括医德、专业、技术、身体和心理等各方面素质。护理人员积极调整心态，合理安排作息时间，减轻紧张和焦虑，提高承受各种压力的能力，以积极乐观的心态做好护理工作。

（7）学习相关护理法规，了解护理工作中潜在的法律问题，如疏忽大意、侵权行为、渎职行为等。了解患者和自己的权利，有据可依，有法可循。

护士在医学发展和促进疾病康复中起着重要作用，护士面对的是生命的延续和生存的质量，因此，保证护理安全、预防护理不良事件的发生应成为每一个护士的自觉行为，护士应不断加强护理理论学习，善于观察分析和总结护理经验，消除护理不良事件的隐患，全面提高整体素质，促进人类健康事业的发展。

小 结

1. 质量是指产品或服务的优劣程度，包含规定、要求与魅力质量三层含义。

2. 人们的质量观会影响人的行为。所谓高质量的护理服务应该是安全、有效、专业的服务，同时也是可及与舒适的服务。

3. 质量是做出来的而不是检验出来的，检验是事后把关，不能产生质量，必须坚持预防为主的原则。

4. 护理质量管理者的目标是不仅保证每个护士和团队整体的专业服务行为符合规范，能满足患者适度需求，同时要不断提高标准，持续改进。

5. 以患者为中心就必须打破以工作为中心的模式，建立以尊重患者人格、满足患者需求，提供专业化服务，保障患者安全的文化与制度。

自测题

一、选择题

（一）单选题

1. 在护理质量管理 PDCA 循环方法中，其中 D 代表

　　A. 计划

　　B. 实施

　　C. 检查

　　D. 处理

2. 拟订护理技术质量标准，下列提法不妥的是

　　A. 考虑到科学性、先进性

　　B. 考虑到严肃性、稳定性

　　C. 应与现实相适应，基于现实又低于现实

　　D. 简明扼要，繁简相宜

3. 要使护理工作高质量、高效益，必须对护理工作进行

　　A. 质量评估

　　B. 质量分析和评价

　　C. 制度落实的检查

　　D. 科学管理

4. 护理质量管理的关键是

　　A. 确定护理质量标准

　　B. 人员素质

　　C. 规章制度严格

　　D. 工作有序

（二）多选题

5. 全面质量管理突出一个"全"字，包括_____管理

　　A. 全面竞争

　　B. 全过程

　　C. 全员

　　D. 全权

　　E. 全方位

6. 下列属于护理质量标准的有

　　A. 中华人民共和国卫生部颁发的《医院管理评价指南（试行）》

　　B. 护理人员岗位职责

　　C. 医疗护理技术操作常规

　　D. 医院规章制度

　　E.《中华人民共和国护士管理办法》

7. 下列属于护理不良事件的是

　　A. 用药错误

　　B. 输液外渗

　　C. 患者坠床

　　D. 管路滑脱

　　E. 压疮

8. PDCA 循环的特点是

　　A. 大环套小环，互相促进

B．阶段分明 D．阶梯式运转

C．目标明确 E．沟通发达

二、名词解释

1．质量 2．质量管理 3．持续质量改进 4．护理质量管理

5．护理不良事件

三、填空题

1．质量管理的发展阶段包括_____、_____、_____。

2．护理质量的评价方法包括_____、_____、_____。

3．护理质量管理的特点包括_____、_____、护理质量管理的协同性、护理质量管理的程序性、护理质量管理的复杂性、_____。

四、简答题

1．简述护理质量管理的原则。

2．简述护理不良事件分级标准。

五、论述题

1．试述 QCC 法的步骤。

2．试述 PDCA 循环的步骤。

（刘晓慧）

第十一章 长期护理服务管理

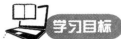

◆ **识记**

延续护理、养老服务体系、长期照护的相关概念。

◆ **理解**

理解延续护理、医养结合养老护理服务中的护理服务模式。

◆ **运用**

能结合老龄化进展情况，阐述目前我国护理管理在长期护理服务领域面临的问题与挑战。

我国自 1999 年进入老龄社会后，近些年老龄化速度不断增长，2013 年《中国老龄事业发展报告》显示，预计到 2020 年 60 周岁以上老年人口将达到 2.43 亿，2025 年将突破 3 亿，到 2050 年老年人口将超过 4 亿人，老龄化水平将超过 30% 以上。人口老龄化的迅猛发展，使得人们不仅要面对各种疾病威胁，还要应对因功能老化带来自理能力下降引发的沉重养老照顾负担，因此，长期护理服务成为国家、社会和个人共同关注的话题。长期护理服务主要针对功能减退或失能者提供长期、正式或非正式的健康及健康相关的支持性服务，使服务对象能维护其机体功能的独立性，以及自我感知的尊严性。护理服务不再仅仅面对急性期的治疗与照顾，而需要更广泛地参与对服务对象提供整体性和连续性的照顾服务中，包括从医疗机构引发的延续性护理服务，医疗与养老服务体系对接的医养结合的护理服务中。伴随着护理服务定位与功能不断拓展，护理管理也不再仅仅作为医院管理的一部分，其管理领域也随之拓展到整个健康服务领域，其管理功能和任务也将随之发生巨大的变化。总之，在长期服务领域，护理管理在服务管理、人力配置与使用、运行管理等方面会承担更大的责任与义务。

第一节 延续护理管理

一、延续护理的概念和意义

老龄化社会引发了慢性病高发病率、高致残率、高致死率等问题，患者不可能长期住院，在经历了急性期后，需要社区和家庭的持续治疗和护理，出院后面临着护理服务延伸的问题。延续护理被认为可以为患者提供多种渠道的院外护理及指导，使院内的护理工作得以延伸，从而改善患者的健康结果，减少患者对急诊的使用次数，降低其急性住院后的再入院率，降低患者的卫生服务成本，提高患者生活质量，保证患者生命安全。

（一）延续护理的概念

延续性护理（continuing care）理念最早产生于 1947 年，美国联合委员会研究报告指出，随着患者转移到家庭和社区，其治疗和护理也应该从医院不间断地连接到家庭和社区。20 世纪 80 年代随着美国医疗保险制度的改革，疾病诊断治疗分类标准（diagnosis-related groups，DRG）的实施，越来越多的患者在疾病尚未痊愈时面临出院，使得出院患者延续性护理需求逐步旺盛。2001 年 Freeman 等提出延续性护理是指从患者的角度所体验到的协调、顺利的护理过程。为实现服务中的延续性，需要实现患者信息的延续；专业人员之间以及卫生服务提供者和患者之间的有效沟通；灵活应对，适当调整患者随着时间推移产生的卫生服务需求；尽量从数量少的专业人员那里获得卫生服务，保证与其他需求的一致性；提供一个或者多个特定个体的专业人员，患者可以和他们建立治疗性关系。2003 年 Haggerty 等提出了延续护理的核心三要素，即信息延续性、治疗护理延续性和关系延续性。在此基础上，国外学者进行了大量研究，目前较为公认的美国老年学会认为，延续护理是通过一系列的行动设计，确保患者在不同健康照护场所，如从医院到家庭，及同一健康照护场所如医院的不同科室之间，接受到不同水平的协作性与连续性的照护，通常是指从医院到家庭的延续，包括由医院制订的出院计划、转诊、患者回归家庭或社区后的持续随访与指导。总之，延续护理强调了医疗机构间的协作，实现了患者护理的连续性和一致性。

（二）延续护理的意义

人口老龄化导致各种慢性疾病的患病率、发病率不断上升，造成医疗费用激增，医院床位周转困难，卫生资源紧张等。延续护理的开展有助于解决以下问题：

1. 减低疾病负担　部分缓解因老龄化和慢性病持续上升而导致的疾病负担日益加重。由于慢性病患者需要较长时间的治疗与康复，不能长期住院治疗，需要将护理延伸到患者出院后的康复过程中。同时，老年患者是占医疗消费比例最大的人群，延续护理可以满足老龄患者出院回家后出现的新健康问题的护理需求，避免不必要的再次入院；

2. 降低盲目返院就诊率　随访使患者感到受到重视，可以及时将病情反馈给医院，得到及时指导和处理，避免了患者盲目返院复诊造成的就诊率升高。

3. 降低了再住院率、节约了医疗成本　近些年虽然我国医疗卫生服务量持续增加，但仍存在床位不足、周转困难、卫生资源紧张等问题。延续护理为出院患者提供了持续的卫生保健，促进其康复，有效防止病情复发，提高医疗资源的利用效率。

4. 满足患者的需求　患者出院回家后仍然存在不同程度的健康问题，有较高的健康服务需求，主要包括：①对疾病相关护理知识的需求；②护理专业支持需要；③医疗康复护理指导需要等，延续护理可以很好地满足出院患者的各种健康需求。

5. 提高社区护士工作积极性　社区护士在延续护理中担任重要角色，如教育者、咨询者、协调合作者、组织管理者、观察研究者，提升了护士的积极性和成就感，也能确保护理服务资源更高效地整合。

二、延续护理中的问题与对策

（一）延续护理的发展现状

1. 开展方式　美国是最早开展延续护理的国家。在美英等国家开展延续护理的主要形式：①家庭病床。由医护人员在患者的家里提供医疗护理服务。②日间服务。以护士为主，协调医生、营养师、职业治疗师等，为出院后仍有高危住院风险的患者提供生活指导、康复护理等日间服务。目前国内部分医院成立了"出院患者延续护理服务中心"，利用延续护理网站、QQ群或微信群等互联网手段，为医护人员与患者的沟通、交流搭建有效的平台。同时，还可以利用电话、家庭访视等方式，为出院患者提供连续护理服务。

2. 干预内容　1989 年美国首先对心力衰竭、心绞痛、心肌梗死、心脏瓣膜置换术后的患者进行了出院后电话随访和家庭护理，主要干预内容包括：健康需求的综合评估，协助患者管理自己的症状，引导患者及照顾者积极参与互动，健康教育提高自我护理能力，提供协调、持续的健康支持，多学科专业团队合作等，随后该模式在多个国家和地区得到推广。2000 年后美国针对"老年患者的延续护理"进行了系列研究，以高级实践护士（APN）为主导，多学科的专业团队相互配合，包括基本团队、资源团队和社区团队。基本团队负责评估患者的延续护理需求，制订和实施护理计划；资源团队由专业人员组成，为另外 2 个团队提供意见和建议；社区团队负责出院计划指导的落实。该模式的目标是教会患者自我管理药物，动态记录以个人为中心的健康状况，出院后提供社区初级保健和专业人员的随访，早期识别和有效应对病情恶化的危险因素。

3. 干预效果　延续护理干预通过跟踪和管理患者从住院到回归家庭全过程，提高患者及照顾者的自我护理能力，帮助患者应对转诊中的健康问题。延续护理可使患者满意度增加，减轻医院的负担，降低医疗费用，节省人力资源，延长患者出院后再次入院时间，即便再次入院也缩短了住院的天数，有效地改善了患者出院后的健康状况和生活质量。延续性护理的效果评价指标包括：患者的临床结局及功能状态；对医疗资源的使用，包括患者急症访问次数、平均住院日、再入院率等；患者对卫生服务的满意度。其他指标还包括患者的医疗费用、生活质量、照顾者的压力及负担等。

（二）延续护理开展中存在的主要问题

我国内地延续护理处于探索阶段，对于延续护理服务的提供者、实施对象、内容、方式等还没有统一的标准，相关的法规不完善。医生参与度低，护理人员缺乏延续护理观念，受到专业知识的限制，对于延续护理工作过程中患者所提出的问题有时候不能完全解答，在一定程度上影响了连续护理服务质量。同时，社区资源不足，医院与社区连接严重脱节，社区护士的作用没得到充分发挥，患者对社区卫生服务机构缺乏信任，就医更愿意相信实力雄厚的综合医院等问题都制约着延续护理的发展。主要问题表现在：

1. 缺乏延续性护理的制度和规范　延续性护理在国内开展时间不长，形式多样，随机性较大，缺乏完整的延续性护理方案，如最常见的电话随访模式，患者较强的自我防范意识及缺乏质量控制导致随访率不高。国外延续性护理多围绕护士组织的多学科团队协作完成，但目前国内缺乏团队协作的相关制度和体系，人为因素影响过强，使得延续护理很难长期并深入进行。

2. 缺乏延续护理的专门人员　目前国内绝大多数延续护理是由上级医院病房护士完成，他们在承担病房本职工作的同时，并无充足的时间及精力对出院后患者实施完善的延续性护理。而社区护士大多无承担延续性护理工作的专业水平，国内也缺乏这对延续护理开展的相关课程和必要培训，人员能力不足是造成延续护理难以延续的另一关键。

3. 缺乏有效的信息支持　目前国内医疗机构的信息化多围绕本机构需求开展，医疗信息无法做到机构间的联系与对接，互联网技术的日新月异早已为这样的合作提供了必要的技术保障，急需相关政策和互联网信息平台支持机构间患者信息的对接，这样既节省了人力资源，又提高了效率，保证延续性护理的质量。

4. 缺乏经济驱动机制　目前延续性护理在实施中，除家庭随访可收取少量费用外，其他服务均还处于无偿阶段，无偿服务的延续性护理缺乏必要的成本补偿，必会制约其发展。将延续性护理费制度化、体系化，逐步规范化和标准化，并考虑与现行医保政策对接，合理收取一定的费用，才能有效促进延续性护理服务的发展，为延续性护理发展提供经济保障。

（三）延续护理的发展对策

1. 明确延续护理的定位，完善其相关政策　延续性护理是卫生保健系统不可或缺的一部分，不仅需要医护人员积极参与，也与患者自我管理和家属的配合等有很大关系，需要相关的制度和政策保障患者和家属、医疗机构和医务人员供需双方的责权利，特别是明确患者和家属在延续护理中的作用，对于延续护理的有效开展至关重要。

2. 探索延续护理模式，整合相关资源　延续护理开展需要多方资源的整合，除了患者与家属的参与，医护人员合作与协同工作模式对延续护理的效果也非常重要，积极探索符合国内相关医疗制度与政策，建立以护士主导的多学科合作团队共同协作的模式十分必要。

3. 加强相关人员的培训，提升延续护理能力　延续护理开展需要有相关知识和专业技能的人才，延续护理涉及从急性病护理到长期护理的拓展，不论是上级医院还是社区医院的护理人员存在一定的知识不足，培养全科护士，加强专业知识和专业技能的培训，普及延续护理知识和理念，是延续护理开展的保障。

4. 利用互联网和信息化手段确保延续护理质量　建立网络信息化转诊，通过信息管理系统将医院专科信息、患者健康教育资料等发布给社区，完成医院与社区信息和服务的交接，保证信息的连续性，才能有效地开展延续护理服务。

5. 延续护理经济学评价研究的开展，为其持续深入提供经济保证　现行的延续护理由于缺乏必要经费支持，医院和社区均缺乏长期开展的动力，需要开展延续护理服务的经济学评价研究，从成本投入到效果评价，选择更经济有效的模式与路径，并建立合理的支付和补偿制度，才能使开展机构和人员有动力长期深入地开展。

三、延续护理模式

（一）国外延续护理模式

目前国外的延续护理模式经过不断实践探索与检验，已取得了积极的成果，主要开展模式分两类，即以社区为基础的延续护理和从急性医院转出的延续护理。

1. 社区为基础的延续护理　延续护理的实质是建立医务人员与患者间持续关系以及卫生保健服务之间的整合，需要不同卫生保健服务之间的协调和整合，一种整合是自下而上，由社区为基础，向上对接专科或综合医院的模式。

（1）引导式护理模式：该项目 2006 年在美国华盛顿地区实施，由经过慢性病保健培训的注册护士向 50 ～ 60 岁患有多种疾病的老年人提供慢性病综合服务。该模式工作内容包括在患者家中执行的综合性评估；制订计划；监测患者的健康状况和需求变化；通过监测时的接触对患者进行指导；向患者提供每周 1 次共 6 周的慢性病自我管理课程；教育和指导照顾者；转移过程中的协调以及帮助患者获得社区服务。通过此模式可以提高卫生服务的质量、可及性以及患者自我护理的能力，从而改善患者的健康状况及功能状态，降低医疗费用，提高患者满意度。

（2）老年资源模式：该模式针对低收入的老年人以及初级卫生保健工作者。该模式的支持团队包括一位执业护士和一位社会工作者，该团队在患者家中进行老年人综合性评估，随后支持小组与更大的跨学科团队（包括老年医学专家、药剂师、物理治疗师、心理健康社会工作者和以社区为基础的服务联系者）一起，制订患者个性化的医疗护理计划，由支持小组为其进行医疗护理。该干预模式目的是提高老年人的医疗护理质量，以最大程度地提高他们的健康和躯体功能状态，而不是针对某种疾病，通过关注对患者的健康教育，提高其自我管理能力，帮助其获得卫生服务系统或社区服务，减少其对资源的过度使用，避免其入住养老院。实践证明该模式能够减少高危老年人急诊访问次数、住院次数、再入院次数，并可降低其总的医疗费用，提高其生活质量。

2. 从急性医院转出的延续护理　此领域关注出院回家患者，其在出院时仍旧有很高的护理需求，强调患者护理服务的协调性，通过跨学科医疗服务团队和患者之间关系的延续来实现，目标是保证干预措施的一致性和使患者在患病期间根据不断变化的健康需求获得个体化的护理。

（1）延续性护理指导模式：此种模式由美国科罗拉多大学医学中心延续性护理项目创立。该模式由受过培训的护士、社会工作者，在以下 4 个方面对患者进行延续性护理指导：①药物的自我管理，主要为用药时间、药名、方法、原因4个方面的管理；②指导患者进行自身健康信息的记录；③指导患者如何预约家庭医生或家庭访视；④指导患者用"红旗"标志病情恶化指证及应对方法等。此模式用于卫生服务可降低医疗费用，还开发出以患者为中心的延续性护理测量工具和患者出院计划清单。

（2）APN延续性护理模式：此模式由美国宾夕法尼亚大学的多学科研究小组创立。由高级实践护士负责，针对各种内外科疾病住院并患有慢性病的老年人，其在出院时仍有未被满足的护理需求，在患者出院后制订全面的出院计划、出院后的规律家访、电话随访计划等，保证患者可随时通过电话与高级实践护士联系。该模式被证实能减少患者住院次数，延长其再次住院的时间间隔，降低其再入院率及医疗费用，并能提高其生活质量。

（二）国内延续护理模式

1. 护士门诊　我国部分医院通过开设护士门诊，筛选有一定经验的专科护士，经过培训开设专科门诊，为患者提供出院后的护理指导，包括糖尿病、高血压、造口、静脉治疗、康复锻炼等各个方面，还可通过开通热线、建立网站、QQ、微信平台等方式为患者提供专业的护理指导意见。

2. 出院指导　患者在住院期间及出院后，护士进行详细的出院指导，可将出院指导复印成册，发放并督促其严格执行。

3. 医院－社区防治一体化模式　医院和社区卫生服务机构形成一体化的联动机制，医院根据患者对疾病相关知识掌握情况与自我管理能力等制订计划，建立医院、社区双向转诊服务信息，为转诊到社区的患者提供延续护理相关信息。

4. 医院随访　一般由医院病房开展，通过电话随访及家庭随访等方式，定期对出院患者进行护理干预，及时了解患者的康复情况及遵医情况，指导患者进行适宜的康复锻炼，有效地减轻疾病复发和再入院率。

5. 延续性护理服务中心　多由医院门诊成立，在患者出院时与患者签订延续性护理协议，为患者提供包括评估患者出院后康复状况、疾病相关知识指导、心理疏导等延续性护理服务。

第二节　养老服务中护理管理

我国人口老龄化已进入加速老龄化阶段。中国人口老龄化存在规模大、发展速度快、程度高、超前于经济发展等趋势。同时，人口老龄化密切相关的另一问题是老龄人口慢性病及失能状况。因此，建立健全养老服务体系非常必要。

一、养老服务体系中的护理管理

（一）养老服务体系概念

养老服务体系（elderly care service system）是指老年人在生活中获得的全方位服务支持的系统，既包括家庭提供基本生活设施和生活环境，也包括社区提供的各种服务和条件，更加包括政府、社会提供的有关服务的形式、制度、政策、机构等各种条件。养老服务体系要与经济和社会发展水平相适应，以满足老年人基本生活需求、提升老年人生活质量为目标，面向所有老年群体，提供基本生活照料、护理康复、精神关爱、紧急救援和社会参与的设施、组织、人才和技术要素形成的网络，以及配套的服务标准、运行机制和监督制度。

（二）养老服务体系的分类

目前国内养老服务体系的分类有多种：一、按照服务主要提供主体分类，可分为家庭养老服务体系、社区养老服务体系、社会养老服务体系；二、依据老年人生活居住形式可分为居家养老服务和机构养老服务。其中，社会养老服务体系是指政府、社会对养老服务有支持意义的各种制度、政策、机构等方面所构成的系统。该系统又包括基本养老服务体系和非基本养老服务体系。前者性质为福利性服务，是政府对生活特别困难的老年人提供的最起码保障型服务。其实施应以居家养老为基础、社区服务为依托、机构养老为支撑，提供具有适宜技术的基本养老服务，重点保障失能、半失能老年人和低收入老年人的基本服务需求。后者是指政府、社会对非营利性养老服务和市场性（营利性）养老服务有支持意义的各种形式、制度、政策、机构等方面所构成的系统。非基本养老服务体系为老年人提供具有一定和较高幸福指数的享受服务，由社会团体、个人和民营与外资机构提供服务。提供非营利性服务的属于非营利性机构，提供营利性服务的属于营利性机构。两者均需要提供老年人完整性、多样性、持续性、有效性和经济性的养老服务。基于上述要求，现阶段政府提倡构建"以居家养老为基础、社区服务为依托、机构养老为支撑"的养老服务体系。

（三）养老服务体系中的护理管理

养老服务是一个需要跨专业合作和养老相关资源高度整合的行业，护理专业在养老服务中不仅有其自身专业价值，还有在各个专业整合中因为资源高效利用而升值的价值。因此，养老服务中的护理管理与传统的医院管理不同，其主要工作包括以下几方面：

1. 明确养老服务中护理专业定位与价值　1987年美国护士会明确提出，养老护理服务包括对老年人的健康和功能情况的评估，执行计划，提出符合资源情况的适当的护理和相关服务，同时，必须评价这些服务措施的有效性，强调提高日常活动能力，促进、维持和增进健康，包括生理、心理和社会适应，预防和减少因急性和慢性疾病造成的残障，维持生命的尊严与舒适，直到死亡。不同于一般医疗机构中的护理定位与服务特点，养老护理服务不仅要从自身专业出发提供服务，同时还兼具整合其他专业资源，包括医疗、护理、康复、心理、社工、营养等专项评估信息和照顾计划，将老人基本生活照料、医疗护理、康复活动、精神关爱、紧急救援和社会参与等需求整合，提出养老服务整体计划和方案的职责，同时，还需要能指导与分配养老护理员的工作，使养老服务能科学有序地进行。养老护理管理者需要明确养老服务中护理专业定位和护理人员角色定位，分析养老护理服务的价值链与价值型活动，梳理有价值的护理服务措施与策略，探索有价值的养老服务模式，做好养老服务标准的制订、人员配置和质量的监管。因此，养老服务中护理管理者不仅需要考虑专业服务和一般的护理管理内容，更重要的是，服务中经济性和有效性是养老服务管理者更重要的工作内容。

2. 探索养老护理服务模式　护理服务模式是指导护理服务，决定护理服务生产力的基础，也是护理管理者进行护理管理的重要依据。医院服务中的护理模式显然在服务特点、人员成本配置、质量监管手段等方面与养老服务有很大不同，养老护理服务因其持续性、可及性、可接受性、可负担性等特点，更加强调服务对象即老人和家属的参与，更强调各种服务资源的整合性，因此在服务模式的选择中护理管理者应该考虑人、健康、环境与护理四个基本概念的关系，同时，还要对服务效果进行预测与评价，综合考量。

3. 开展养老服务中的增值护理服务

（1）个案管理模式：个案管理是管理式照顾的一种策略，是连接与协调各种不同服务活动系统的运作方式，是系统解决问题的过程。它通过驱动多专业团队的合作过程，增加团队效能，减少服务中不必要的流程和环节的浪费，将片段式服务有机串联起来，避免老人在服务中不必要的重复、等待，甚至延续最佳的照顾时间，通过资源的高度整合，帮助老人利用最少资源实现最大的照顾效能；同时，激发老人与家属的自我照顾潜能，充分利用一切可利用资源，提升生活质量，减低资源浪费，实现服务价值的提升。目前，个案管理不仅可应用于临床护理、慢性病管理等多个领域，而且在养老服务领域应用效果最为明显，确定并量化老人的需求，保障养老服务在数量、资源使用种类和频率的匹配等，确保养老照护服务的有效性与可及性，节省成本、降低费用，减低医疗资源的消耗（包括死亡率、再住院率、急诊频率减低，不当门诊使用减少，医疗机构住院日数减少等），减少机构式养老服务的使用，减少身体功能的改变，提高健康维护自我效能的发展，促进老人家庭功能的完整性，增强养老服务满意度等方面，个案管理模式也表现出巨大的能力，体现出很强的专业服务价值。由于个案管理模式在国内的养老服务中开展得非常有限，养老服务中的护理管理者更多兼顾这方面的职能，也是护理管理者在养老服务领域中很重要的工作方向。

（2）远程养老护理服务与管理：整合新型技术（互联网和物联网等），通过视频及远程通讯等手段，实现线上管理与线下服务的对接，解决地域、服务成本等难题，提供高效率和高质量的养老护理服务，该模式又被称为智慧养老服务和"互联网+"的养老服务模式。此种方式提供的养老护理服务主要包括：①紧急呼救：出现紧急情况，按下挂在身上的呼叫器，提供24小时紧急救助；②呼叫服务：可按智能终端上的键呼叫中心，提供医疗咨询、居家生活等服务；③医疗监护：可远程监测心电、血压、血氧、血糖等信息；④异常通知：可设定医疗数据的门限，超出通知医生；⑤数据查询：病历、各种体征数据可存储、查询调用；⑥定时提醒：按预定时间提示服药、体检等；⑦短信通知：异常发生时，相关手机会收到提示短信；⑧家居安全：如发现烟雾、燃气泄漏等危险信息，自动报警；⑨多媒体通讯：可通过电脑、手机双向语音通话及视频功能进行健康的指导与咨询。护理管理在此领域中需要明确远程护理和养老服务的概念及定位；远程健康和养老服务护理人员资质、岗位职责与授权；工作条件；职业范围与规范；远程健康和养老服务的运营与质量监管；远程健康和养老服务的法律风险与保障等，才能确保此方式能健康有序地开展。

二、医养结合中的护理管理

在人口老龄化的严峻形势下，由居家养老、社区养老、机构养老共同构成的社会养老服务体系中，机构养老起着重要的支持作用，养老机构承担更多半自理和完全不能自理的老人的照顾服务，而随之产生的医疗和专业护理问题也更突出。2013年国务院出台的《关于加快发展养老服务业的若干意见》提出，积极推进医疗卫生与养老服务相结合，推动医养融合发展。各地要促进医疗卫生资源进入养老机构、社区和居民家庭。卫生管理部门要支持有条件的养老机构设置医疗机构。医疗机构要积极支持和发展养老服务，有条件的二级以上综合医院应当开设老年病科，增加老年病床数量，做好老年慢性病防治和康复护理。要探索医疗机构与养老机构合作新模式。医疗机构、社区卫生服务机构应当为老年人建立健康档案，建立社区医院与老年人家庭医疗契约服务关系，开展上门诊视、健康查体、保健咨询等服务，加快推进面向养老机构的远程医疗服务试点。这种全新的"医养结合"养老模式将老年人健康与医疗服务放在更加重要的位置，区别于传统的单纯为老年人提供基本生活需求的养老服务。"医养结合"养老模式更注重养老相关资源的对接与整合，也更加注重护理专业服务定位与服务效能的发挥。

1. 医养结合中护理服务定位　医养结合中的护理服务定位属于长期护理服务，是一种需要长期性提供整合健康照护的服务，是一种满足生理、心理、社会与经济层面需求，针对丧失或缺失日常生活功能者提供长期性医疗、个人生活照料与社会支撑服务，其服务的领域跨越卫生系统和民政系统的综合性和连续性的护理服务，其服务领域既包括卫生系统下护理院和康复院等中间机构中的护理服务，也包括养老机构中附设医务室或医疗机构协作完成的养老服务中的护理专业服务，前者主要针对因疾病或残障导致的独立生活能力受损的个体，以及慢性疾病或年老导致身心功能障碍或不足的个体；后者针对养老服务机构提供如药事服务、健康管理等护理服务。从资源配置的角度，两类机构在属性、提供护理服务内容等方面均存在差异，因此护理管理者应能够很好区分两者服务定位、资源配置、质量要求等，以便在护理服务中确保服务效率，有保障护理人员职业安全。

2. 医养结合中护理服务目标　国外大量长期护理研究均以以下几方面为长期护理服务的基本目标：①在现有生理心理状况下，维持功能的最大独立性；②康复患者实现并达到其个人最高自理功能；③若失能状况影响其独立活动，应使环境障碍降到最低；④对临床患者或老人保持有尊严的死亡。因此，医养结合中护理管理的目标应围绕服务目标进行，应包括：①统筹考虑医疗和民政相关可利用资源，为服务对象提供连续性的长期护理服务；②长期护理服务模式中注重服务对象和家属作用，鼓励其参与；③提供家庭照顾者必要的支持；④建立可行的监管机制，确保不同的服务模式，特别是居家服务也能保证规范性和质量性；⑤对服务进行经济学评价。

3. 医养结合中护理管理的主要工作　医养结合中护理作为提供专业服务的主体，其护理管理工作也应该紧紧围绕在此领域中的服务提供，应围绕以下领域开展工作：

（1）构建护理服务标准：医养结合模式中，不同功能定位的机构中护理服务定位与内容有很大不同，如在卫生体系中的护理院与民政系统中的护养院。护理院属于医疗机构，以收治生活不能自理、需要长期护理的患者，重症疾病晚期、需临终关怀的患者为服务对象，提供疾病康复护理服务，该类机构属性决定了服务对象必须有一定流动性，所以护理管理者需要建立严格的出入院和收治标准、服务规范、转诊机制和获取一定医保政策的支持。护养院或民政系统下认证的护理院，属于非医疗机构，其内设医务室或通过协议与其他医院联合，但是能够提供的服务是基于养老服务基础上的医疗护理服务，其专业服务能力和服务范围有限，应严格执行卫生主管部门对医务室或社区卫生服务机构的管理规定。

（2）合理配置护理服务人力：医养结合服务中护理人员的角色和功能更为多元化，除了要具备一般的护理专业知识和技能外，必须具有长期护理的相关知识，拓展原有角色与功能，与其他的人员密切合作，形成团队式合作模式，而护理人员在此团队中起到至关重要的作用，既要整合和协调其他领域的资源，又需要指导养老护理员的工作，护理管理者不仅要能评估护士能力水平，同时还需要向护士提供必要的培训及指导，与医院护理管理者相比，需要更大工作独立性和专业管理能力保障。

（3）实施有效质量监管：医养结合养老服务更强调服务质量评价中服务对象的主观感受，护理管理者必须具备更为人性化和弹性化的理念，质量管理更强调以老年人为中心，其目的在于改善个体照护质量，即老年人或家属能恰当地使用养老服务，包括医疗、护理、社会服务、营养、社会资源等。护理管理者应紧紧围绕"结构 - 过程 - 结果"三维要素制订相关质量管理的指标系统，完善质量评价方式更好地促进护理服务的开展。

小　结

1. 延续性护理核心三要素　信息延续性、治疗护理延续性和关系延续性。

2. 延续护理模式　国外包括社区为基础的延续护理和从急性医院转出的延续护理，前者包括引导式护理模式和老年资源模式；后者包括延续性护理指导模式、APN延续性护理模式。国内包括护士门诊、出院指导、医院 - 社区防治一体化模式、医院随访和延续性护理服务中心五种形式。

3. 养老服务体系中护理管理的主要职能　明确养老服务中护理专业定位与价值、探索养老护理服务模式、开展养老服务中的增值护理服务。

4. 养老服务中护理增值服务的实现手段　个案管理模式和远程养老护理服务与管理。

5. 医养结合中护理管理的主要内容　构建护理服务标准、合理配置护理服务人力、实施有效质量监管。

一、单选题

1. 延续护理服务的目的**不包括**
   A. 满足患者需要
   B. 节约医疗成本
   C. 增加护士收入
   D. 减低疾病负担

2. 延续护理发展对策中至关重要的是
   A. 明确定位，完善政策
   B. 探索模式，整合资源
   C. 加强培训，提升能力
   D. 利用信息，确保质量

3. 目前国内延续护理主要包括几种方式
   A. 三种
   B. 四种
   C. 五种
   D. 六种

4. 下列关于个案管理模式的说法正确的是
   A. 临床护理
   B. 慢病管理
   C. 养老服务
   D. 以上全包括

5. 养老服务体系按照服务的主要提供主体可以分为
   A. 家庭养老服务体系、社区养老服务体系、社会养老服务体系

   B. 居家养老服务体系和机构养老服务体系
   C. 基本养老服务体系和非基本养老服务体系
   D. 居家养老服务体系、社区养老服务体系和机构养老服务体系

6. 远程养老护理内容中**不包括**
   A. 远程监护
   B. 健康咨询
   C. 服药提醒
   D. 营养评估

7. 在医养结合的护理管理目标中统筹考虑各种照顾资源，为服务对象提供以下哪种特性的服务
   A. 连续性
   B. 可及性
   C. 整合性
   D. 经济性

8. 以下哪种机构是卫生系统中连接三级医院与社区医院的中间型机构
   A. 二级医院
   B. 护理院
   C. 护养院
   D. 县医院

二、名词解释

1. 长期护理服务　　2. 延续护理　　3. 养老服务体系　　4. 个案管理模式
5. 远程养老护理服务

三、填空题

1. 延续护理的核心三要素包括_____、_____、_____。
2. 延续性护理最主要的效果评价指标包括_____、_____、_____。
3. 国外延续护理模式包括_____和_____，其中，前者包括_____和_____；后者包括_____和_____。
4. 养老服务体系中护理管理的主要职能包括_____、_____、_____。

四、简答题

1. 国内延续护理开展中存在的主要问题有哪些?

2. 个案管理在养老服务中的作用和价值有哪些?

3. 说明远程健康养老服务中护理管理的主要职责。

4. 医养结合中护理服务定位是什么?

5. 医养结合中护理管理的主要内容有哪些?

五、论述题

结合本章所学习内容，阐述养老服务体系中护理管理的主要工作。

（谢　红）

第十二章　护理经济管理

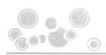
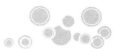

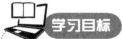

◆ **识记**

定义护理成本、护理成本管理、护理成本控制、全面预算管理。

◆ **理解**

阐述预算管理的目的和护理成本控制程序。

◆ **运用**

1. 应用所学知识，结合临床工作实际，正确制订护理项目的预算方案。

2. 阐述如何选择正确的护理成本核算方法。

3. 护理成本管理的策略有哪些。

　　随着市场经济的建立和发展，医药卫生体制改革的不断深化，给医疗保健和护理学科带来了巨大的影响。医院如何在高速发展的经济时代实现快速有效发展，其经济管理工作显得尤为重要，占医院总预算 1/3 的护理经济管理的优劣，直接影响着医院的经济管理水平乃至医院的可持续发展。本章主要讨论护理管理领域中面临的经济问题；预算管理、护理成本管理的基本概念，控制方法及其在护理管理中的实际应用。

第一节　护理管理领域中面临的经济问题

　　护理经济学（nursing economics）是伴随卫生经济学的发展和分支学科的形成而渐渐兴起的，是研究护理资源配置及其行为的一门科学，即有效利用护理资源，系统核算护理成本，合理制订护理价格，综合分析护理效益，全面评价护理价值等。如何结合我国国情，不断吸取国外护理经济学研究的精华，积极探索和实践适合我国国情的护理经济管理新思路，是对护理管理者的挑战。加强护理人力成本管理、设施设备管理和护理耗材的管理，强化护理经济管理，发挥医院各种资源最大效益，是体现护理服务价值和提高护理工作质量的关键。

一、护理人力成本管理

（一）基本概念

1. 人力成本（labor cost）　人力成本是指组织在一定时期内，在生产、经营和提供劳务活动中，因使用劳动者而支付的所有直接费用与间接费用的总和，主要是指薪酬和人事费用。

2. 护理人力成本　护理人力成本是指在护理服务活动过程中所消耗的人力资源价值。护理人力成本 =（月平均工资 / 月平均工时）× 操作耗用工时。

（二）护理人力成本的分类

护理人力成本的构成，按照不同维度，可以进行不同的细分：

1. 按内容分　护理人力成本可分为招聘成本、培训成本、人员配置成本、绩效管理成本、薪酬成本、劳动关系成本、职业发展成本等。

2. 按功能分　护理人力成本由人力资源的获取成本、开发成本、使用成本、维持成本、离职成本等构成。

3. 按变动性分　护理人力成本可分为固定人力成本与可变人力成本。固定人力成本是不随护理人员工作时间、业绩等变化而变化的人力成本，包括基础工资、福利、社会保险等费用；可变人力成本是随着护理人员工作时间、业绩等变化而变化的人力成本，包括奖金、分红等支出。

（三）护理人力成本管理的意义

医院是人力资本密集型组织，人力资本的有效性直接决定了医院的生存和发展。面对竞争日趋激烈医疗市场。医院的竞争主要表现在设备、医疗技术和人才竞争三个方面，而设备、资金等资源容易被竞争对手所模仿，难以形成竞争优势，只有凝结在人身上的知识、技能、体能等人力资本是竞争对手难以复制的，是医院核心竞争力的源泉，因此，医院的最终竞争还是人力资本的竞争，谁拥有高质量的不断增值的人力资本谁就能在激烈的市场竞争中获得优势。护士是医院内最大的工作群体，护理人员的人力成本在医院人力资源投入中占较大比例，而人力成本其实是医院成本管理中相对容易控制的部分，因此，护理成本管理已成为评价护理绩效，提高护理管理水平的重要标志。护理管理者通过降低人力成本，合理利用人力资源，最大限度调动护士的主观能动性，从而提高医院效益及护理服务质量。

二、医疗护理设备管理

（一）基本概念

1. 医疗设备　医疗设备是指用以诊断、预防、治疗疾病，监控或减轻病况的设备，以及为患者、医护人员营造一个舒适、安全、便捷、优质工作环境的设备。

2. 护理设备　在诊疗护理服务活动中由护理人员直接操作和管理的医疗设备。

（二）医疗护理设备的分类

医疗护理设备按照用途分为诊断、治疗及辅助 3 大类，名目繁多，主要包括医用电子仪器设备、医用光学仪器及内窥镜设备、医用超声仪器及设备、医用激光仪器设备、医用高频仪器设备、物理治疗及康复设备、中医器械、医用磁共振设备、医用 X 线设备、医用 X 线附属设备及部分医用高能射线设备、医用核素设备、医用射线防护用设具、临床检验分析仪器、医疗化验和基础设备、器具药房设备及器具、体外循环与血液处理设备、假肢装置、手术室 / 急救室 / 诊疗室设备及器具、口腔科设备及器具、病房护理设备及器具、消毒灭菌设备及器具、医用冷疗 / 低温 / 冷藏设备及器具、防疫 / 防护卫生装备及器具、各种诊断 / 治疗处理软件等。

（三）医疗护理设备管理的意义

医疗护理设备是医院医疗、科研、教学的重要物质基础，是提高医院价值，实现医院社会、经济效益的重要条件，也是医院经济管理的主要方面。设备管理优劣，直接关系经济效益的好坏，一般医院的医疗仪器约占医院固定资产的 1/2，而经济效益约占门诊和住院患者资金收入的 2/3，也是医院产生医疗信息的主要来源。因此，如何加强医疗设备的管理，提高医疗设备使用率，充分发挥医疗设备使用价值，更好地安全有效地为患者服务，减少设备资金占用率，为医院创造更高的社会效益和经济效益，成为现代医疗设备管理中的重要内容。护理管理人员在设备的合理购置、维护保养工作中的重要性已日益凸显。只有对仪器设备进行科学、规范化管理，积极培训相关技术人才，合理购置、保养以及维修设备等措施，构建适合我国国情的新医疗形势下的医疗护理设备管理新模式，才能保障设备的完好率、使用率以及操作正确率，从而降低临床护理风险发生率，真正发挥现代化护理设备的综合效益。

三、医用护理耗材管理

（一）基本概念

1. 耗材　消耗品，损耗的材料，泛指消耗很频繁的配件类产品，通常指的是办公室 OA 办公设备，IT 和数码设备日常运作、维修、维护所需要的材料。

2. 医用耗材　是指医疗器械中除大型的医疗仪器设备外所有的医疗器械。

3. 护理耗材　护理耗材是指医院在开展护理服务过程中经常使用的一次性卫生材料、人体植入物和消毒后可重复使用且易损耗的医疗器械，其品种型号繁多，应用量大，是医院开展日常医疗、护理工作的物质基础。

（二）医用护理耗材的分类

1. 根据耗材的医学特性可以分为植入性耗材、介入类耗材、手术用耗材、护理用耗材等。

2. 根据耗材一般的价格水平可以分为高值医用耗材和低值医用耗材。

3. 根据耗材使用的频率可以分为一次性使用医用耗材和可消毒后反复使用医用耗材。

4. 医用护理耗材属于医疗器械，为了保证医疗器械的安全、有效，保障人体健康和生命安全，我国新的《医疗器械监督管理条例》于 2014 年 2 月 12 日国务院第 39 次常务会议修订通过，自 2014 年 6 月 1 日起施行，进一步明确了我国从事医疗器械的研制、生产、经营、使用活动及其监督管理，应当遵守原则和制度。国家对医疗器械实行分类管理。根据医疗器械安全性要求的原则，将医疗器械分为三类：第一类是指通过常规管理足以保证其安全性、有效性的医疗器械；第二类是指对其安全性、有效性应当加以控制的医疗器械；第三类是指植入人体，用于支持、维持生命，对人体具有潜在危险，对其安全性、有效性必须严格控制的医疗器械。

（三）医用护理耗材管理的意义

医疗费用的快速增长，现已成为我国社会关注的焦点，同时也是目前大部分国家共同面临的一大社会问题。作为医疗的一项必不可少的医用耗材支出，转嫁到患者的医疗费用中最直接的是那些一次性使用的医用耗材，尤其是高值耗材作为单独收费的医用耗材，直接影响到医疗费用水平的高低，影响到人们对医疗费用的承受程度和医疗服务的可及性，进而影响到人们享受基本医疗服务的权利和社会的稳定。因此，加强医用耗材的管理控制，对患者所有医疗服务、收费项目及医用材料消耗情况进行全过程监控，避免耗材在各环节的浪费、流失，努力降低医疗成本，才能切实保证患者利益，减少患者负担，使医院在竞争日益激烈的大环境下健康持续发展。

第二节　预 算 管 理

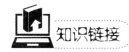

预算制度的演进

预算（Budget）一字导源于法文 Bougette，意思是指皮革制成的袋子（leather bag）或公文包。在 19 世纪中期，英国财政大臣（Chancellor of Excheqer）有一种习惯，即在提出下年度税收需求时，常在英国的议员们面前，打开其公文包，展示其需求数字，因此，财政大臣的公文包意指下年度的岁入岁出预算数；约在 1870 年时，Budget 一字即正式出现在财政大臣公文包中的文件上，这就是预算制度的最初来源。近代预算制度，创始于英国，发扬于美国；就西欧国家的财政史或政治制度而论，预算制度的形成，与代议政体的兴起有密切关联，而在预算制度的演进过程中，除受代议政治发展的影响外，还受国民经济发展及近代科学管理方法的影响。

一、基本概念

（一）预算

西方经济发达国家对预算（budget）的认识和应用较早，对预算一词有较多的理解，其中典型的解释是克里斯·阿吉里斯（Chris Argyris）把预算定义为一种由人来控制成本的会计技术。弗雷姆根（Fremgen）认为预算是一种广泛而协调的计划，以财务条件表达。查尔斯·霍恩格里（Clem T.Horngren）认为预算是行动计划的数量表达。我国《会计辞典》将预算解释为：将来经营的准绳，并用以控制将来营运进行的一种会计计划。任何未来成本的估计，任何有关人力、物力及其资源运用的、有系统的计划。

基于以上认识，预算就是在一定科学预测的基础上，为了实现特定的目标，提前将未来一定时间内某一组织的具体经营活动用数量来说明，以此来调整这一组织内部各部门和其整体行为的一种管理方法。对于医院来说，它是医院未来一定时期内经营计划的数量表现形式，是经营和管理计划正式的、量化的、货币化的表现。能对医院的医疗收入、成本费用、收支结余、现金流量、固定资产购置、库存材料、物资设备、药品等进行全面预测，从而达到对医院未来经营状况的全面掌控。预算既是计划的工作成果，又是控制经营活动的依据，但是预算有别于预测，也不等于财务计划，预算是一种基于战略的管理工具和行为。

（二）医院预算管理

医院预算管理（hospital budget management）是以货币及其他数量形式反映的有关医院未来一段期间内，全部经营活动的目标计划与相应措施的数量说明，将医院的目标及其资源配置以预算形式加以量化，并使之得以实现的医院内部控制活动或过程的总称。

（三）全面预算管理

按照我国在 2010 年 4 月 26 日，由财政部会同审计署、银监会、保监会和证监会五部委联合发布的《企业内部控制配套指引》中比较权威地界定了全面预算的概念。全面预算是一种全方位、全过程、全员参与编制与实施的预算管理模式，而且需要凭借其计划、协调、控制、激励、评价等综合管理功能，整合和优化配置单位的各种资源，提升单位的运行效率，促进单位的事业发展计划和目标的实现。综上所述，医院全面预算管理是医院内部控制的一种方法，是兼具控制、激励、评价等功能于一体的综合贯彻医院经营战略的管理机制。

二、预算管理的任务与目的

（一）预算管理任务

财政部于 2010 年 12 月 31 日发布了新的《医院财务制度》《医院会计制度》，自 2012 年 1 月 1 日起在全国公立医院全面施行，明确了医院财务管理的基本原则与主要任务。医院财务管理的主要任务是科学合理编制预算，真实反映财务状况；依法组织收入，努力节约支出，实行成本核算，强化成本控制，实施绩效考评，提高资金使用效益。合理编制预算被摆在了医院财务管理的首要位置。新制度明确了国家对医院实行"核定收支、定项补助、超支不补、结余按规定使用"的预算管理办法；规范了收支核算管理，强化成本核算与控制；提出了医院要夯实资产负债信息，加强资产管理与财务风险防范，全面真实反映医院资产负债情况。

（二）预算管理目的

医院预算管理是医院进行各项财务活动的前提和依据，其目的是通过加强预算控制与分析，规范医院的经济行为，有效地调配医疗资源，提高医院资金的使用效果，扩大医院的影响力和核心竞争力，使医院管理得到持续性改进，长期稳定发展。

三、预算管理的基本方法

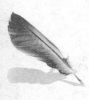

预算管理的方法很多，如固定预算法、弹性预算法、零基预算法、增量预算法、滚动预算

法、绩效预算法等，医院在选择预算编制方法时，应坚持方便、实用的原则，结合医院的组织结构、预算编制的组织形式等灵活采用。

（一）固定预算法

固定预算法又称静态预算法，是根据预算期内正常、可实现的某一业务量（如门急诊人次、住院床日、出院人数）水平，为唯一基础来编制的预算。传统预算大多采用固定预算的方法。固定预算的特点是不考虑预算期内业务量水平可能发生的变动，只以某一确定的业务量水平为基础制订有关的预算。优点是比较简便易行、直观明了，其缺点也是显而易见的：不具有可比性，适应性也较差。一般适用于经济业务稳定、能够准确预测成本的固定费用，是预算编制最基本的方法。

（二）弹性预算法

弹性预算法又称变动预算法或滑动预算法，相对于固定预算的缺点而设计，是在按照成本习性分类的基础上，根据量、本、利之间的依存关系编制的能够适应多种情况的预算，是根据业务量和费用标准来编制或者调整收入和支出预算的一种方法。对于变动成本的预算管理等一般采用弹性预算，更能真实地反映在实际工作量的基础上应该消耗多少成本（比如药品、卫生材料）。弹性预算能够反映预算期内与一定相关范围内的可预见的多种业务量水平相对应的不同预算额，增加了可比性，从而扩大了预算的适用范围，便于预算指标的调整。

（三）零基预算法

零基预算法是对预算收支以零为起点，不考虑以往会计期间发生的数额，只从实际情况考虑，对预算期内各项收入的可行性或者各项支出的必要性、合理性以及预算数额的大小，逐项审议决策，从而予以确定收支水平的预算。一般适用于不经常发生的或者预算编制基础变化较大的预算项目，也可用于产出较难辨认的服务性部门费用预算的编制。零基预算强调一切从零开始，摒弃了工作中不合理部分，从而能促进医院加强内部经济核算，为医院增收节支。编制这种预算，要耗费大量时间，不容易突出重点，而且还需要高层决策者的参与。

（四）增量预算法

增量预算法又称调整预算法。是相对于基期预算而言的，根据预算编制的基础不同，增量预算是在基期收入或费用均合理可行的基础上，综合考虑预算期业务水平及预期影响收入费用变动的因素，通过调整变动系数来编制预算的一种方法，适用于影响因素简单和以前年度基本合理的预算指标编制。这种预算的编制前提和基础容易受基期水平的影响，必须防止过于依赖基期指标，使预算过于简单或教条化，导致平均主义，不利于医院未来发展。

（五）滚动预算法

滚动预算法也称连续预算法，是指在编制预算时，将预算期与会计年度脱离开，随着预算的执行不断延伸补充预算，逐期向后滚动，使预算期永远保持为 12 个月的一种方法，其实质是动态地不断连续更新调整的弹性预算。优点是连续性、完整性和稳定性突出，透明度高，能及时调整和修正，使预算更加切合实际，充分发挥预算的指导和控制作用。在医院预算编制中，可用于业务量预算、业务收入预算的编制。

（六）绩效预算法

绩效预算法是以预算项目的绩效为基础编制预算。通过支出计划与效益之间的关系反映预期达到的效果。绩效预算的最大特点是强调"效"的地位，突出投入与产出的理财观念，建立起与绩效考核挂钩的机制。绩效预算法的优点在预算编制、执行及终了阶段始终注重绩效衡量，对每个项目都经过科学的可行性论证和评价。对于监督和控制预算目标的实现有积极作用。实行绩效预算分配符合马克思主义按劳分配的公平性，它能有效地鞭策各部门提高工作效率，减少损失与浪费，是一种行之有效的较为理想的预算管理方法。

第三节 护理成本概念及管理

护理成本管理是医院整体成本的重要组成，对医院整理的成本管理有着至关重要的影响，对于促进医院增产节支、加强经济核算，提高医院整体成本管理水平具有重大意义。

一、护理成本的概念

（一）成本

成本（cost）是指生产过程中的生产资料和劳动消耗，是在生产、销售或经营管理过程中发生的费用，属于经济学范畴。它包括3个方面的含义：①成本是指消耗的物质资料、人力、时间及其他的服务量；②成本须以货币单位来衡量；③成本以衡量资源的使用量为目的。在医疗卫生领域，成本是服务过程中所消耗的直接成本（材料费、人工费和设备费）和间接成本（管理费、教育培训经费和其他护理费用）的总和。

（二）护理成本

护理成本（nursing cost）是指在为患者提供护理服务过程中所消耗的物化劳动和活劳动的货币价值，其中物化劳动是指物质资料的消耗；活劳动是指护士脑力和体力劳动的消耗；货币价值是指用货币表示产出的劳动成果价值。

（三）成本管理

成本管理（cost management）是以降低成本，提高经济效益，增加社会财富为目标而进行各项管理工作的总称。成本管理包括对医疗服务成本投入的计划、实施、反馈、评价、调整和控制等各环节和全过程。成本管理对医院经济效益起着决定性的作用。

（四）护理成本管理

护理成本管理（nursing cost management）是运用一系列的管理方法，对护理服务过程中发生的费用进行预测、核算、分析、控制等科学管理工作，从而降低成本，增加效益，提高护理服务质量。它贯穿于护理服务活动的全过程，包括成本预测、成本计划、成本核算、成本控制、成本分析和成本考核。

1. 成本预测　成本预测是指医院为了达到降低成本费用消耗的目的，根据医院历史情况及预测期内的有关因素，采用一定的方法，对预测期内的成本费用作出预计或推测。是确定合理的目标成本的手段和开展成本决策及编制成本计划的前提。

2. 成本计划　成本计划是通过成本预测，对多种方案进行比较分析，从中选择最佳方案，确定目标成本后，编写成本计划，规定各种消耗的控制标准和成本水平，提出保证计划完成的可靠措施。

3. 成本核算　成本核算是指对生产经营过程中实际发生的耗费进行汇集、计算、分配和控制的过程。护理成本核算是指医疗机构把一定时间内发生的护理服务费用进行审核、记录、汇总、归集和分配并计算护理服务总成本和单位成本的管理活动。

4. 成本控制（cost control）　指医院在经济管理活动中，根据成本计划，制订各项消耗定额、费用定额、标准成本等执行标准，在执行过程中不断反馈其执行情况，当实际执行结果和计划的执行标准有重大偏差时，采取措施予以纠正。

5. 成本分析　指根据成本核算所提供的信息和其他有关资料，分析成本水平及其构成的变动情况，分析成本是超支还是节约，分析影响成本的各种因素的变动对成本升降所造成的影响。

6. 成本考核　是指定期对成本计划的完成情况或执行结果进行总结与评价，并按成本责

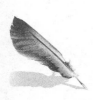

任的归属来考核成本指标的完成情况，据此进行奖惩，以利于客观评价工作业绩和明确责任，激励员工改进工作，提高医院整体管理水平和经济效益。

二、护理成本的分类

（一）劳务费

包括护士的工资、奖金、福利、津贴等。

（二）卫生业务费

指维持护理业务所消耗的费用，包括水、电、煤、一般设备维修费、科研费、培训费及职工医疗费等。

（三）固定资产折旧费

包括房屋、大型医疗仪器与设备、家具费等。

（四）公务费

包括办公费、书报费、差旅费、公杂费等。

（五）卫生材料费

如消毒用品、化学试剂、敷料及各种检查材料的消耗。

（六）低值易消耗品费

指能多次使用的消耗品，包括医用推车、轮椅、医用柜、治疗盘等小型医疗器械。

三、护理成本的核算

成本核算是指对生产经营过程中实际发生的耗费进行汇集、计算、分配和控制的过程。护理成本核算是指医疗机构把一定时间内发生的护理服务费用进行审核、记录、汇总、归集和分配并计算护理服务总成本和单位成本的管理活动。护理成本核算方法包括以下几种：

（一）项目法

是以护理项目为对象，对其人力投入和材料耗费进行详细的综合评估，核算出护理项目所消耗成本的方法。它是我国护理成本核算常用的方法，如对患者静脉输液治疗、口腔护理理等护理项目成本进行分析。

（二）床日成本核算法

是指将护理费用的核算包含在平均的床日成本中，护理成本与住院时间直接相关的一种成本核算方法。

（三）患者分类法

是指以患者分类系统为基础测算护理需求或工作量的成本核算方法，如我国医院采用的分级护理收费。

（四）病种分类法

是指以病种为成本计算对象，归集与分配费用，计算出每一病种所需护理照顾成本的方法，如 DRGs 收费方法。

（五）相对严重度测算法

是指将患者的严重程度与利用护理资源的情况相联系计算所提供护理服务的成本，如应用治疗干预计分系统（TISS）评定、分析 ICU 的护理成本。

当前，我国护理成本核算管理中存在着护理成本意识淡薄、护理成本回收低于成本支出、护理人力资源配置不当、计算机网络自动化程序不完备等问题，制约护理成本核算。

四、护理成本控制

成本控制（cost control）是指医院在经济管理活动中，根据成本计划，制订各项消耗定额、费用定额、标准成本等为执行标准，在执行过程中不断反馈其执行情况，当实际执行结果和计划的执行标准有重大偏差时，采取措施予以纠正。护理成本控制（nursing cost control）是指按照既定的护理成本目标，对构成成本的一切耗费进行严格的计算、考核和监督，及时揭示偏差，并采取有效措施纠正不利差异，发展有利差异，使护理成本被限制在目标范围内的管理方法，包括以下程序。

（一）根据定额制订成本标准

护理成本标准是各项费用开支和资源消耗的定量指标，是护理成本控制和护理成本考核的依据。没有制订这个标准，就无法实施护理成本控制。

（二）执行标准

对护理成本的形成过程进行计算和监督。根据护理成本指标，审核护理工作中各项费用的开支和各种护理资源的消耗，并执行各项降低护理成本的技术措施，用以保证顺利实现护理成本计划。

（三）确定差异

核算护理工作中实际消耗脱离护理成本指标的差异，分析发生护理成本差异的程度与性质，确定造成差异的原因和责任归属。

（四）消除差异

组织护理人员挖掘护理工作中增产节能的潜力，提出降低护理成本的新措施或修订护理成本标准的建议。

五、护理成本管理的策略

（一）加强护理成本管理

建立护理成本管理体系有利于增强护理人员管理意识和降低护理成本。护理人员是成本核算的直接参与者。通过对护理人员进行成本管理的培训及成本管理的学习，使他们明确成本核算的目的和意义，掌握成本核算的方法和原则，增强护理成本的意识。

（二）构建新型护理经济管理模式

加强护理服务管理，将护理经济活动纳入到法制管理轨道，为确保有序的护理市场和护理服务提供一个公平、合理稳定的市场环境。

（三）完善护理成本定价

通过项目内容来制订项目执行人并确定护理时间，从而确定护理价格。长期以来，我国护理服务收费远低于成本，医院盈利主要靠的是药品和检查。合理调整科技量、风险责任含量、体力消耗含量的劳务消耗价格，应根据护理技术难度、劳动强度和所消耗的时间来共同制订护理服务价格。

（四）合理配置护理人力资源

现代管理理念是强调以人为本，强调以人为中心，注重人事、职能效益最大化。合理安排工作，调动人员的积极性，使个人潜能得以充分发挥。减少护士缺勤、离职、病假，尽力缩短工作流程。同时，人力成本是医院成本管理中最易控制的。通过护理成本核算了解到护理在为患者提供的服务过程中实际消耗的人力、财力和物力，从而合理地配置人力资源，使护理人员认识到自身服务的价值，增强主动服务意识，有效地降低成本，提高工作效率。

（五）计算机网络化推广应用

为了有利于成本核算工作快速、准确、高效，科室应与院领导、财务科协调沟通，积极说明成本管理在护理工作中应用的现状。在医院领导和财务科共同努力下，建立一套完善的计算机收费系统，为了实现成本核算数据的自动收集、存储、分析和信息共享，规范进行收费，保证成本核算网络化系统有效运转，将各种成本和收入数据进行分类与编码标准化，加强检查审核，保证原始数据的准确性。

我国护理经济学研究工作开展较晚，还没有形成一套系统的、规范的经济管理方法，更缺少按护理成本分类核算的管理系统。为适应我国卫生体制的改革及护理学科的发展，应不断强化护理经济管理意识，注重经济学研究的探索实践，才能真正体现护理服务价值，推动护理经济管理现代化、科学化、规范化，早日实现与国际医疗护理事业的接轨。

小　结

护理经济学是研究护理资源配置及其行为的一门科学，即有效利用护理资源，系统核算护理成本，合理制订护理价格，综合分析护理效益，全面评价护理价值等。护理人力成本管理、医疗护理设备管理和护理耗材的管理，是目前护理管理领域中面临的主要经济问题。强化护理经济管理，发挥医院各种资源最大效益，是体现护理服务价值和提高护理工作质量的关键。

对于医院来说，预算是医院未来一定时期内经营计划的数量表现形式，是经营和管理计划正式的、量化的、货币化的表现。医院全面预算是一种全方位、全过程、全员参与编制与实施的预算管理模式，是兼具控制、激励、评价等功能于一体的综合贯彻医院经营战略的管理机制。预算管理的方法主要有固定预算法、弹性预算法、零基预算法、增量预算法、滚动预算法、绩效预算法等，医院在选择预算编制方法时，应坚持方便、实用的原则，结合医院的组织结构、预算编制的组织形式等灵活采用。

护理成本管理（nursing cost management）是运用一系列的管理方法，对护理服务过程中发生的费用进行预测、核算、分析、控制等科学管理工作，从而降低成本，增加效益，提高护理服务质量。它贯穿于护理服务活动的全过程，包括成本预测、成本计划、成本核算、成本控制、成本分析和成本考核。护理成本控制程序：根据定额制订成本标准、执行标准、确定差异、消除差异。护理成本管理的策略应从加强护理成本管理；构建新的护理经济管理模式；完善护理成本定价；合理配置护理人力资源；进行计算机网络化推广应用这几个方面去解决。

自　测　题

一、选择题

（一）单选题

1．比较简单易行、直观的预算管理方法为

　　A．零基预算法

　　B．固定预算法

　　C．弹性预算法

　　D．增量预算法

　　E．滚动预算法

2．护理成本管理**不包括**

　　A．护理成本预测

　　B．护理成本核算

　　C．护理成本分析

　　D．护理成本控制

　　E．利用所有资源提供高质量服务

3．医用耗材是指

　　A．医疗器械中除大型的医疗仪器设备外所有医疗器械

　　B．所有的医疗器械

C．一次性护理物品

D．低值医用耗材

E．反复使用医用耗材

（二）多选题

4．医疗护理设备按照用途主要包括

　　A．用于诊断医疗护理设备

　　B．用于治疗医疗护理设备

　　C．用于辅助治疗的医疗护理设备

　　D．用于临床的医疗护理设备

E．用于辅助的医疗护理设备

5．护理成本主要包括

　　A．劳务费

　　B．卫生业务费

　　C．固定资产折旧费：包括房屋、大型医疗仪器与设备、家具费等

　　D．卫生材料、低值易消耗品费

　　E．公务费

二、名词解释

1．成本　　2．护理人力成本　　3．医院预算管理　　4．护理成本管理

5．护理成本控制

三、填空题

1．按内容划分，护理人力成本可分为_____、_____、_____、_____、_____、_____。

2．护理成本主要包括：_____、_____、_____、_____、_____。

3．护理成本控制包括以下程序：_____、_____、_____、_____。

四、简答题

1．简述护理人力成本管理的意义。

2．简述护理成本管理的策略。

五、案例分析题

1．某三甲综合医院护理部培训奖励预算经费方案

某三甲综合医院护理部为提高本院护理人员业务水平，学习新的护理理论、开展新技术、新项目，更好地服务于广大群众，特制订了 2014 年护理人员进修培训的计划，对培训的经费进行预算，具体方案如下：

（1）外出进修（30 000 元）：2014 年度，护理部计划派出 10 名护士骨干赴北京、上海两地上级医院进修学习，以推动本院的护理专业技术水平。

（2）人员外出参加学术交流活动（30 000 元）。

（3）继续护理学教育（25 000 元）：本年度在职研究生教育预计 3 人，每人报销学费 5000 元，本科在职 10 人，每人报销学费 1000 元以资鼓励。

（4）科研奖励（20 000 元）：用于发表论文、申报科研课题及获奖成果的奖励。

（5）医学杂志、书（5000 元）：用于科室订阅护理杂志及书籍。

（6）"三基"培训等奖励（30 000 元）：护理部给予每月三基考试优秀（≥ 95 分）的护理人员 50 元奖励。

（7）其他（10000 元）。

以上七项培训奖励预算经费为 120 000 元。

问题：

（1）预算管理目的是什么？

（2）预算管理的基本方法有哪些？

2. 护理成本管理实践

某医院近几年来尝试采用项目成本核算方法，通过计算机建立了护理成本管理模型，开展了对护理成本内容的研究和护理成本管理的实践，达到较好的效果。具体项目程序包括：

（1）建立护理成本核算模型。其模型，共分 6 个子系统、23 个功能模块。主要功能是采集与护理成本有关的数据，完成对院、科二级护理成本的统计、分析和预测。

（2）设置成本核算内容与方法。包括：①护理收入：主要有分级护理费、护理操作费（如静脉输液／口腔护理）等，直接由医院信息系统导入。②护理成本：包括直接成本，如护理器材采用按实际成本一次性计算，人力费用为护理人员的工资、奖金及所有福利费用，护理低值易耗品等按购进价一次性计算成本；间接成本，主要是护理行政管理费用，如训练费、质量控制费等。收入与成本直接在各数据发生点进行自动统计，均按各护理单元实际发生计算，全院性活动发生的成本采取分摊方法分至各护理单元。

（3）护理成本预测。采用产品成本变动趋势的预测方法，预测数学模型用直线方程式 $y=a+bx$ 表示，用加权平均法确定 a、b 值。

实践结果证明：该医院由于构建了护理成本体系，每个季度可以通过网上数据监控科室各类护理成本发生和护理收入情况，有助于增强护理人员成本管理意识，是实现护理成本从医疗成本中分离出来的基础，既可加强护理组织、技术、质量、信息、物质管理，又为提高护理服务的社会效益和经济效益提供了保证。

问题：

（1）何为护理成本管理？包括哪几方面内容？

（2）结合临床工作实际，阐述如何选择正确的护理成本核算方法？护理成本管理的策略有哪些？

（孙　铮）

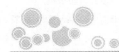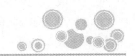

自测题参考答案

第一章

一、单选题

1. C 2. A 3. D 4. C 5. D

二、名词解释

1. 管理是一个过程，即管理者让被管理者与自己共同去实现既定目标的过程。

2. 角色（role）描述了一个人在某位置或状况下被他人期望的行为总和。

三、填空题

1. 人、财、物、信息、空间和时间

2. 领导者、计划者、监督者、教育者、护患代言人、协调者、传达者、资源调配者、冲突处理者、变革者

3. 技术技能、人际技能、概念技能、设计技能

4. 科学决策；交往协调；技术

四、简答题

1. 简述管理的职能。

答：①法国的亨利·法约尔在1916年最早提出了"五职能说"即计划、组织、指挥、协调和控制五个管理职能。②美国的管理学者戴维斯等在1934年提出管理"三职能说"，即计划、组织、控制三项职能。③美国的管理学家卢瑟·古利克在1937年提出管理的"七职能说"，即计划、组织、指挥、控制、协调、人事、沟通。虽然各家说法不同，但都是对管理内容的基本概括，只是繁简和侧重点有所不同。④目前，国内外比较普遍的看法是将管理职能划分为计划、组织、人员管理、领导、控制五项职能，基本反映了管理工作的主要内容。

2. 简述管理的对象。

答：①人：指被管理的生产人员、技术人员以及下属管理人员。②财：包括经济和财物。③物：指对设备、材料、仪器能源以及物资的管理。④时间：高效能的管理应在尽可能短的时间内，做更多的事情，充分利用时间。⑤信息：信息是具有新内容、新知识的消息，是提高管理效能的重要部分。

3. 简述影响护理管理的因素。

答：①疾病谱和人口结构变化的影响。②医疗卫生体制改革造成的影响。③护理质量管理运作模式滞后造成的影响。④计算机技术在护理管理中的运用。

五、论述题

结合护理管理的特点，你作为护士长怎样展现你的角色模式？

答：涉及护士长角色的理论很多，结合护士长的工作特点，可分为三种十大类角色，包括人际关系角色、信息传递角色、决策制订角色。其中，人际关系角色是护士长所要担负的在科室层面的纪念性或象征性的责任，包括：①代言人，护士长需要作为科室护理人员的领导，必须履行有关法律的、专业的、社会的和礼仪等方面的责任，即管理者礼仪性、象征性地出席科室内或代表科室参加医院中的各项活动，如护士长在处理行政、业务工作中，代表科室参加院里或护理部召开的各种会议，代表科室接待来访者等。②领导者，护士长在科室内部发挥着领

导者的角色，指挥协调他人的活动，如护士长需要通过自身的影响力和创造力营造一个和谐的科室工作氛围，需要运用谋划、鼓励、激发、培训、沟通、指导和个人魅力等各种方式和技能，促使下属护士充分发挥潜能，促进其不断成长。③联络者，护士长在护理管理工作中，要建立沟通和联络的网络关系，不仅要在护理组织内部与上、下级保持密切纵向联络，而且还要积极发展与外部的横向联络，进行多方面的接触与协调，通过与其他部门、其他专业的管理者、专家和工作人员的接触，建立广泛的合作学习关系，如护士长要与医师、行政、后勤等有关人员联系协商工作相关事宜，共同营造一个和谐的环境，以保证相关工作任务顺利完成。其次，信息传递角色是护士长要从组织或机构接受或收集信息的角色保障。包括：①监督者，护士长持续关注科室内外环境的变化以获取对科室发展有用的信息。护士长为了得到信息而不断审视自己所处的环境，如通过接触公众媒体或与其他人谈话等来获取组织内外部环境变化的情况等。②传播者，护士长向科室护理人员发布信息，把她们所获取的大量信息进行发布并分配。护士长需要在维护科室和谐的基础上，负责任地将信息传达给科室护理人员并影响她们的态度和行为，如护士长将与患者有关的资料传达给护理人员，主持病房的各种会议、学习等，传达上级的指令、文件、政策精神等。③发言人，是护士长代表科室向外界宣布、公布信息的角色。护士长可运用信息提升科室的影响力，把信息传递给医院内外的个人，向外界发布有关部门的公开信息。第三，决策制订角色需要护士长激发、监督和改善科室绩效的活动，包括：①创业者的角色功能，体现在护士长需要适应不断变化的环境，在思想、观念、方法等方面勇于创新与改革，如提供新服务、开发新产品、发明新技术等，以谋划和改进科室护理工作现状和未来。②协调者的角色，体现为护士长非自愿地回应压力，护士长必须善于处理冲突或解决问题。③资源分配者，护士长负责分配科室各种资源，以最佳地利用人力资源和其他资源来提高科室工作绩效，如护士长负责分配病房的有关资源，分配护理人员人力资源，具体如排班并明确工作任务，对各种仪器、卫生材料、药品、办公用品的请领和分配使用，以为患者提供足够的人员、物质和护理服务。④谈判者，是护士长代表科室或科室内外成员，进行正式或非正式的协商和谈判，谈判对象包括护士、上级、护理对象和其他部门，如商谈签订有关合同、项目和协议等，同时还平衡组织内部资源分配的要求，尽力使各方要求达成共识。

第二章

一、单选题

1. B　　2. A　　3. B　　4. B　　5. B　　6. D　　7. A　　8. D

二、名词解释

1. 例外原则　即企业的高级管理人员把例行的一般事务授权给下级管理人员去处理，自己只保留对例外事项的决定和监督权。

2. 系统管理理论　是指运用系统理论的原理和范畴，对组织中的管理活动和管理过程，尤其是组织结构和模式进行分析的理论。

3. 精益思想　是指根据用户需求定义企业的生产价值，明确每一项产品的价值流，并按照价值流组织全部生产活动，使产品在从最初的概念到到达顾客的过程中顺畅流动，让顾客成为生产的拉动者，在生产管理中精益求精、尽善尽美。

4. 企业的可持续发展理论　是指企业既要考虑当前发展的需要，又要考虑未来发展的需要；不能以牺牲后期的利益为代价，来换取现在的发展，满足现在的利益。同时可持续发展也包括面对不可预期的环境震荡，而持续保持企业发展趋势的一种发展观。

5. 人本原理　即以人为本的管理原理，是指一切管理活动都必须以人为核心，以调动人的积极性、主动性和创造性，做好人的工作为根本，注重人的思想、感情和需求，最大程度地发挥人的潜力。

6．能级原则　按照一定的标准、规范将管理中的组织和个人进行分级管理。

三、填空题

1．无为而治　道法自然　弱者道之用

2．管理过程之父 计划　组织　指挥　协调和控制

3．霍桑　人际关系

4．系统原理　人本原理　动态原理　效益原理　责任原理　协同原理　权变原理　创新原理　伦理原理

四、简答题

1．简述科学管理理论的主要内容？

答：①工作定额原理；②工作与能力相适应；③标准化原理；④差别计件工资制；⑤劳资双方进行"精神革命"；⑥计划职能与执行职能相分离；⑦职能工长制；⑧实行例外原则。

2．法约尔一般管理理论的要点有哪些？

答：①六种经营活动：技术活动、商业活动、财务活动、安全活动、会计活动、管理活动。②管理活动的五大职能：计划、组织、指挥、协调和控制。③管理 14 项原则：分工原则；权力与责任；纪律；统一指挥；统一领导；个人利益服从集体利益；报酬合理；集权与分权；等级链与跳板；秩序；公平；人员稳定；首创精神；集体精神。

3．霍桑试验分为哪几个阶段？

答：①车间照明试验。目的是为了弄清楚照明强度对生产效率所产生的影响。②福利试验。试验目的是调查福利待遇与生产效率关系。③大规模访谈。为了解职工对现有管理方式的意见，梅奥制订了一个征询职工意见的访谈计划。进而认识到，需要对管理人员，尤其是基层管理人员进行训练，使他们耐心倾听并理解工人，改善人际关系，提高员工士气。④群体试验。目的要证实在以上试验中，研究员感觉职工中似乎存在非正式组织，而且这些组织对工人的态度很重要。

4．人际关系理论的主要内容有哪些？

答：①工人是"社会人"而不是"经济人"。人们的行为动机不是出于追求金钱，还应考虑社会、心理方面，更重要的是人与人之间的感情。②企业中存在非正式组织。企业中除了存在为实现目标的正式组织外，还存在着非正式组织。有时，这种非正式组织因为感情影响，使得组织成员彼此拥护成员共同利益，免受内部个别成员疏忽所造成的损失。而且，非正式组织中有自己的核心人物，大家有共同目标、行为准则和道德规范。

5．简述学习型组织的五项修炼。

答：①培养"自我超越"的员工；②改善心智模式；③建立共同愿景；④促进有效的"团队学习"；⑤形成"系统思考"。这五项修炼，缺一不可，应该把它们融合起来。而且，"修炼"的境界并非靠强制命令就能实现，而是必须精通整套理论、技巧，进而付诸实行。

五、论述题

结合本章相关内容，实际说明一名护士长如何运用基本管理原理、管理原则以及现代管理理论来开展护理管理工作的。

答：管理原理是管理理论的基础，是对管理活动最基本的、普遍性的运动规律的科学表述。护士长学会运用管理原理有助于提高管理工作的科学性，避免盲目性，有助于掌握管理的基本规律，迅速找到解决管理问题的途径和手段。①系统原理是运用系统论的基本思想和方法指导管理实践活动，解决和处理管理的实际问题。护士长在开展管理活动中，其所在的科室就是处在一个不断发展变化的整体系统中，它既是一个相对完整的系统，同时又是更大的医院系统中的子系统，护士长在管理科室工作时，要对管理各方面做系统的分析，并根据环境的变化及时进行调整和控制，其目的是实现系统的整体优化，创造系统整体的最佳效益。②人本原理

需要管理活动以人为核心，调动人的积极性、主动性和创造性，以做好人的工作为根本，注重人的思想、感情和需求，最大程度地发挥人的潜力。人本原理要求护士长在进行管理活动时，必须把人作为第一要素，同时对包括围绕着人的时间、空间、技术、信息等进行管理，使整个科室护理工作明确目标、履行职责、彼此互助地完成任务。在管理活动中，始终明确人是管理的主体，科室护理人员的共同参与是有效管理的关键，管理活动的本质是为人提供服务，让人性得到完美的发展。③动态原理是护士长在管理活动中，面对瞬息万变的组织环境，注意把握管理对象运动、变化的情况，及时调节管理的各个环节和各种关系，保证达到预定的目标，在动态管理中实现最佳效益。动态原理要求护士长明确管理主体、管理对象、管理手段和方法的动态变化，以及组织工作目标、管理目标的及时调整等方面。护士长在进行管理时，必须做超前预见和工作安排，科学地认识、预测和把握管理对象和管理环境的变化，从而做出正确的预见性决策，这是管理成功的关键。④效益原理揭示了管理目的属性，是指组织的各项管理活动都要以实现有效性、追求高效益为最终目标的一项管理原理。效益原理强调通过各种管理活动，使投入的人力、物力、财力、信息、时间等资源得到最充分、最有效的利用，从而产生最大的经济效益和社会效益。护士长在管理过程中，必须充分考虑诸如资源消耗、管理水平、科学技术水平等影响效益的因素，加强科学管理，发展科学技术，牢固树立效益观念，并通过多种途径实现最优化的目标。⑤责任原理是指在管理活动中，为了实现管理的效率和效益，组织需要在合理分工的基础上，明确规定各部门和每个人必须完成的工作任务和必须承担的与之相应的责任。因此，护士长根据这一原理，在管理中明确每个人的职责；学会进行合理的岗位设计和授权，同时，学会激励，奖罚要分明，其目的是保证及提高科室工作的效益和效率。⑥协同原理是组织或团队合作中各领域间联合产生的整体效应，要大于各自单独进行的效应之和。护士长在管理中应有协同的意识和能力，建立相互信任、有学习能力和创造力的团队文化，提高管理活动中团队工作效率。⑦权变原理需要管理者要根据组织的内、外部条件的变化情况做相应的调整，护士长在进行管理活动中，应该根据环境变化，审时度势，适时改变管理理念、管理体制、管理策略与领导方式等，以适应环境变化，达到管理最大效能化。⑧护士长在管理活动中，还应该注意应用创新原理，需要在管理活动中，在组织目标设计、组织制度建设、管理方法与技术、领导观念及组织文化创立与维护等方面实现创新。⑨伦理原理涉及组织的诚实和公开、社会期望、社会责任、公平竞争、广告、公共关系、消费者权益等方面的内容。护士长在管理中，要注意实行伦理管理，在短期内，受护士长的个人特征、组织文化等因素影响，会支付大量管理成本，但对科室长远发展相当重要，可能产生超常规的效率，与科室长期经营效益成正相关。

　　管理原则是组织活动一般规律的体现，是人们在管理活动中，为达到组织的基本目标，而在处理人、财、物、信息等管理基本要素及其相互关系时所遵循和依据的准绳。一方面，管理原则是对管理活动的科学抽象，是对管理规律的总结和概括，是管理理论的重要组成部分；另一方面，管理原则是以客观事实为依据并在管理实践中逐步产生和发展起来，对临床管理有着举足轻重的作用。护士长在管理中应注意使用以下原则：①依据整分合原则将科室护理工作从整体目标出发，通过系统分析，对整体进行科学的分解，形成多个目标明确的子系统和子目标，各个子系统正常运作进而实现整体目标。②相对封闭原则需要护士长在管理中，必须按层级，一级管一级，这样每级都可以发挥其作用，不封闭的管理不能发挥作用。③护士长根据能级原则，在管理中明确管理能级，其设立必须有理有据，不能随意划分，通常一个正三角形管理结构是稳定的管理结构。在每个能级中，应该有各自的权力、利益、精神荣誉。在各个能级中，人才的分配尤为重要，人尽其用才能达到最适状态。④动力原则要求护士长在管理中必须有强大的动力，促使各种管理要素产生强大的合力，使管理运动持续而有效地进行。护士长在管理中要正确认识和把握动力的作用，建立有效的动力机制。⑤行为原则要求护士长要熟练掌握护士的行为规律，并对其进行科学分析和有效管理，在激发护士积极性时，考虑到其个性特征，创造良好的生活工作环境，用人之长，避人之短。⑥反馈原则需要护士长在管理中，及时得到发出指令的回馈信息，并做出及时处理，以确保管理目标的实现。⑦弹性原则是指护士长在管理活动中，都必须留出一些空间，以适应客观情况变化。护士长必须遵循弹性原则：a. 任何一个管理者都可能估计错误，只有给自己弹性空间，才能有效规避突发情况的发生。b. 管理活动具有很大的不确定性。c. 管理者必须充分考虑到每一个细节，不能疏忽任何一个，这样才能保持可调节的弹性。⑧价值原则是指护士长在管理工作中，能有效运用人力、物力、财力，以实现更大的经济和社会效益。⑨随机制宜原则要求护士长在管理过程中，寻求事物的基本关系和规律，根据科室所处的内外条件而采用不同的管理方法和模式，护士长的管理活动应从实际出发，任何管理思想和方法只适用于特定的管理活动，不可能解决一切问题，管理需要灵活，因地制宜。

第三章

一、单选题

1. B 2. C 3. B 4. A 5. A

二、名词解释

1. 计划：是一种协调过程，它给管理者和执行者指明前行方向。计划是管理的首要职能，也是管理基本职能之一，始终贯彻于四大职能之中。

2. 目标管理：是一个较为全面的管理系统，使用系统的方法将关键的活动结合起来，有意识地使组织目标和个人目标有效率的实现。

3. 决策：是指评价各种可行方案，为达到目标所做出决定或选择的过程。决策贯穿于管理活动的始终，是管理工作的基础，通过制订决策来解决每一个管理问题。

4. 时间管理：是指在日常事务中有目标地应用可靠的工作技巧，合理有效地利用可以支配的时间，提高时间的有效利用率，从而保证在单位时间内重要工作顺利完成，能够及时处理突发事件或者紧急变化。

三、简答题

1. 计划的步骤。

答：分析评估、确定目标、拟定备选方案、确定备选方案、评价方案、选择方案、制订辅助计划、编制预算。

2. 目标的特征。

答：目标的层次性、目标的网络型、目标的多样性。

3. 时间管理程序。

答：明确目标、确定事情的先后顺序、制订计划表、立即执行。

4. 决策的步骤。

答：识别问题、确定决策标准、拟定并评价备选方案、选择方案、实施方案、效果评价。

四、论述题

护理管理者如何做出科学决策？

答：①首先要知道决策的定义；②将制订的决策进行分类；③根据决策的过程进行评价；④选择适合的决策工具。

五、案例分析题

（1）什么是计划？计划要解决哪些问题？

答：计划是管理的首要职能，也是管理基本职能之一，始终贯彻于四大职能之中。计划是根据组织内外的实际情况，根据需要并通过科学预测，提出组织在未来一定时间内所要达到的目标以及实现目标的方法。计划是一种协调过程，它给管理者和非管理者指明方向。从计划概念可知，计划需要有意识地决定组织发展的方向，既要确定组织现有目标，又要考虑组织发展未来。

（2）计划是如何分类的？其表现形式有哪些？请举例说明。"5 年内申报全国青年文明号"和"新护士培训计划"各属于哪类计划？案例中还有哪些是计划？

答：计划有很多分类方法：①按计划的层次可以划分为战略计划、战术计划和作业计划；②按计划的时间期限可划分为长期计划、中期计划和短期计划；③按计划的内容可划分为方向性计划、具体计划；④按计划的约束程度可划分为指令性计划和指导性计划；⑤按计划的重复性可划分为经常性计划和一次性计划。

"5 年内申报全国青年文明号"属于长期计划、战略计划、方向性计划，"新护士培训性计划"属于作业计划、短期计划、具体计划。

临床工作要查房、原有科室护士的业务学习、病房要管理等管理工作都需要进行有针对性计划，这些计划属于战术计划、中期计划、经常性计划。

（3）护士长如何才能制订出合理的新护士培训计划？

答：护士长在制订新护士培训计划时的基本步骤包括：①进行分析和评估，收集护理组织相关的各种信息和资料，分析医院护理工作需要和新护士的基本情况，可以通过 SWOT 等战略分析法，找出进行新护士培训中优势、劣势、机会和威胁等，制订有针对性的培训目标。②确定目标，在分析形势的基础上为新护士培训制订目标，在确定目标后，护理组织中各个部门根据总目标拟定各个部门的分目标，而各个部门的分目标又对其下属单位的目标进行控制。通过逐层控制，可更准确地把握下属的工作方向。③拟定备选方案。在评估护理组织现状的基础上，考虑完成目标需要的条件，分析护理组织内已经具备的条件、优势及劣势，如护理组织的人力资源、技术力量、经费、设备资源、人际关系等相关部门关系等，根据目标提出多个培训备选方案。护理管理者应注意调动护士积极性，鼓励她们充分发挥创造性思维，听取多方面意见，发扬集体智慧，利用集体的优势来拟定更多的备选方案。④确定备选方案。护理管理者需要结合新护士培训目标，在分析护理计划实施的假设条件之后，进行方案之间的比较，确定可选的方案；⑤评价方案。确定可供选择方案后，根据前提条件和目标，对各个方案的优缺点进行评估，需要综合考虑多个方面的因素，从多个指标进行评价，例如预期收益、风险程度等，做出方案预期效果的评价；⑥选择方案，在确定备选方案后，再根据前提条件和目标的衡量标准，对每个方案的优缺点、可行性等进行评估，选出最佳培训方案；⑦制订辅助计划。选择实现目标最佳的方案后，还需要依据实施方案的具体条件制订出辅助性计划，将总计划进行分解，列出辅助计划，例如人、财、物等辅助计划，用来辅助和扶持该方案的进行，以达到不断纠正和完善计划的需要。⑧编制预算。计划编制的最后需要对选定方案中所涉及的有关经费进行预算，使之数字化，通过计划预算，将各类计划进行汇总和综合，预计所获得的利润或者盈余，以控制计划的完成进度，确保计划目标的实现。

护理管理者在制订新护士培训计划时，除了遵循以上步骤外，为使计划具有科学性和可行性，还应注意：①制订计划时应明确护理目的和目标；②制订计划应符合医疗护理的宗旨、相关政策、程序和目标等；③制订计划时考虑先后顺序，分清主次且符合逻辑；④制订计划符合原则，包括目的性、纲领性、普遍性、效率性和前瞻性等；⑤制订计划需考虑组织的人力、物力、财力等其他相关情况。

第四章

一、单选题

1. D　2. A　3. C　4. D　5. C　6. D

二、名词解释

1．组织　是按照一定的目的、任务和形式编制起来的结构严密、制度化的人群集合体，是每个成员在这个集合体中进行各项活动的构架系统。

2．管理幅度　是指一个指挥监督者或管理人员能直接领导隶属人员的数量。

3．组织文化　指组织所创造的精神财富，包括传统、价值观、习惯、作风、精神、道德规范、行为准则等，它反映和代表了该组织成员的整体精神、共同的价值标准、符合时代要求的道德和追求发展的文化素质。

4．护理流程再造　是指对原有护理工作的薄弱、隐患、不切实际的环节实施流程再造，对不完善的工作流程实施重建，通过对原工作流程进行整合、重组、删减等，从而提高整体护理效益，提高患者满意度，以及减少医疗意外。

三、填空题

1．资源要素　目标要素　精神要素　时机要素

2．卫生行政组织　卫生事业组织　群众性卫生组织

3．导向作用　约束作用　凝聚作用　激励作用　辐射作用

四、简答题

1．组织结构设计的基本原则有哪些？

答：组织设计的原则有：统一指挥原则、专业化分工与协作的原则、管理层次和管理幅度适宜原则、责权对等原则、稳定性与适应性相结合原则。

2．高绩效团队的特征有哪些？

答：高绩效团队的特征有：团队目标明确；优势互补；团队领导工作有效；团结协作；沟通渠道畅通；互相信任；凝聚力强；肯定与欣赏；团队规模适宜。

五、论述题

结合学习型组织的特点，如何建立一个理想的护理学习型组织？

答：结合自身经验加以论述，观点明确即可。

第五章

一、单选题

1．A　2．E　3．B　4．A　5．E

二、名词解释

1．人力资源管理　是有效利用人力资源实现组织目标的过程。人力资源管理概念包括两个主要内容：一是吸引、开发和保持一个高素质的员工队伍，二是通过高素质的员工实现组织使命和目标。

2．岗位设计　是指根据组织需要，兼顾个人需要，规定某个岗位的任务、责任、权力以及在组织中与其他岗位关系的过程。

3．岗位描述　又叫职位界定或职位描述，指对岗位的性质、任务、责任、工作内容、处理方法等与工作相关的环节所做的书面记录。

4．集权式排班　排班者为护理部主任或科护士长。优点是管理者能够掌控全部护理人力资源，可以依据各病区工作需要，灵活调配合适人员。如某病区护理工作量增加、护士休产假、病假等。缺点是对护理人员的个别需要照顾少，可能会降低工作满意度。

5．360º绩效评价　又称为全视角评价，是由被评价者的上级、同事、下级、客户（包括内部和外部客户）和被评价者本人从多个角度对被评价者工作业绩进行全方位衡量并反馈的方法。

三、填空题

1．人与岗位的匹配　人的需求与工作报酬匹配
2．人事决策　诊断　激励　教育与管理
3．工作分析或职务分析
4．绩效评价

四、简答题

1．护理人力资源具有哪些优点？

答：护理人力资源的特点包括生成过程的时代性和社会性，开发对象的能动性，开发过程的持续性，特殊资本性，生成、利用和闲置过程的消耗性，可塑性。

2．实施护理人员招聘的前提是什么？应该如何进行？

答：实施护理人员招聘的前提是护理人力资源规划和护理工作分析。首先是进行护理组织业务范围评价，确认护理人力资源的质量和数量上的需求，然后需要分析岗位的工作内容，确定职务固有的性质和组织内职务之间的相互关系和特点，确定组织成员在履行职务时应具备的知识、技术、能力和责任，最后形成职务说明书（包括工作描述和任务资格两部分）。

3．护理人力资源配置时应遵循的原则有哪些？

答：在进行护理人力资源配置时应遵循满足患者需求原则、科学配置原则、结构合理原则、经济效能原则、个人岗位对应原则以及动态调整原则。

五、论述题

结合本章所学内容，论述绩效考核常用测评方法。

答：绩效考核常用的测评方法如下：

（1）绩效评价表：绩效评价表是一种根据限定因素对员工表现进行考核的工作效率衡量方法。其具体操作是根据评定表上所列出的指标（评价要素），对照被评价人的具体工作进行判断并记录。

（2）排序法：排序法是评价者把同一部门或小组中的所有人员按照总业绩多少的顺序排列起来进行比较的评价方法。

（3）强制分配法：是将工作单元或小组的所有人员分配到一种近似于正态频率分布的有限数量的类型中去的一种评价方法。

（4）描述法：描述法是评价者用陈述性文字对组织人员的能力、工作态度、业绩状况、优势和不足、培训需求等方面作出评价的方法。这种方法侧重于描述组织成员在工作中的突出行为，而不是日常业绩。

（5）关键事件法：关键事件法是将被评价人员在工作中的有效行为和无效或错误行为记录下来作为评价依据的方法。

（6）目标考核法：目标管理评价重视成员对组织或部门的个人贡献，是一种有效评价员工业绩的方法。

（7）360度绩效评价方法：360度绩效评价方法又称全视角评价，是由被评价者的上级、同事、下级和（或）客户以及被评价者本人从多个角度对被评价者工作业绩进行全方位衡量并反馈的方法。

第六章

一、单选题

1．C　　2．A　　3．A　　4．D　　5．B

二、名词解释

1．职业生涯规划　又称职业生涯设计，是指个人对未来发展的主客观因素进行分析、判

断和测定，确定自己的事业奋斗目标，并制订实现这一目标的工作、教育和培训计划，对每一步骤的时间、顺序和方向做出合理的安排，以实现自我价值的过程。

2．职业锚 又称职业定位，是指在职业生涯发展的探索过程中，人们根据个人的能力、动机、天分、需要、态度和价值观等逐渐形成较为明显与职业有关的自我概念和明显占主导地位的职业定位，是人们通过实际工作经验达到自我满足和补偿的一种长期的职业定位。

3．职业倦怠 又称"工作倦怠"、"工作耗竭"、"职业枯竭"，是指服务于助人行业的从业者因为不能有效地应对工作上持续不断的压力而产生的一种包括情绪衰竭（emotional exhaustion）、去个性化（depersonalization）和个人成就感低落（reduced personal accomplishment）在内的综合症状。

三、填空题

1．技术型、管理型、创造型、自主独立型和安全稳定型。

2．自我评估、环境评估、目标设置、计划行动。

四、简答题

1．帕森斯的职业与人匹配理论。

答：帕森斯认为职业与人的匹配，分为两种类型。第一，因素匹配，即所需专业知识和专门技术的职业与掌握该种专业知识和专门技术的择业者相匹配。第二，特性匹配，即某种职业需要具有一定的特性，如具有敏感、易动感情、不守常规、有独创性、个性强、理想主义等人格特征的人，宜于从事审美性、自我情绪表达的艺术创作类型的职业。

2．护理管理者的主要责任。

答：①引领团队建立正确的人生观和价值观；②营造以能力为基础的职业生涯发展组织氛围。③对护士个人职业生涯发展规划提供咨询和指导；④为护士展现和发展个人潜能提供机会；⑤为护理人员的职业生涯发展提供职业培训和教育的机会；⑥促进和鼓励护士在组织内晋升。

3．新护士岗前培训内容。

答：①介绍医院概况、护理概况、组织文化及未来发展愿景；②进行医德医风、职业道德教育；③学习相关法律、法规、医院规章制度和各级各类护理人员职责；④学习院内感染相关知识和职业防护知识；⑤常用急救技能培训；⑥护理文书书写规范；⑦人际沟通技巧等。

4．护士离职的危害

答：护士离职直接导致组织人力成本投入增加，护理人才流失和人力资源浪费，导致护理质量下降，影响团队稳定，带来负面效应，导致在职护士思想情绪不稳定，使更多的在职人员产生离职想法，影响团队的凝聚力和战斗力，影响护理队伍的稳定和发展。

5．职业倦怠干预措施。

答：①改善社会环境，提高职业地位；②改善职业环境，减轻工作压力；③培养健康人格，提高工作应变能力；④建立职业规划，促进职业发展。

五、论述题

按照职业生涯规划的方法和步骤，结合自我实际进行分析评估，制订一份自我职业生涯发展规划。

答：职业生涯规划包括自我评估、环境评估、目标设置、计划行动和评价反馈五个步骤。学生需要结合自身情况来制订自己的职业生涯发展规划，需要注意按照以下步骤和内容进行：

（1）自我评估：它需要护士对自己的知识、能力、价值观、愿望、行为和个性特点等有关职业发展的因素进行分析、判断和评价。内容包括生理自我、心理自我、理性自我和社会自我评估。自我评估的方法包括：①橱窗分析法。根据"自己知道—不知道"和"别人知道—不知道"两个维度，把"自我"分成了四部分。在进行自我分析时，主要是要了解"潜在我"和"背脊我"这两部分，"潜在我"是影响一个人未来发展的重要因素，了解和认识"潜在我"

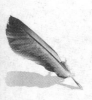

是自我认识的一个非常重要的内容,了解"潜在我"的主要方法有积极性暗示法和光明思维法。对于"背脊我",则要求个人需要有诚恳的态度和博大的胸怀,诚恳地、真心实意地去征询和接受他人的意见和看法,有则改之,无则加勉,从而帮助自己全面、正确认识和评价自我。②心理测试法是运用已标准化的测试工具对人的智力、性格、气质、潜能、态度和兴趣等心理因素进行有效测试,发现自我特长和潜能。

(2)环境评估:环境为每个人提供了活动的空间、发展的条件和成功的机遇。个人如果能够有效利用内外环境,就有助于事业的成功。影响职业发展的环境因素主要包括社会环境、行业环境和组织环境。①社会环境对职业的类别和职业发展前景有着极大的影响,从而也影响到个人职业生涯的规划和发展。社会环境评估内容主要包括社会经济环境、政治环境、文化环境、科技环境等多种因素影响。②行业环境主要包括行业特点、发展现状、未来发展趋势等相关因素。③组织环境最核心的不是它能够给你什么,而是它所提倡的价值观和行为,以及是否有利于个人成长的发展平台和环境,包括组织文化、决策模式、员工的道德感、行业地位、晋升制度、教育培训机会、薪酬等。总之,护理人员在制订职业发展规划时环境评估要注重分析环境的发展变化、职业与环境的关系、个人在环境中的地位、个人对应环境的条件、环境对自己职业发展有利和不利的因素等,要全面系统分析组织发展战略、护理人力资源需求、护理组织队伍群体结构、组织护理人员的人力资源管理政策等。只有知己知彼,才能做出正确的选择,把握适合自己职业发展的机遇,实现自我价值和人生目标。

(3)目标设置:即确定职业生涯目标。根据自我评估和环境评估分析,明确职业发展选择的方向和最终达成的目标。按照个人观念、知识储备、能力差距等不同条件状况需要将终极目标分解细化到不同阶段去分期完成,按照时间长短可分为人生目标、长期目标、中期目标、短期目标。确定目标时,可以采用逆向思维法,即先把总体方向确定下来,然后据此反推,具体做法是从人生总体目标—长期目标—中期目标—短期目标。目标设置的基本要求为符合社会与组织需求,适合自身优势,目标高低恰到好处,长短配合适宜,一个时期目标不宜过多,目标具体可行。职业生涯设计涉及横向、纵向多层面、多角度的多种变化,所以,目标设定应该体现多层次、分阶段、主次衔接的综合目标方案。

(4)计划行动:目标设立后,需要根据目标要求制订具体行动计划,包括配合目标达成的各项具体内容、方法措施、时间安排、考核指标等。计划方案应具体详细,可操作性强。行动是实现最终目标的关键。职业目标的实现依赖于个人各种积极的具体行为和有效策略与措施,包括积极的工作态度、工作表现,积极的个人发展的前瞻性准备,建立良好的人际关系,积极参加各种学习培训等,只有对照职业生涯目标规划方案扎扎实实一步一个脚印朝前迈进,才能最终到达目标的终点,实现人生奋斗目标和自我价值。

(5)评价反馈:评价反馈是对自己职业生涯进行及时有效的信息收集和分析,评估职业生涯规划执行的情况和效果,并据此对原规划进行修正和调整的过程。有效的评估反馈能使偏离控制目标的行为或现象得到及时矫正和制止,使控制活动更大程度地接近和达到目标。同时不断地评估和修正还可以增强个人实现职业目标的信心。

第七章

一、单选题

1. B 2. D 3. C 4. A 5. B 6. B 7. D 8. B

二、名词解释

1. 领导效能 是领导者在实施领导活动过程中,实现领导活动目标的能力与所获得的领导效率、领导效果、领导效益以及所引起的组织状态、组织环境和组织关系的有效变化的系统综合。领导效能是组织领导活动的出发点和归宿,是评价领导活动优劣的综合尺度。

2. 影响力　是指一个人在与他人交往中，影响和改变他人心理行为的能力。

3. 归因　是指观察者为了预测和评价人们的行为并对环境和行为加以控制，而对他人或自己的行为过程所进行的因果解释和推论。

4. 授权　是指在不影响个人原来的工作责任的情形下，将自己的某些责任分派给另一个人，并给予执行过程中所需要的职务上的权力。

5. 激励　是利用外部诱因调动人的积极性和创造性，引发人的内在动力，朝向所期望的目标前进的心理过程。

三、填空题

1. 目标不同、基本职能不同、活动方式不同、实践对象不同、评价标准不同

2. 指挥作用、协调作用、激励作用

3. 费德勒的权变领导理论、情境领导理论、路径－目标理论

4. 法定权、奖励权、惩罚权、专长权、感召权。

四、简答题

1. 简述管理与领导的联系与区别。

答：领导与管理的联系：领导是管理的职能之一；领导和管理具有复合性，即主体身份复合和行为性质复合；领导和管理是相辅相成的，领导离不开管理，没有具体的管理活动，领导目标就不可能实现。管理也离不开领导，没有领导，管理就会失去方向。

领导与管理的区别：①目标不同；②基本职能不同；③活动方式不同；④实践对象不同；⑤评价标准不同。

2. 领导者的影响力的构成因素有哪些？

答：领导者的影响力分为权力性影响力和非权力性影响力。权力性影响力的构成因素包括：职位因素、传统因素、资历因素；非权力性影响力的构成因素包括：品格因素、能力因素、知识因素、感情因素。

3. 特征领导理论、行为领导理论、权变领导理论各有何特点？

答：特征领导理论特征理论从领导者的特征入手研究领导的效果，由于它忽视了领导行为和领导环境对领导活动的影响，因此对领导行为的解释力和预测力十分有限。

行为领导理论的重点在于分析领导者的行为和领导风格对组织成员的影响，由此确立最佳的领导行为和风格。行为领导理论将领导者的行为划分为不同的类型，分析各类领导行为的特点与领导有效性的关系，并将各类领导行为、领导方式进行比较。

权变领导理论其基本观点是不存在一成不变、普遍适用的最佳管理论和方法，领导者应根据组织所处的内外环境而随机应变。

4. 授权时应遵循哪些原则？

答：授权时应遵循的原则是：①因事择人，视能授权原则；②责、权统一原则；③统一指挥原则；④目标明确原则；⑤量力授权原则；⑥授中有控原则。

5. 简述激励的策略。

答：激励的策略有：①物质激励法；②荣誉激励法；③目标激励法；④信任激励法；⑤重视激励法；⑥正面激励法；⑦示范激励法；⑧参与激励法

五、论述题

结合本章所学习的激励理论，举例说明实际工作中护理管理者如何激励下属。

答：本教材中重点介绍了内容型激励理论、过程型激励理论和行为改造型激励理论。

（1）内容型激励理论：是针对激励的原因与起激励作用的因素的具体内容进行研究的理论，包括马斯洛的需要层次理论、麦克利兰的成就需要理论和赫茨伯格的双因素理论。马斯洛的需要层次理论提出，人的行为往往受多种需要支配，但一定时期总有一种需要占主导地位；

人的需要从低级向高级发展，低层次需要容易满足，满足的需要不再构成激励，高层次需要不易满足，具有更长久的激励作用。任何一种需要都不会因为高层次的需要获得满足而消失，只是对行为的影响力会减轻而已。不同的人以及同一个人在不同情况下的需要结构不同。护理管理者应根据下属各自的需要层次，用下属正在追求的那一层需要来激励他们，就会取得较好的激励效果。麦克利兰的成就需要理论认为在工作中对人们形成激励的主要有成就的需要、权力的需要和归属的需要三种基本需要。驱动人们去努力工作的因素不是只有通常人们所认为的"钱"和"权"这两个字。成就、归属需要也是驱使人们努力工作的重要因素。护理管理者的成就需要比较强烈。成就需要可以通过培养来提高。一个组织的成败与组织具有的高成就需要的人数有关。赫茨伯格的双因素理论认为，使员工满意的因素和使员工不满意的因素有本质差别。使员工感到不满意的因素往往是由外界环境引起，这些因素的改善能消除员工的不满与对抗，但不能使员工非常满意，也不能激发员工的工作积极性，称为保健因素，又称为维持因素。使员工感到满意的因素通常由工作本身产生，这类因素的改善，能够激励员工的工作热情，从而提高生产率，这一类因素称为激励因素。护理管理者在激励护士时，应该明确哪些是保健因素，哪些是激励因素，根据不同管理目的和管理环境，选择使用适当的激励手段。

（2）行为改造型激励理论：研究如何通过外界刺激对人的行为进行影响和控制，包括强化理论和归因理论。强化理论认为，根据强化的性质和目的，强化可分为正强化和负强化。在管理上，正强化就是奖励那些组织上需要的行为，从而加强这种行为。负强化就是惩罚那些与组织目标不相容的行为，从而削弱这种行为。护理管理在使用强化进行激励时，应注意以下：①要针对强化对象的不同需要，采取不同的强化措施。②分阶段设立目标，及时给予强化。如果目标一次定得太高，就难以发挥强化的作用，很难调动强化对象的积极性。③及时反馈。即要通过一定形式和途径，及时将工作结果告诉行动者，可以促进行动者分析原因，及时纠正。归因理论认为，任何行为的发生或多或少与人们本身的内部原因或外界环境因素有关。人的行为受主观条件支配称为内源性归因，主观条件包括个人能力、态度、信仰、性格等；人的行为受来自外界环境的影响称外源性归因。这两种解释行为的观点在很大程度上影响一个人对事物的态度、行为和对所发生事件的解释。不同的人对成功和失败有不同的归因，导致了不同的情绪反应和行为表现。护理管理者在管理中应努力引导护士将归因引向"努力"因素，强调主观能动性的作用，则有助于调动下属工作积极性，挖掘自己的潜力，将失败化为前进的动力，将成功视为努力的收获，对于引发积极情绪、消除消极情绪，调动工作积极性大有益处。

（3）过程型激励理论：着重研究从动机的产生到采取具体行动过程的激励理论，其主要任务是找出对行动起决定作用的某些关键因素，包括期望理论和公平理论。①期望理论认为，激励水平的高低取决于期望值、关联性和效价，该理论比较清楚地说明了下属受到激励机制的原因。护理管理者需要通过各种渠道了解护士的思维过程，从而知道从哪些方面、用何种手段来提高对其的激励水平。为了提高期望值，管理者要设计具体可行的目标，选择有能力达到目标的护士或注意培训护士以提高其完成工作的能力，同时还要创造有利于完成工作的条件。为了提高效价，管理者必须弄清员工的需求，对不同的人根据不同的需要给予不同形式的报酬。②公平理论认为，当个体所获得报酬与其所付出的努力成比例时，他才会感到满意，因而才会受到激励。在一个人投入（如努力、经验、受教育水平和能力）的基础上对产出（如工资水平、加薪、认可和其他因素）进行比较，当人们感觉到自己的产出 - 投入比和其他人的或自己以往的产出 - 投入比不平衡时，就会产生紧张感，这种紧张感又会成为他们追求公平和公正的激励基础。护理管理者在应用该理论进行激励时，需要注意以下因素：a. 公平是个人的主观判断；b. 公平判断标准的差异性；c. 公平的判断与绩效评定；d. 公平与绩效的评定者等。

总之，内容型激励理论使人们认识到，人都有特定的需要，激励的中心问题就是满足人的需要。行为改造型激励理论强调了激励是通过改变或者修正人的行为实现。过程型激励理论重点研究如何提高工作效率，对激励过程中应用的技术、方法和手段做了较深入的探讨。

第八章

一、单选题

1．A　2．B　3．D　4．C　5．A　6．C　7．C

二、名词解释

1．医院患者安全：是指医院在向患者提供医疗服务的过程中不发生与医疗服务相关的医疗伤害，确保患者得到正确、合理的医疗服务。

2．标准预防：将所有患者的血液、排泄物和分泌物都视为潜在的感染物质，并采取适当的预防措施，将这种感染物质传播的可能性降到最低。

3．医院感染：又称医院获得性感染，是指患者在住院期间遭受的感染，但不包括入院时即有的或已潜伏的感染。

三、填空题

1．社会环境　物理环境

2．预防错误发生　减少、控制错误与伤害事件　减少应用先进技术带来的副作用

3．"查对制度"

4．口头临时

5．不良事件

6．外源性感染　内源性感染

7．高浓度电解质、易混淆（听似、看似）

8．传染源、传播途径和易感人群

9．洗手

四、论述题

1．医院感染的预防。

答：（1）教育和培训。不断进行针对性的教育与专业培训，使护理人员真正认识到医院感染的危害以及预防医院感染的重要意义、具体要求、实施方法，并通过护理查房、消毒隔离操作、讲课、考评等途径培训护士长和监控护士的专业技术和组织管理能力，还应经常性地向医护人员进行医院感染控制方面最新进展知识的介绍，这是做好医院感染管理的基础和重要环节，只有医护人员具备医院感染的相关知识，认识到感染控制的重要性，才能使医护人员更加自觉地在工作的各个环节上严格把关，认真落实控制或防止感染发生的各项措施，才能切实做到预防和控制感染的发生。

（2）落实与执行。贯彻落实《医院感染管理规范》，健全组织，有效控制医院感染的发生。医院三级感染监控网络健全，配备有专职人员，各类人员职责明确，把医院感染控制工作作为质量检查的重要项目之一，做到自查、互查、逐级查以保证监控工作的实施。①各级医院必须成立医院感染管理委员会，依据有关政策法规制订全院控制医院感染的规划，管理制度并组织实施；对医院感染管理科拟定的感染工作计划进行审定，对其工作进行评价，定期召开会议主题研究、协调解决有关医院感染管理方面存在的问题。②各级医院根据规模设立医院感染管理科并设专职人员负责医院感染的日常工作，通过省级以上行政部门指定的医院感染管理培训后上岗，具体负责全院医院感染控制工作的技术指导和管理监督。③医院各临床科室设立由科主任、护士长以及本科兼职监控医师、护士组成的医院感染控制小组，制订有关医院感染控制方案，并组织实施。

2．患者十项安全目标。

答：（1）严格执行查对制度，正确识别患者身份。①在诊疗活动中，严格执行患者身份"查对制度"，确保对正确的患者实施正确的操作。②实施有创（包括介入）诊疗活动前，实施医师必须亲自向患者或其家属告知。③完善关键流程（急诊、病房、手术室、ICU、产房、新生儿室）的患者识别措施，健全转科交接登记制度。④提倡使用"腕带"作为识别患者身份的标识。⑤对传染病、药物过敏、精神患者等特殊患者应有明显识别标志（腕带、床头卡、指纹等）。⑥职能部门应落实其督导职能，并有记录。

（2）强化手术安全核查，防止手术患者、手术部位及术式错误。①择期手术需完成各项术前检查与评估，工作全部完成后方可下达手术医嘱。②建立手术部位识别标示制度与工作流程。③建立手术安全核查与手术风险评估制度及工作流程，并提供必需的保障与有效的监管措施。④围术期预防性抗菌物选择与使用符合规范。

（3）加强医务人员有效沟通，完善医疗环节交接制度，正确及时传递关键信息。①建立规范化信息沟通程序，加强医疗环节交接制度，包括医疗护理交接班、患者转诊转运、跨专业团队协作。②规范医嘱开具、审核、执行与监管常规和／或处理流程。③在实施紧急抢救时，必要时可下达口头临时医嘱；护士应对口头临时医嘱完整复述确认，在执行时双人核查，事后及时补记。④接获患者非书面的重要检查（验）结果时，接获者必须规范、完整、准确地记录患者识别信息、检查（验）结果和报告者的姓名与电话，复述确认无误后方可提供医师使用。⑤建立跨专业的有效沟通培训机制，减少医务人员之间沟通方式的差异性。提供多种沟通方式和沟通渠道，确保沟通准确、通畅、便捷。

（4）减少医院感染的风险。①按照手卫生规范，正确配置有效、便捷的手卫生设备和设施，为执行手卫生提供必需的保障与有效的监管措施。②医护人员在临床诊疗活动中应严格遵循手卫生相关要求。尽可能降低医院内医疗相关感染的风险，如 VAP、CTBSI、CAUTI 及SSI。③医护人员在无菌临床操作过程中都应严格遵循无菌操作规范，确保临床操作的安全性。④使用合格的无菌医疗器械。有创操作的环境消毒，应当遵循医院感染控制的基本要求。⑤严格遵循各种废弃物的处理流程，遵循医院感染控制的基本要求。

（5）提高用药安全。①建立规范管理程序，对高浓度电解质、易混淆（听似、看似）药品有严格的贮存识别与使用的要求。②严格执行毒麻品、精神药品、放射性药品、医疗用毒性药品及药品类易制毒化学品等特殊管理药品的使用与管理规章制度。③对特殊处方或用药医嘱在转抄和执行时有严格的核对程序，并由转抄和执行者签名确认。

（6）强化临床"危急值"报告制度。①根据医院实际情况确定"危急值"项目，建立"危急值"评价制度。②建立规范的临床"危急值"报告制度与流程。③"危急值"项目可根据医院实际情况认定，至少应包括血钙、血钾、血糖、血气、白细胞计数、血小板计数、凝血酶原时间、活化部分凝血活酶时间等。④对属"危急值"报告的项目实行严格的质量控制，尤其是分析质量控制措施，并认真落实。

（7）防范与减少患者跌倒、坠床等意外伤害。①评估有跌倒、坠床等风险的高危患者，要主动告知其跌倒、坠床危险并采取有效措施防止意外事件的发生。②有跌倒、坠床等意外事件报告制度、处理预案和工作流程。③加强评估患者跌倒、坠床防范健康教育反馈。

（8）加强全员急救培训，保障安全救治。①建立全员急救技能培训机制，确定必备急救技能项目，并有相关组织培训机构。②对过敏性休克、火灾、地震、溺水、中暑、电梯事故、气管异物、中毒等应急事件进行培训和演练，对相关人员进行高级生命支持的培训。③医院建立院内抢救车及药品规范管理制度，在规定的地点部署并实施统一的管理。④定期对员工急救技能及应急能力进行考评，建立考评标准及反馈机制。⑤加强员工急救时自身防护意识及自身救护能力评估，保障员工安全。

（9）鼓励主动报告医疗安全（不良）事件，构建患者安全文化。①建立主动报告医疗安全（不良）事件与隐患缺陷的制度与工作流程。②有激励措施，鼓励医务人员参加《医疗安全（不良）事件报告系统》网上自愿报告活动，提高不良事件上报率。③有医疗安全（不良）事件反馈机制，对重大不安全事件及时反馈。制订根因分析和针对性的持续改进措施，从系统上减少 / 杜绝不良事件的发生。④进行不良事件上报相关制度和流程的全员培训，确保员工明确上报范畴、上报途径和上报流程。⑤营造患者安全文化氛围，包括领导重视、组织承诺、管理参与、医务人员授权。

（10）建立医务人员劳动强度评估制度，关注工作负荷对患者安全的影响。①医疗机构有责任和义务为医务人员提供安全、无疲劳的工作环境。②评估和制订组织内部合理的工作量。依据相关法律及医疗制度明确规定每天、每周最长工作时限，确保三方安全。③从系统、组织及个人层面充分认识疲劳的危害，提供预防疲劳的最佳实践指南。涉及体力劳动操作时，指导员工按体力操作安全指南工作。④进行组织内部风险评估，特别是开展重大、耗时、技术性强的医疗技术时，充分考虑医务人员体力和技术因素，制订安全可行的实施方案。⑤充分利用质控工具和现代技术优化流程，减轻工作人员工作负荷，确保诊疗质量。

第九章

一．单选题

1．C　　2．D　　3．A　　4．B　　5．C　　6．A　　7．D　　8．B　　9．D
10．C　　11．A

二、名词解释

1．管理沟通：是指管理活动中人与人之间的信息传递、交流、理解，以期获得反应效果的过程。

2．信息过滤：是指信息发出者为投接收者所好，有意操纵信息传递的行为。

3．冲突：指个体、组织或群体等行为主体之间在价值观、目标、处事方式等方面存在分歧，从而产生行为、心理的对立或矛盾状态的一个过程。

4．建设性冲突：指一种支持组织或小组实现工作目标，对组织或小组工作绩效具有积极建设意义的冲突。

5．危机：是指严重危害到组织和个人成败生死的紧要关头和紧急事件。

6．危机管理：是指为了应对突发的危机事件，抗拒突发的灾难事件，尽量预防或使损害降至最低点而预先建立的防范、处理体系和对应的措施。

7．护理纠纷：是指在临床诊疗过程中，发生在医护人员与患者或患者家属之间的矛盾，由于患者或患者家属对护理过程不满意，或认为护理人员在护理过程中有失误，甚至对患者造成不良后果，要求赔偿或追究护理人员责任的纠纷，属于医疗纠纷的一部分。

三、简答题

1．你认为管理沟通重要吗？为什么？

答：重要，因为管理沟通可以：①改变行为。将知识、经验、意见等告知接受者，影响接受者的知觉、思想及态度体系，进而改变其行为。②提高决策的质量。管理者通过广泛的沟通获取大量的信息情报，然后进行决策，以迅速解决问题。③表达情感和情绪。沟通可以使个人思想和情感得以表达，加强成员各方对问题的了解与理解，消除误解、隔阂和猜忌，减少不必要的冲突，以达成工作上的共识，化解工作中的矛盾。

2．非正式沟通有何特点？管理者应该如何对待组织中的非正式沟通？

答：非正式沟通的优点是形式灵活，直接明了，速度快，省略许多繁琐的程序，容易及时了解到正式沟通难以获得的信息，真实地反映员工的思想、态度和动机，促进团体中良好人际关系的建立，对管理决策起重要作用。

缺点主要表现在非正式沟通难以控制，传递的信息不确切，容易失真，被曲解，并有可能促进小集团和小圈子的建立，影响员工关系的稳定和团体的凝聚力。

非正式渠道是客观存在的，管理人员应加以重视并予以应用，正确处理非正式沟通，避免或减少其带来的负面影响。

3．你认为怎样才能做到有效的管理沟通？

答：①沟通准备充分：目的明确、了解对方、信息传递清晰准确；②选择恰当的沟通方式：正确使用语言、注意非语言的使用、选择适当的沟通渠道；③积极倾听；④运用反馈；⑤个别谈话。

4．如何正确看待护理管理冲突？

答：冲突是组织和管理活动中普遍存在的现象，它可能发生于人与人之间，人与群体之间，群体与群体之间。不同性质的冲突会对个体和组织产生不同的影响，它既可使组织陷入混乱状态，也可激发个体的活力、提高组织的效率。当冲突出现时，如何化冲突为共赢、化干戈为玉帛？这就需要提高管理者对冲突处理的能力。

5．行为学家庞地提出的冲突基本过程有哪些？

答：冲突的过程包括四个阶段：潜伏阶段、认识阶段、行为阶段、结果阶段（详细见正文）。

6．危机管理的步骤？

答：危机预防、危机确认、危机控制、危机处理、从危机中获利（详细见正文）。

四、案例分析题

案例分析提示：认真分析整个事件的发生过程，详细分析小李的做法，并试图了解案例中这位老年患者的心理变化，结合本章节所学的内容，分析小王的做法，对整个沟通的过程进行分析。案例分析和思考要点：①小李的做法为什么会引起患者的不满；②小王是如何了解整个事件的过程并采取正确的处理方法，化解矛盾；③患者为何最初生气，而最后却表示感谢。

第十章

一、选择题

1．B　2．C　3．B　4．A　5．BCE　6．ABCDE　7．ABCDE　8．AD

二、名词解释

1．质量　在管理学中指产品或服务的优劣程度。

2．质量管理　是指在质量方面指挥和控制组织的协调活动。

3．持续质量改进　是指为了增强组织满足服务对象需求的能力所开展的质量改进的循环活动。

4．护理质量管理　是指按照护理质量形成过程和规律，对构成护理质量的各个要素进行计划、组织、协调和控制，以保证护理服务达到规定的标准和满足服务对象需要的活动过程。

5．护理不良事件　是指在护理过程中发生的、不在计划中的、未预计到的或通常不希望发生的事件，包括患者在住院期间发生的跌倒、用药错误、走失、误吸或窒息、烫伤及其他与患者安全相关的、非正常的护理意外事件。

三、填空题

1．质量检验阶段、统计质量控制阶段、全面质量管理阶段。

2．以要素质量为导向的评价、以流程优化为导向的评价、以患者满意为导向的评价。

3．护理质量管理的特殊性、护理质量管理的广泛性、护理质量管理的技术性。

四、简答题

1．简述护理质量管理的原则。

答：以患者为关注焦点原则、领导作用原则、全员参与原则、过程方法原则、系统管理原则、持续改进原则、基于事实的决策方法原则。

2．简述护理不良事件分级标准。

答：0级：事件在执行前被制止；Ⅰ级：事件发生并已执行，但未造成伤害；Ⅱ级：轻微伤害，生命体征无改变，需进行临床观察及轻微处理；Ⅲ级：中度伤害，部分生命体征有改变，需进一步临床观察及简单处理；Ⅳ级：重度伤害，生命体征明显改变，需提升护理级别及紧急处理；Ⅴ级：永久性功能丧失；Ⅵ级：死亡。

五、论述题

1．试述 QCC 法的步骤。

答：质量管理小组又称品管圈（QCC），就是由相同、相近或互补之工作场所的人们自动自发组成数人一圈的小圈团体（一般 6 人左右），全体合作、集思广益，按照一定的活动程序来解决工作现场、管理、文化等方面所发生的问题及课题，是一种比较活泼的品管形式，由 8 个步骤组成。

（1）步骤一：组成品管圈，选圈长。具有工作相关性的 4 ～ 6 人组成 QCC 圈，推举圈长。圈长要求：圈长是未来 QCC 圈的灵魂人物，具有领导力和专业能力，由普通员工担任。QCC 圈是自发组织，圈长应能对圈员有引导和必要的约束能力。

（2）步骤二：命名 QCC 圈圈名，确定圈徽。第一次圈会时，应将组成的 QCC 圈命名，并设计圈徽，这是为了今后开展工作和成果发表的需要，可以激发全体圈员的工作热情，维护 QCC 圈集体荣誉。可以发动圈员的智慧，集体讨论或投票决定。

（3）步骤三：掌握部门或圈员工作区域问题点。第二次圈会时，圈员应将各自收集的部门问题提出来讨论。

（4）步骤四：决定主题。经过步骤三，圈员们应定出解决问题的先后顺序，达成共识，并决定第一次挑战的主题。可以通过评分的方式决定，首次选择主题应考虑是否超出自身工作能力，否则会影响圈员士气，力争首战告捷。

（5）步骤五：确定目标。确定改善的主题后，就要制订改善目标。应注意如下问题：①了解目前的实际状况；②能有多少改进空间；③目标经过努力后能实现；④目标应量化，可以测量。

（6）步骤六：制订工作计划目标后，全体圈员应探讨达成目标的具体做法，并将每一个做法制订时程。各圈员对所分配的任务设定工作计划，计划的进展状况可以应用检查表定期检查。

（7）步骤七：掌握改善主题的重点。对于改善的主题，使用层别法将需要的资料加以统计，并使用柏拉图法将状况加以分析，找出重要的关键项目，改善工作应从重要的项目开始。

（8）步骤八：探讨原因。某一结果的产生必然有原因，应设法将原因找出来。

2．试述 PDCA 循环的步骤。

答：PDCA 循环又名戴明环，是全面质量管理所应遵循的科学程序。PDCA 循环是能使任何一项活动有效进行的一种合乎逻辑的工作程序，特别是在质量管理中得到了广泛的应用。这个循环主要包括四个阶段和八个步骤：计划（plan）、实施（do）、检查（check）和处理（action），八个步骤是四个阶段的具体化。

（1）计划阶段：计划是质量管理的第一阶段。通过计划，确定质量管理的方针、目标，以及实现该方针和目标的行动计划和措施。计划阶段包括以下四个步骤：第一步，分析现状，找出存在的质量问题。第二步，分析原因和影响因素。针对找出的质量问题，分析产生的原因和影响因素。第三步，找出主要的影响因素。第四步，制订改善质量的措施，提出行动计划，并预计效果。在进行这一步时，要反复考虑并明确原因、目的、地点、时间、执行人和方法，亦称5W1H问题。

（2）实施阶段：该阶段只有一个步骤，即第五步，执行计划或措施。

（3）检查阶段：这个阶段也只包括一个步骤，即第六步，检查计划的执行效果。通过做好自检、互检、工序交接检、专职检查等方式，将执行结果与预定目标对比，认真检查计划的执行结果。

（4）处理阶段：包括两个具体步骤：第七步，总结经验。对检查出来的各种问题进行处理，正确的加以肯定，总结成文，制订标准。第八步，提出尚未解决的问题。通过检查，对效果还不显著或者效果还不符合要求的一些措施，以及没有得到解决的质量问题，不要回避，应本着实事求是的精神，把其列为遗留问题，反映到下一个循环中去。处理阶段是PDCA循环的关键。因为处理阶段就是解决存在问题，总结经验和吸取教训的阶段。该阶段的重点又在于修订标准，包括技术标准和管理制度。没有标准化和制度化，就不可能使PDCA循环转动向前。

第十一章

一、单选题

1．C   2．A   3．C   4．D   5．A   6．D   7．A   8．B

二、名词解释

1．长期护理服务　主要针对功能减退或失能者提供长期、正式或非正式的健康及健康相关的支持性服务，使服务对象能维护其机体功能的独立性，以及自我感知的尊严性。

2．延续护理　是指从患者的角度所体验到的协调、顺利的护理过程。其核心三要素包括即信息延续性、治疗护理延续性和关系延续性。

3．养老服务体系　是指老年人在生活中获得的全方位服务支持的系统，既包括家庭提供的基本生活设施和生活环境，也包括社区提供的各种服务和条件，更加包括政府、社会提供的有关服务的形式、制度、政策、机构等各种条件。

4．个案管理模式　个案管理是管理式照顾的一种策略，连接与协调各种不同服务活动系统的运作方式，是系统解决问题的全过程。

5．远程养老护理服务模式　整合新型技术（互联网和物联网等），通过视频及远程通讯等手段，实现线上管理与线下服务的对接，解决地域、服务成本等难题，提供高效率和高质量的养老护理服务，该模式又被称为智慧养老服务和"互联网＋"的养老服务模式。

三、填空题

1．信息延续性、治疗护理的延续性和关系延续性

2．患者的临床结局及功能状态；对医疗资源的使用；患者对卫生服务的满意度

3．社区为基础的延续护理、从急性医院转出的延续护理、引导式护理模式、老年资源模式、延续性护理指导模式、APN延续性护理模式

4．明确养老服务中护理专业定位与价值、探索养老护理服务模式、开展养老服务中的增值护理服务

四、简答题

1．国内延续护理开展中存在的主要问题有哪些？

答：我国内地延续护理处于探索阶段，对于延续护理服务的提供者、实施对象、内容、方式等还没有统一的标准，相关的法规不完善。医生参与度低，护理人员缺乏延续护理观念，受到专业知识的限制，对于延续护理工作过程中患者所提出的问题有时候不能完全解答，在一定程度上影响了连续护理服务质量。同时，社区资源不足，医院与社区连接严重脱节，社区护士

的作用没得到充分发挥，患者对社区卫生服务机构缺乏信任，就医更愿意相信实力雄厚的综合医院等问题都制约着延续护理的发展。

2. 个案管理在养老服务中的作用和价值有哪些？

答：个案管理在养老服务领域中应用效果最为明显，对于确定并量化老人的需求，保障养老服务数量、资源使用种类和频率的匹配等，确保养老照护服务的有效性与可近性，节省成本、降低费用，减低医疗资源的消耗（包括死亡率、再住院率、急诊频率减低、不当门诊使用减少、医疗机构住院日数减少等），减少机构式养老服务的使用，减少身体功能的改变，提高健康维护自我效能的发展，促进老人家庭功能的完整性，增强养老服务满意度等方面，个案管理模式表现出巨大的能力，体现出很强的专业服务价值。

3. 说明远程健康养老服务中护理管理的主要职责。

答：护理管理在此领域中需要明确远程护理和养老服务的概念及定位；远程健康和养老服务护理人员资质、岗位职责与授权；工作条件；职业范围与规范；远程健康和养老服务的运营与质量监管；远程健康和养老服务的法律风险与保障等，才能确保此方式能健康有序地开展。

4. 医养结合中护理服务定位是什么？

答：医养结合中的护理服务定位属于长期护理服务，是一种需要长期性提供整合健康照护的服务，是一种满足生理、心理、社会与经济层面需求，针对丧失或缺失日常生活功能者提供长期性医疗、个人生活照料与社会支撑服务，其服务的领域跨越卫生系统和民政系统的综合性和连续性的护理服务，其服务领域既包括卫生系统下护理院和康复院等中间机构中的护理服务，也包括养老机构中附设医务室或医疗机构协作完成的养老服务中的护理专业服务，前者主要针对因疾病或残障导致的独立生活能力受损的个体，以及慢性疾病或年老导致身心功能障碍或不足的个体；后者针对养老服务机构提供如药事服务、健康管理等护理服务。从资源配置的角度，两类机构在属性、提供护理服务内容等方面均存在差异，因此护理管理者应能够很好区分两者服务定位、资源配置、质量要求等，以便在护理服务中确保服务效率，有保障护理人员职业安全。

5. 医养结合中的护理管理的主要内容有哪些？

答：包括构建护理服务标准、合理配置护理服务人力、实施有效质量监管

五、论述题

结合本章所学习内容，阐述养老服务体系中护理管理的主要工作。

答：养老服务是一个需要跨专业合作和养老相关资源高度整合的行业，护理专业在养老服务中的护理不仅有其自身专业价值，还有在专业整合中资源被高效利用的升值价值。因此，养老服务中的护理管理与传统的医院管理不同，其主要工作包括：①明确养老服务中护理专业的定位与价值。养老护理服务包括对老年人的健康和功能情况的评估，执行计划，提出符合资源情况的适当的护理和相关服务，同时，必须评价这些服务措施的有效性，强调提高日常活动能力，促进、维持和增进健康，包括生理、心理和社会适应，预防和减少因急性和慢性疾病造成的残障，维持生命的尊严与舒适，直到死亡。不同于一般医疗机构中的护理定位与服务特点，养老护理服务不仅要从自身专业出发提供服务，同时还兼具整合其他专业资源，包括医疗、护理、康复、心理、社工、营养等专项评估信息和照顾计划，将老人基本生活照料、医疗护理、康复活动：精神关爱、紧急救援和社会参与等需求整合，提出养老服务整体计划和方案的职责，同时，还需要能指导与分配养老护理员的工作，使养老服务能科学有序地进行。养老护理管理者需要明确养老服务中护理专业定位和护理人员角色定位，分析养老护理服务的价值链与价值型活动，梳理有价值的护理服务措施与策略，探索有价值的养老服务模式，做好养老服务标准的制订、人员配置和质量的监管。因此，养老服务中护理管理者不仅需要考虑专业服务和一般的护理管理内容，更重要的是服务的经济性和有效性发挥是养老服务管理者的重要管理内

容。②探索养老护理服务模式。医院服务中的护理模式显然在服务特点、人员成本配置、质量监管手段等方面与养老服务有很大不同，养老护理服务因其持续性、可及性、可接受性、可负担性等特点，更加强调服务对象即老人和家属的参与，更强调各种服务资源的整合性，因此在服务模式的选择中护理管理者应该考虑人、健康、环境与护理四个基本概念的关系，同时，还要对服务效果进行预测与评价，综合考量。

第十二章

一、选择题

1．B　　2．E　　3．A　　4．ABC　　5．ABCDE

二、名词解释

1．成本　是指生产过程中的生产资料和劳动消耗。

2．护理人力成本　是指在护理服务活动过程中所消耗的人力资源价值。护理人力成本 =（月平均工资 / 月平均工时）× 操作耗用工时。

3．医院预算管理　是以货币及其他数量形式反映的有关医院未来一段期间内，全部经营活动的目标计划与相应措施的数量说明，将医院的目标及其资源配置以预算形式加以量化，并使之得以实现的医院内部控制活动或过程的总称。

4．护理成本管理　是运用一系列的管理方法，对护理服务过程中发生的费用进行预测、核算、分析、控制等科学管理工作，从而降低成本，增加效益，提高护理服务质量。

5．护理成本控制　是指按照既定的护理成本目标，对构成成本的一切耗费进行严格的计算、考核和监督，及时揭示偏差，并采取有效措施纠正不利差异，发展有利差异，使护理成本被限制在目标范围内的管理方法。

三、填空题

1．招聘成本　培训成本　人员配置成本　绩效管理成本　薪酬成本　劳动关系成本　职业发展成本等

2．劳务费　卫生业务费　固定资产折旧费　公务费　卫生材料费　低值易消耗品费。

3．制订成本标准　执行标准　确定差异　消除差异

四、简答题

1．简述护理人力成本管理的意义？

答：医院是人力资本密集型组织，人力资本的有效性直接决定了医院的生存和发展。面对竞争日趋激烈医疗市场。最终竞争还是人力资本的竞争，谁拥有高质量的不断增值的人力资本谁就能在激烈的市场竞争中获得优势。护士是医院内最大的工作群体，护理人员的人力成本在医院人力资源投入中占较大比例，而人力成本其实是医院成本管理中相对容易控制的部分，因此，护理成本管理已成为评价护理绩效，提高护理管理水平的重要标志。护理管理者通过降低人力成本，合理地利用人力资源，最大限度地调动护士的主观能动性，从而提高效益及护理服务质量。

2．简述护理成本管理的策略？

（1）加强护理成本管理。

（2）构建新型护理经济管理模式。

（3）完善护理成本定价。

（4）合理配置护理人力资源。

（5）计算机网络化推广应用。

五、案例分析题

1．某三甲综合医院护理部培训奖励预算经费方案。

（1）预算管理目的是什么？

答：医院预算管理是医院进行各项财务活动的前提和依据，其目的是通过加强预算控制与分析，规范医院的经济行为，有效地调配医疗资源，提高医院资金的使用效果，扩大医院的影响力和核心竞争力，使医院管理得到持续性改进，长期稳定发展。

（2）预算管理的基本方法有哪些？

答：预算管理的方法很多，如固定预算法、弹性预算法、零基预算法、增量预算法、滚动预算法、绩效预算法等，医院在选择预算编制方法时，应坚持方便、实用的原则，结合医院的组织结构、预算编制的组织形式等灵活采用。①固定预算法又称静态预算法，是以预算期内正常、可实现的某一业务量（如门急诊人次、住院床日、出院人数）水平为唯一基础来编制的预算。传统预算大多采用固定预算的方法。固定预算的特点是不考虑预算期内业务量水平可能发生的变动，只以某一确定的业务量水平为基础制订有关的预算。优点是比较简便易行、直观明了，其缺点也是显而易见的：不具有可比性，适应性也较差。一般适用于经济业务稳定、能够准确预测成本的固定费用，是预算编制最基本的方法。②弹性预算法又称变动预算法或滑动预算法，相对于固定预算的缺点而设计，是在按照成本习性分类的基础上，根据量、本、利之间的依存关系编制的能够适应多种情况的预算，是根据业务量和费用标准来编制或者调整收入和支出预算的一种方法。对于变动成本的预算管理等一般采用弹性预算，更能真实地反映在实际工作量的基础上应该消耗多少成本（如药品、卫生材料）。弹性预算能够反映预算期内与一定相关范围内的、可预见的多种业务量水平相对应的不同预算额，增加了可比性，从而扩大了预算的适用范围，便于预算指标的调整。③零基预算法是对预算收支以零为起点，不考虑以往会计期间发生的数额，只从实际情况考虑，对预算期内各项收入的可行性或者各项支出的必要性、合理性以及预算数额的大小，逐项审议决策，从而予以确定收支水平的预算。一般适用于不经常发生的或者预算编制基础变化较大的预算项目，也可用于产出较难辨认的服务性部门费用预算的编制。零基预算强调一切从零开始，摒弃了工作中不合理部分，从而能促进医院加强内部经济核算，为医院增收节支。编制这种预算，要耗费大量时间，不容易突出重点，而且还需要高层决策者的参与。④增量预算法又称调整预算法。是相对于基期预算而言的，根据预算编制的基础不同，增量预算是在基期收入或费用均合理可行的基础上，综合考虑预算期业务水平及预期影响收入费用变动的因素，通过调整变动系数来编制预算的一种方法，适用于影响因素简单和以前年度基本合理的预算指标编制。这种预算的编制前提和基础容易受基期水平的影响，确定原有预算指标合理，预期增加预算指标必须防止过于依赖基期指标，使预算过于简单或教条化，导致平均主义，不利于医院未来发展。⑤滚动预算法也称连续预算法，是指在编制预算时，将预算期与会计年度脱离开，随着预算的执行不断延伸补充预算，逐期向后滚动，使预算期永远保持为 12 个月的一种方法，其实质是动态地不断连续更新调整的弹性预算。优点是连续性、完整性和稳定性突出，透明度高，能及时调整和修正，使预算更加切合实际，充分发挥预算的指导和控制作用。在医院预算编制中，可用于业务量预算、业务收入预算的编制。⑥绩效预算法是以预算项目的绩效为基础编制预算。通过支出计划与效益之间的关系反映预期达到的效果。绩效预算的最大特点是强调"效"的地位，突出投入与产出的理财观念，建立起与绩效考核挂钩的机制。绩效预算法的优点是在预算编制、执行及终了阶段始终注重绩效衡量，对每个项目都经过科学的可行性论证和评价，对于监督和控制预算目标的实现有积极作用。

2．护理成本管理实践。

（1）何为护理成本管理？包括哪几方面内容？

答：①护理成本管理是运用一系列的管理方法，对护理服务过程中发生的费用进行预测、核算、分析、控制等科学管理工作，从而降低成本，增加效益，提高护理服务质量。它贯穿于护理服务活动的全过程，包括成本预测、成本计划、成本核算、成本控制、成本分析和成本考核，主要内容包括：①成本预测是指医院为了达到降低成本费用消耗的目的，根据医院历史情况及预测期内的有关因素，采用一定的方法，对预测期内的成本费用做出预计或推测。是确定合理的目标成本的手段和开展成本决策及编制成本计划的前提。②成本计划是通过成本预测，对多种方案进行比较分析，从中选择最佳方案，确定目标成本后，编写成本计划，规定各种消耗的控制标准和成本水平，提出保证计划完成的可靠措施。③成本核算是指对生产经营过程中实际发生的耗费进行汇集、计算、分配和控制的过程。护理成本核算是指医疗机构把一定时间内发生的护理服务费用进行审核、记录、汇总、归集和分配，并计算护理服务总成本和单位成本的管理活动。④成本控制指医院在经济管理活动中，根据成本计划，制订各项消耗定额、费用定额、标准成本等为执行标准，在执行过程中不断反馈其执行情况，当实际执行结果和计划的执行标准有重大偏差时，采取措施予以纠正。⑤成本分析指根据成本核算所提供的信息和其他有关资料，分析成本水平及其构成的变动情况，分析成本是超支还是节约，分析影响成本的各种因素的变动对成本升降所造成的影响。⑥成本考核是指定期对成本计划的完成情况或执行结果进行总结与评价，并按成本责任的归属来考核成本指标的完成情况，据此进行奖惩，以利于客观评价工作业绩和明确责任，激励员工改进工作，提高医院整体管理水平和经济效益。

（2）结合临床工作实际，阐述如何选择正确的护理成本核算方法？护理成本管理的策略有哪些？

答：护理成本的核算方法包括以下几种：①项目法是以护理项目为对象，对其人力投入和材料耗费进行详细的综合评估，核算出护理项目所消耗成本的方法。它是我国护理成本核算常用的方法，如对患者静脉输液治疗、口腔护理等护理项目成本进行分析。②床日成本核算法是指将护理费用的核算包含在平均的床日成本中，护理成本与住院时间直接相关的一种成本核算方法。③患者分类法是指以患者分类系统为基础测算护理需求或工作量的成本核算方法，如我国医院采用的分级护理收费。④病种分类法是指以病种为成本计算对象，归集与分配费用，计算出每一病种所需护理照顾成本的方法，如DRG收费方法。⑤相对严重度测算法是指将患者的严重程度与利用护理资源的情况相联系计算所提供护理服务的成本，如应用治疗干预计分系统（TISS）评定、分析ICU的护理成本。当前，我国护理成本核算管理中存在着护理成本意识淡薄、护理成本回收低于成本支出、护理人力资源配置不当、计算机网络自动化程序不完备等问题，制约护理成本核算。

护理成本管理的策略包括：①加强护理成本管理；②构建新型护理经济管理模式；③完善护理成本定价；④合理配置护理人力资源；⑤计算机网络化推广应用。我国护理经济学研究工作开展较晚，还没有形成一套系统的、规范的经济管理方法，更缺少按护理成本分类核算管理系统。为适应我国卫生体制的改革及护理学科的发展，应不断强化护理经济管理意识，注重经济学研究的探索实践，才能真正体现护理服务价值，推动护理经济管理现代化、科学化、规范化，早日实现与国际医疗护理事业的接轨。

中英文专业词汇索引
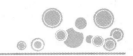

C

策略（strategy）36
长期计划（long-term plans）37
成本（cost）222
成本管理（cost management）222
成本控制（cost control）222, 223
程序（procedure）36
持续质量改进（continuous quality improvement）180
冲突（conflict）168

E

二维构面理论（two dimension theory）127

F

方向性计划（directional plans）37
非建设性冲突（non-constructive conflict）169
非正式团队（informal team）66

G

概念技能（conceptual skill）11
岗位描述（job description）86
根因分析法（root cause analysis）193
工作群体（work group）64
工作团队（work team）64
公平理论（equity theory）142
管理（management）1
管理方格理论（managerial grid theory）127
管理沟通（management communication）163
管理决策（management decision）48
管理学（science of management）2
管理职能（management functions）2
归因（attribution）141
规划（formulation）36
规则（rule）36
过程型激励理论（motivation theory of process）141

H

护理成本（nursing cost）222
护理成本管理（nursing cost management）222
护理工作团队（nursing work team）64
护理管理（nursing management）3

护理经济学（nursing economics）217
护理纠纷（nursing dispute）173
护理流程再造（redesign of nursing procedure）75
护理人员配置（nursing staffing）87
护理质量标准（nursing quality standards）191
护理质量管理（management of nursing quality）188
护理组织文化（nursing organizational culture）70
护士离职成本（nurse turnover costs）117

J

激励（motivation）137
计划（plan）36
技术技能（technical skill）11
建设性冲突（constructive conflict）169
交叉感染（cross infections）159
交叉职能团队（cross-functional team）66
角色（role）9
经常性计划（standing plans）37
矩阵型结构（matrix structure）58
具体性计划（specific plans）37

L

领导（lead）122
领导生命周期理论（life cycle theory of leadership）129
领导效能（leadership effectiveness）124
领导者（ledaer）123
流程再造（redesign of procedure）75
路径 - 目标理论（path-goal theory）130

M

目标（objective）40
目标（target）36
目标管理（management by objectives，MBO）40
目的或任务（purpose or task）36

N

内容型激励理论（content motivation theory）138
内源性感染（endogenous infections）159

P

品管圈（quality control circle）186

Q

情境领导理论（situational leadership theory）　129

权变理论（contingency model）　128

全球团队（global team）　66

群体决策（group processes）　51

R

人际技能（human skill）　11

人力成本（labor cost）　217

人力资源（human resources）　79

人力资源管理（human resources management，HRM）　79

任务小组结构（task group）　58

S

失效模型和效应分析（failure mode and effect analysis）　192

时间管理（time management）　45

授权（delegation）　135

T

团队（team）　59

W

外源性感染（exogenous infections）　159

网络组织结构（network structure）　58

危机（crisis）　172

危机管理（crisis management）　172

委员会结构（commit）　58

问题解决型团队（problem-solving team）　66

X

项目导向型组织（project oriented organization）　75

项目管理（project management）　43

行为改造型理论（behavior modification theory）　140

行为领导理论（behavioral pattern theory）　126

虚拟团队（virtual team）　66

学习型护理组织（learning organization）　74

Y

养老服务体系（elderly care service system）　211

业务流程再造理论（business process reengineering，BPR）　27

一次性计划（single-use plan）　37

医疗纠纷（medical dispute）　173

医疗失效模式与效应分析（healh failure mode and effects analysis，HFMEA）　192

医院安全管理（hospital safety management）　145

医院感染（hospital infections）　159

医院患者安全（hospital patient safety）　149

医院获得性感染（hospital-acquired infection）　159

医院预算管理（hospital budget management）　220

影响力（power）　133

有效工作团队（effective work team）　68

预算（budget）　36, 220

Z

战略计划（strategic plans）　36

战术计划（tactical plans）　37

正式团队（formal team）　66

政策（policy）　36

直线型结构（line structure）　56

直线 - 职能参谋型结构（line and function structure）　57

职能型结构（functional structure）　57

职位评价（job evaluation）　88

职业（career）　102

职业倦怠（job burnout）　117

职业锚（career anchor）　103

职业生涯规划（career planning）　102

职业生涯路径（career path）　109

指导性计划（guidance plans）　37

指令性计划（mandatory plan）　37

质量（quality）　179

质量保证（quality assurance）　180

质量策划（quality planning）　180

质量方针（quality policy）　180

质量改进（quality improvement）　180

质量管理（quality management）　180

质量控制（quality policy）　180

质量体系（quality system）　180

中期计划（middle-term plans）　37

资源（resources）　78

自身感染（autogenous infections）　159

自我管理型团队（self-management work team）　66

宗旨（aim）　36

组织（organization）　54

组织变革（organization change）　72

组织公平（organizational justice）　116

组织结构（organizational structure）　56

组织设计（organizational design）　55

组织文化（organizational culture）　70

作业计划（operational plans）　37

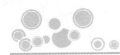

主要参考文献

1．李继平．护理管理学．3 版．北京：人民卫生出版社，2012.
2．姜小鹰．护理管理理论与实践．北京：人民卫生出版社，2011.
3．周三多，陈传明．管理学．北京：高等教育出版社，2008.
4．德鲁克．管理：任务、责任与实践．孙耀君，译．北京：中国社会科学出版社，1987.
5．陈阳，禹海慧．管理学原理．北京：北京大学出版社，2013.
6．胡艳宁．护理管理学．北京：人民卫生出版社，2012.
7．黄国庆，巢莹莹．管理学概论．2 版．北京：清华大学出版社，2014.
8．姜小鹰．护理管理理论与实践．北京：人民卫生出版社，2011.
9．缪匡华．管理学．北京：清华大学出版社，2014.
10．朱秀文．管理概论．天津：天津大学出版社，2004.
11．胡艳宁．护理管理学．北京：人民卫生出版社，2012.
12．陈锦秀，刘彦慧．护理管理学．湖南：湖南科学技术出版社，2013.
13．潘连柏，伍娜．管理学原理．北京：人民邮电出版社，2013.
14．陈阳，禹海慧．管理学原理．北京：北京大学出版社，2013.
15．海因茨·韦里克，马春光，哈罗德·孔茨．管理学精要：国际化视角．7 版．北京：机械工业出版社，2009.
16．徐小平．管理学．2 版．北京：科学出版社，2014.
17．高映红，王华强．管理学原理．天津：天津大学出版社，2013.
18．赵涛，齐二石．管理学．北京：清华大学出版社，2013.
19．刘彦慧．护理管理学．南京：南京大学出版社，2014.
20．周三多，陈传明．管理学．北京：高等教育出版社，2008.
21．邹江，谢勇．管理学．武汉：华中科技大学出版社，2010.
22．娄凤兰，陈海英，刘彦慧．护理管理学．北京：人民卫生出版社，2009.
23．约瑟夫·M·普蒂，海因茨·韦里奇，哈罗德·孔茨．管理学精要．丁慧平，孙先锦，译．北京：机械工业出版社，2000.
24．斯蒂芬·P·罗宾斯，玛丽·库尔特．管理学．孙健敏，译．9 版．北京：中国人民大学出版社，2008.
25．黄国庆，巢莹莹．管理学概论．2 版．北京：清华大学出版社，2014.
26．姜小鹰．护理管理理论与实践．北京：人民卫生出版社，2011.
27．缪匡华．管理学．北京：清华大学出版社，2014.
28．陈锦秀，柏亚妹，刘彦慧．护理管理学．北京：中国中医药出版社，2012.
29．颜巧元，史艳莉，李群先．护理信息管理．北京：人民军医出版社，2013.
30．李继平，李秋洁，吴欣娟．护理管理学．3 版．北京：人民卫生出版社，2012.
31．陈锦秀，刘彦慧．护理管理学．长沙：湖南科学技术出版社，2013.
32．方振邦．管理学基础．北京：中国人民大学出版社，2011.
33．苏若兰，郑翠红，崔丽君．护理管理学．北京：人民卫生出版社，2013.
34．李继平．护理管理学．北京：人民卫生出版社，2012.

35．成翼娟．护理管理学．北京：人民卫生出版社，2000.

36．Bessie L. Marquis，Carol Jorgensen Huston．Leadership roles and management functions in nursing．Theory and application．4th ed．Philadelphia: Lippincott Williams & Wilkins，2003.

37．姜小鹰．护理管理理论与实践．北京：人民卫生出版社，2011.

38．胡艳宁．护理管理学．北京：人民卫生出版社，2012.

39．陈锦秀，刘彦慧．护理管理学．长沙：湖南科学技术出版社，2013.

40．娄凤兰，陈海英，刘彦慧．护理管理学．北京：人民卫生出版社，2009.

41．李继平，李秋洁，吴欣娟．护理管理学．3 版．北京：人民卫生出版社，2012.

42．戚安邦．管理学．北京：电子工业出版社，2006.

43．罗伯特·L·马西斯，约翰·H·杰克逊．人力资源管理．孟丁，译．10 版．北京：北京大学出版社，2006.

44．郑海航，吴冬梅．人力资源管理：理论·实务·案例．北京：经济管理出版社，2006.

45．鞠梅，陈海英．护理管理学．西安：第四军医大学出版社，2011.

46．斯蒂芬·P·罗宾斯，玛丽·库尔特．管理学．李原，孙健敏，黄小勇，译．11 版．北京：中国人民大学出版社，2012.

47．李继平．护理管理学．3 版．北京：人民卫生出版社，2012.

48．苏兰若．护理管理学．3 版．北京：人民卫生出版社，2013.

49．罗伯特·C·里尔登，珍妮特·G·伦兹．职业生涯发展与规划．候志瑾，译．3 版．北京：中国人民大学出版社，2010.

50．李继平．护理管理学．3 版．北京：人民卫生出版社，2012.

51．加里·德斯勒，陈水华．人力资源管理（亚洲版）．赵曙明，高素英，译．2 版．北京：机械工业出版社，2012.

52．郑晓明．人力资源管理导论．3 版．北京：机械工业出版社，2011.

53．杨浩，林大熙，陈荔．职业生涯与发展规划．厦门：厦门大学出版社，2012.

54．姜小鹰．护理管理理论与实践．北京：人民卫生出版社，2011.

55．李继平．护理管理学．2 版．北京：人民卫生出版社，2006.

56．刘婧英，李继平．中美护理层级管理研究进展．护理学报，2013，20（6B）：17-19.

57．李敏．护士自愿离职成本的研究进展．经济与管理，2013，27（4）：58-62.

58．毕玉娟．80 后本科护士毕业五年内离职经历的现象学研究．医学理论与实践，2013，26（3）：415-416.

59．束翠华，熊正香，李丽．临床护士离职意愿影响因素的研究进展．护理管理杂志，2012，12（1）：47-48.

60．寻明兰，刘金霞，吴美福．临床护士职业承诺对离职意愿的影响．护理研究，2012，26（5）：1288-1289.

61．孟润堂，罗艺，党连桃，等．护士离职意愿与组织承诺的相关性探讨．海南医学，2012，23（14）：137-139.

62．苏惠．护士离职原因分析与对策探讨．吉林医学，2013，34（14）：2787-2788.

63．汪美华，余立平．临床护士离职原因及对策．齐齐哈尔医学院学报，2011，32（7）：1115-1116.

64．张美芳．新医改下护理人员职业倦怠的原因分析及对策．中国保健营养，2013，3（下）：1598.

65．孟沙沙．护士产生职业倦怠因素的分析与对策．职业卫生与应急救援，2011，29（5）：273-274.

66. 范云云，杨宁琍，戴晓冬，等．护理人员职业倦怠研究进展．内蒙古中医药，2013，9：102-103.

67. 晋溶辰，黄金．护士职业生涯规划管理的研究进展．护理学杂志，2009，24（10）：91-93.

68. 谢萍．护士职业生涯规划管理的研究现状及进展．全科护理，2010，8（7）：1955-1956.

69. 李继平．护理管理学．3版．北京：人民卫生出版社，2012.

70. 郑翠红．护理管理学基础．北京：人民卫生出版社，2014.

71. 仵凤清，胡阿芹．领导学方法与艺术．北京：机械工业出版社，2013.

72. 孙铮．护理管理学．北京：中国医药科技出版社，2013.

73. 吕实，曹海英．管理学．2版．北京：清华大学出版社，2014.

74. 祁凡骅，刘颖．领导学．北京：中国人民大学出版社，2014.

75. 杨文士，焦叔斌，张雁，等．管理学．3版．北京：中国人民大学出版社，2013.

76. 陈爱国，肖培耻．管理学基础．上海：上海财经大学出版社，2014.

77. 刘俊生．管理学．2版．北京：中国政法大学出版社，2009.

78. 张振香，罗艳华．护理管理学．2版．北京：人民卫生出版社，2013.

79. 段蓓蓓．护理管理学．长春：吉林科学技术出版社，2012.

80. 加里·尤克尔．领导学．朱丹，译．北京：机械工业出版社，2014.

81. 罗艳华，薛军霞．护理管理学．2版．北京：科学出版社，2014.

82. 孟庆慧，刘美萍．护理管理学．北京：科学出版社，2013.

83. 冉国英．护理管理学．重庆：重庆大学出版社，2014.

84. 王蔷．组织行为学教程．2版．上海：上海财经大学出版社，2012.

85. 冯明．组织行为学．北京：科学出版社，2013.

86. 李六亿，刘玉村．医院感染管理学．北京：北京大学医学出版社，2010.

87. 王鸣，杨智聪．医院感染控制技术．北京：中国中医药出版社，2008.

88. 胡必杰，郭燕红，高光明，等．SOP 医院感染预防与控制标准操作规程．上海：上海科学技术出版社，2010.

89. 胡必杰，刘荣辉，陈文森．SIFIC 医院感染预防与控制临床实践指引（2013 年）．上海：上海科学技术出版社，2013.

90. 王力红．医院感染典型病例分析与防控要点．北京：人民卫生出版社，2010.

91. 李继平．护理管理学．2版．北京：人民卫生出版社，2006.

92. 李继平．护理管理学．3版．北京：人民卫生出版社，2012.

93. 张振香，罗艳华．护理管理学．2版．北京：人民卫生出版社，2013.

94. 聂正安．管理学．北京：高等教育出版社，2010.

95. 刘义兰，赵光红．护理法律与患者安全．北京：人民卫生出版社，2009.

97. 中华人民共和国人民政府．国务院关于印发中国老龄事业发展"十二五"规划的通知．（2011-03-23）[3-25]．http：//www．gov．cn/zwgk/2011-09/23/content_1954782．htm.

97. 全国老龄工作委员会办公室．我国60岁以上老年人突破2亿．（2014-02-20）[03-01]．http：//www．cncaprc．gov．cn/news/43099．jhtml.

98. 国家统计局．第六次全国人口普查汇总数据．（2012-07-19）[3-26]．http：//www．stats．gov．cn/tjsj/pcsj/rkpc/d6c/t20120718_402819792．htm.

99. 全国老龄工作委员会办公室．中国老龄事业发展报告（2013）．（2013-12-28）[12-11]．http：//www．cncaprc．gov．cn/jianghua/22341．jhtml.

100. 黄叶莉，蔡伟萍，王文珍，等．我院开设专科护理门诊的实践及成效．解放军护理杂志，

2010，28（4B）：67.

101．郭佳钰，周娟，刘秀娜．我国社区护理现状及国内外比较．护理研究，2012，26（12B）：3351-3354.

102．蔡纹芬，戴玉慈，罗美芳．协助超长住院患者出院规划的临床困境．台湾医学，1999，3（4）：394-400.

103．潘锦贤，王利民．社区干预对改善腰椎间盘突出症患者腰椎功能及预防复发的研究．实用心脑肺血管病杂志，2009，7（17）：545-546.

104．汪四花，王华芬，马妖静，等．运动疗法在腰椎退行性疾病患者脊柱融合术后康复中的作用．中华护理杂志，2012，47（11）：984-986.

105．李善玲，刘清华，黄萍．脑卒中患者出院后的亲情化延续护理．护理学杂志，2011，26（3）：74-75.

106．毛会娜，刘雪琴．出院患者延续护理服务模式的探讨．护理研究，2005，19（7B）：1295.

107．Van Servellen G，Fonqwa M，Mockus D'Errico E．Continuity of care and quality care outcomes for people experiencing chronic conditions：a literature review．Nurs Health Sci，2006，8（3）：185-195.

108．Stokes T，Tarrant C，Mainous AG，et al．Continuity of care：is the personal doctor still important？a survey of general practitioners and family physicians in england and wales，the united states，and the netherlands．Ann Fam Med，2005，3（4）：353-359.

109． Biem HJ，Hadjistavropoulos H，Morgan D，et al．Breaks in continuity of care and the rural senior transferred for medical care under regionalization．Int J Inteqr Care，2003，3：1-16.

110．Preen DB，Bailey BE，Wright A，et al．Effects of a multidisciplinary，post-discharge continuance of care intervention on quality of life，discharge satisfaction，and hospital length of stay：a randomized controlled trial．Int Qual Health Care，2005，17（1）：43-51.

111．Wright LK，Litaker M，Laraia MT，et al．Continuum of care for Alzheimer's disease：a nurse education and counseling program．Issues Ment Health Nurs，2001，22（3）：231-252.

112．McKay JR，Lynch KG，Shepard DS，et al．Do patient characteristics and initial progress in treatment moderate the effectiveness of telephonebasedcontinuing care for substance use disorders？Addiction，2005，100（2）：216-226.

113．Shortell SM，Rundall TG，Hsu J．Improving patient care by linking evidence-based medicine and evidence-based management．JAMA，2007，298（6）：673-676.

114．Guthrie B，Wyke S．Does continuity in general practice really matter？British Medical Journal，2000，321：734-736.

115．由宝剑．现代医院全面预算管理理论·实务·案例．西安：西安电子科技出版社，2012.

116．刘则杨．护理经济学概论．北京：中国科学技术出版社，2002.

117．邱鸿钟，袁杰．现代卫生经济学．北京：科学出版社，2005.

118．胡八一．人力成本分析与控制方法．北京：电子工业出版社，2013.

119．医院会计制度编审委员会．医院会计制度讲解与运用．上海：立信会计出版社，2011.